Mark Solms / Oliver Turnbull

Das Gehirn und die innere Welt

Mark Solms
Oliver Turnbull

Das Gehirn und die innere Welt

Neurowissenschaft und Psychoanalyse

Aus dem Englischen übertragen
von Elisabeth Vorspohl

Walter

Mannheim 2010

Titel der englischen Originalausgabe:
The Brain and the Inner World. An introduction to the neuroscience of subjective experience.

First published by: Karnac/Other Press, represented by Cathy Miller Foreign Rights Agency, London, England

Der Verlag dankt der Sigmund-Freud-Stiftung für die großzügige Förderung der Übersetzung.

Bibliografische Information der Deutschen Nationalbibliothek

Die Deutsche Nationalbibliothek verzeichnet diese Publikation in der Deutschen Nationalbibliografie; detaillierte bibliografische Daten sind im Internet über http://dnb.d-nb.de abrufbar.

4. Auflage 2010 Walter Verlag, Mannheim

Dudenstraße 6, 68167 Mannheim

Umschlagmotiv: © Bob Anderson / Masterfile
Umschlaggestaltung: butenschoendesign.de
Druck: CPI Books, Birkstraße 10, 25917 Leck
ISBN 978-3-530-50650-1
www.walter-verlag.com

Inhalt

Vorwort
Oliver Sacks

Dies ist das vierte Buch, das Mark Solms gemeinsam mit einem Koautor verfasst hat. *Das Gehirn und die innere Welt* entstand in Zusammenarbeit mit Oliver Turnbull und bildet insofern eine Ergänzung seiner früheren Bücher, als hier Überlegungen weiterentwickelt und spezifiziert werden, die insbesondere in den beiden Werken *Neuropsychology of Dreams* und *Neuro-Psychoanalyse* bereits angeklungen sind. Die zentralen Ideen dieses Buches treiben Mark Solms seit mindestens fünfzehn Jahren um: Er schrieb mir Anfang 1987 zum ersten Mal und legte seinem Brief damals einen faszinierenden Aufsatz bei, in dem er seine Absicht bekundete, »das Verhältnis zwischen Psychoanalyse und Neuropsychologie zu erforschen ... [und] zu zeigen, dass die Psychoanalyse auf soliden neurologischen Fundamenten beruht« – Ideale, die mich beeindruckten und die ich nur bewundern konnte.

In seinem gesamten Werk hat Solms immer wieder klargestellt, was es mit jenem so häufig missverstandenen »Augenblick des Übergangs« in den 1890er-Jahren auf sich hatte, in dem Freud seine Versuche, eine neurologische Erklärung der Psychoanalyse zu formulieren, beiseite legte. (Solms' erstes Buch, das er gemeinsam mit Michael Saling herausgegeben hat, trägt den Titel *A Moment of Transition.*) Der Grund für Freuds Entscheidung war, wie Solms zeigt, der völlig unzulängliche Stand des damaligen neurologischen (und physiologischen) Wissens und mitnichten eine prinzipielle Wendung gegen den neurologischen Erklärungsansatz. Freud hatte erkannt, dass jeder Versuch, Psychoanalyse und Neurologie miteinander zu verbinden, verfrüht war (auch wenn er selbst im Jahre 1895 ein letztes Projekt dieser Art in Angriff nahm, nämlich seinen »Entwurf einer Psychologie«, zu dessen Veröffentlichung er sich dann allerdings nicht entschließen konnte).

Zunächst musste sich die Neurologie weiterentwickeln und ihre Anfänge überwinden, in denen sie einem mechanistischen Verständnis folgte und – als eine Art Nachfolgerin der Phrenologie – mit klar umgrenzten »Funktionen« und »Zentren« arbeitete. Ein Zusammengehen mit der Psychoanalyse hingegen setzte eine dynamische Analyse neurologischer Schwierigkeiten voraus, die sich auf differenziertere klinische Ansätze und ein tieferes Verständnis stützt und dabei von funktionellen Systemen ausgeht, die vielfach über große Teile des Gehirns verteilt sind und ständig miteinander interagieren. Der erste Neurologe, der einen solchen Ansatz praktizierte, war A. R. Lurija in der Sowjetunion. Freilich entstand die »Neuropsychologie«, wie diese Disziplin schließlich genannt wurde, erst während des Zweiten Weltkriegs, sodass Freud nie etwas von ihr gesehen hat. Er hat nicht mehr erfahren, dass Lurija die klinische Neurologie auf eine ganz neue Ebene hob und dadurch ihrer wechselseitigen Ergänzung mit der Psychoanalyse einen Weg bahnte.

Solms hat berichtet, dass sich Lurija als junger Mann sehr lebhaft für die Psychoanalyse interessierte und sich gründlich mit ihr auseinander setzte. Im Zuge der wachsenden Intoleranz aber, die in den dreißiger Jahren des 20. Jahrhunderts in der Sowjetunion um sich griff, wurde bereits Freuds Name mit einem Bann belegt, sodass es für Lurija höchst unklug, ja sogar selbstmörderisch gewesen wäre, diese Forschungen weiterzuverfolgen. Und dennoch steht sein erstes dickleibiges Werk, das 1947 unter dem Titel *Traumatische Aphasie* erschien, in tiefer (wenngleich nicht explizit anerkannter) Dankesschuld gegenüber Freuds fünfzig Jahre früher entstandener Abhandlung *Zur Auffassung der Aphasien.*

Vielleicht mussten tatsächlich Jahrzehnte vergehen, bevor ein Forscher wie Solms, der eine fundierte neurowissenschaftliche *und* psychoanalytische Ausbildung besitzt und sich beiden Disziplinen gleichermaßen verbunden fühlt, davon träumen konnte, Freud und Lurija zusammenzuführen, um die Einsichten und Ansätze der Neuropsychologie und der Psychoanalyse zu integrieren und eine Wissenschaft zu begründen, die reicher ist als jede einzelne der beiden Disziplinen, eine Wissenschaft, die Solms als »Neuro-Psychoanalyse« und manchmal auch als »Tiefen-Neuropsychologie« bezeichnet.

Die klassische Neuropsychologie nämlich berührt in einem gewissen Sinn lediglich die Oberfläche der Psyche – den Oberflächencharakter von Wahrnehmung, Erinnerung, Sprache, Denken, Emotion, Bewusstsein, Persönlichkeit, Identität –, weil sie einen objektiven und testorientierten Ansatz praktiziert. Die Anerkennung tieferer Determinanten (die bei Patienten mit neuropsychologischen Schwierigkeiten nicht weniger aktiv sind als bei allen anderen Menschen) ist jedoch nur in einer genuinen Beziehung zwischen Arzt und Patient möglich. Sie setzt die Übertragung voraus, die Erforschung von Widerständen und eine geduldige Aufmerksamkeit für all das, was gesagt oder nicht gesagt, gezeigt oder verborgen wird, sowie den Gebrauch der freien Assoziation, die die spontane Äußerung von Gedanken und Gefühlen fördert.

Solms verfolgt daher einen doppelten Ansatz: Er untersucht hirnverletzte Patienten mit hochdifferenzierten neuropsychologischen Methoden und arbeitet daran anschließend mit einem psychoanalytischen Modell. Dieses Vorgehen verleiht der Neuropsychologie eine neue Tiefendimension und stellt die psychoanalytisch gewonnenen Einsichten auf eine solide Grundlage – es schafft eine Verbindung zwischen den Gehirnmechanismen und der inneren Welt des Patienten.

Abgesehen von diesen klinischen Verfahren wurden in den vergangenen zwanzig Jahren wunderbare bildgebende Techniken entwickelt, die es uns ermöglichen, die funktionelle Anatomie und den Metabolismus des Gehirns detailliert zu untersuchen. Darüber hinaus verfügen wir heute über neurowissenschaftliche Erklärungen von Mechanismen, die unseren Emotionen, der Aufmerksamkeit, der Kognition und dem Bewusstsein zugrunde liegen. Die Zeit für eine Synthese rückt also immer näher.

In allen Bereichen der Wissenschaft, insbesondere aber vielleicht in der Biologie und Medizin, die der Individualität des Organismus und den individuellen Besonderheiten des Lebens einen herausragenden

Stellenwert einräumen, benötigt man zwei Arten von Büchern – zum einen klinische Untersuchungen oder Fallstudien, die das gesamte Potenzial der Neuro- oder Psychoanalyse ausschöpfen, und zweitens Bücher, die konzeptuell und thematisch angelegt sind. Deshalb gibt es Freuds Fallgeschichten – und es gibt seine *Vorlesungen zur Einführung in die Psychoanalyse;* es gibt Lurijas Fallgeschichten – und es gibt seine theoretischen Werke, zum Beispiel *Die höheren kortikalen Funktionen des Menschen* (ein Buch für Fachleute) und *Das Gehirn in Aktion* (ein Buch für jeden, der begreifen möchte, was Neuropsychologie tatsächlich ist). Ganz ähnlich verhält es sich mit Solms' Büchern – vor wenigen Jahren erschien die Originalausgabe von *Neuro-Psychoanalyse. Eine Einführung mit Fallstudien* (gemeinsam mit Karen Kaplan-Solms verfasst), und nun halten wir dieses neue, thematisch gegliederte und systematische Buch *Das Gehirn und die innere Welt* in der Hand, mit dem sich Solms und sein Mitarbeiter Oliver Turnbull an den interessierten Laien wenden.

Wir kennen bestimmte neurologische oder neuropsychologische Syndrome, die mit psychoanalytischen oder metapsychologischen Konzepten ohne weiteres vereinbar zu sein scheinen – so können etwa umfangreiche Läsionen des Frontallappens (wie sie Phineas Gage erlitt, nachdem eine Eisenstange sein Gehirn durchdrungen hatte) einen Zustand auslösen, in dem der Betroffene von einer gedanken- und gewissenlosen Impulsivität beherrscht ist, die mitunter als Psychopathie oder Pseudopsychopathie bezeichnet wird. Bei solchen Patienten hat es den Anschein, als seien ihre Über-Ich-Funktionen (und nicht nur diese) ausgelöscht worden. Die Getriebenheit und auch vor Gewalttätigkeit nicht zurückschreckende Suche nach Lust, die wir bei bestimmten Läsionen des Hypothalamus und bei Periventrikularschädigungen beobachten (oder das Fehlen basaler Antriebskräfte, das mit einer massiven Zerstörung dieser Bereiche verbunden ist), legen nahe, dass große Teile des Es in ebendiesen primitiven Bereichen der grauen Hirnmasse lokalisiert sind. Es gibt schier unvorstellbare Zustände, die mit massiven Läsionen der rechten Hirnhemisphäre einhergehen und zur Folge haben, dass der Kranke eine Hälfte seines Körpers vollständig ignoriert, sie nicht als zu ihm selbst gehörend anerkennt oder sie auf absurde Weise jemand anderem zuschreibt. An Syndromen dieser Art (so haben V. S. Ramachandran und auch Solms vermutet) könnte über die Zerstörung neuraler Verbindungen hinaus sehr wohl eine Art Verdrängung beteiligt sein.

Ich selbst bin nicht restlos davon überzeugt, dass der Begriff »Verdrängung« hier angemessen ist, denn man beobachtet die fantastischsten oder wahnhaftesten Abwehren gegen eine katastrophische Auflösung des Körper-Ichs. Manche Patienten mit Tourette-Syndrom weisen eine geradezu atemberaubende Assoziationsgeschwindigkeit und Assoziationsfreiheit auf. Als ich einmal einen Patienten mit einem solchen »fantasmagorischen« Tourette-Syndrom behandelte, waren mir Freuds *Traumdeutung* und seine Abhandlung *Der Witz und seine Beziehung zum Unbewussten* eine ebenso unverzichtbare Begleitlektüre wie Lurijas *Kleines Porträt eines großen Gedächtnisses.*

Obwohl unklar ist, wie weit die Korrelation von Neuropsychologie und Psychoanalyse gehen kann, ist Solms dank seines analogisierenden und theoretisierenden Vorgehens, vor allem aber dank seiner hervorragenden Untersuchungen der klinischen Beispiele ein brillanter und faszinierender Start geglückt. Viele Wissenschaftler und Autoren haben im Gefolge Freuds Träume gedeutet, doch wer hat vor Solms die Neuropsychologie des Träumens untersucht, die Art und Weise, wie die Bilderwelt unserer Träume, ihr Ausdrucksstil, ja ihre Existenz an sich durch Schädigungen bestimmter Bereiche des Gehirns verändert werden können? Ebenso haben viele Neurologen nach Lurija die Neuropsychologie von Aphasien, Parietalsyndromen, rechtsseitigen Syndromen, Stirnlappensyndromen usw. untersucht. Doch wer hat sie vor Solms auch im Bezugsrahmen der Psychoanalyse erforscht und demonstriert, dass ihre Erklärung psychoanalytische und metapsychologische Konzepte erfordert? Genau dies bildet den Kern des neuro-psychoanalytischen Abenteuers, die Synthese, die Solms anstrebt.

In seinen Fallstudien und nun in diesem neuen, gemeinsam mit Oliver Turnbull verfassten Buch beschreibt Solms nicht nur vereinzelte, suggestive Beispiele, sondern detaillierte und systematische, plausibel dargelegte neuro-psychoanalytische Untersuchungen aller seiner Patienten. Im Anschluss an allgemein verständliche Beschreibungen der Anatomie und Physiologie des Gehirns fassen die Autoren in *Das Gehirn und die innere Welt* einen großen Teil der zeitgenössischen neurowissenschaftlichen Forschung zusammen; dabei betonen sie vor allem die Pionierarbeit, die Antonio Damasio und Jaak Panksepp geleistet haben. Beide Forscher haben auf der ersten internationalen Tagung über Neuro-Psychoanalyse, die Solms im Jahre 2000 organisiert hat, Hauptvorträge gehalten. *Das Gehirn und die innere Welt* deckt den gesamten Bereich ab: Emotionen, Motivation und Gedächtnis, Fantasie, Träume und Halluzinationen, Worte und Dinge, die differenziellen und komplementären Funktionen der linken und rechten Hemisphäre, eine mögliche neurobiologische Grundlage für die psychoanalytische »Redekur«, das Wesen unbewusster und vorbewusster Prozesse und die Wurzeln von Subjektivität, Bewusstsein und Selbst. Der Leser spürt, dass die Neuro-Psychoanalyse ihre Flügel ausbreitet, und kann sich zugleich davon überzeugen, dass sie immer fest in nachweisbaren und überprüfbaren Daten verankert bleibt.

Man fragt sich, wie weit dieser kombinierte Ansatz gehen und welche neuen Regionen er möglicherweise erschließen wird. Was geschieht in der kreativen Psyche, im schöpferischen Gehirn? Wie ist die Grundlage von Kierkegaards Kategorien – dem Ästhetischen, Ethischen, Paradoxen und Religiösen – tatsächlich beschaffen? Werden uns Psychoanalyse und Neuro-Analyse, getrennt oder vereint, lehren, diese Grundverfasstheiten des Menschen besser zu verstehen? Noch ist es viel zu früh, um diese Frage zu beantworten. Klar aber ist schon heute, dass Solms und seine Mitarbeiter ein brillantes Projekt in Angriff genommen haben, um entschlossen, gewissenhaft und (man möchte fast sagen) taktvoll nach einer Antwort auf die älteste aller Fragen – das Rätsel der Beziehung zwischen Körper und Geist – zu suchen.

Einleitung

Die »innere Welt«, die Psyche oder der Geist des Menschen, wurde in der Vergangenheit von der Psychoanalyse und verwandten Disziplinen erforscht, sodass sie innerhalb der Naturwissenschaften nur eine marginalisierte Rolle spielte. Diese Situation entstand vor allem deshalb, weil die Neurowissenschaftler subjektive mentale Zustände (wie Bewusstsein, Emotion, Träume) nicht als Gegenstände ernsthafter Hirnforschung betrachteten. In den vergangenen Jahren aber – mit dem Niedergang des Behaviorismus, der Entwicklung bildgebender Verfahren, die einen plastischen Eindruck vom »Gehirn in Aktion« vermitteln, und den Fortschritten der molekularen Neurobiologie – sind diese Themen plötzlich aus dem Schatten getreten und überall auf der Welt ins Zentrum der Arbeit führender neurowissenschaftlicher Labore gerückt. Wie nicht anders zu erwarten, war das Ergebnis eine explosionsartige Entwicklung neuer Erkenntnisse über die Naturgesetze, die unser inneres Leben regieren.

Das vorliegende Buch versteht sich als eine Art Reiseführer zu diesen aufregenden neuen Fundstätten. Wir werden zeigen, wie traditionelle psychodynamische Konzepte in einen neuen wissenschaftlichen Rahmen des Verständnisses unseres subjektiven Erlebens – in Gesundheit und Krankheit – gefasst werden können.

Das 1. Kapitel gibt eine »Einführung in die Grundbegriffe« der Neurowissenschaft, um den Leser mit der Terminologie und den Konzepten vertraut zu machen, die er auf unserer gemeinsamen Exkursion benötigen wird. Das 2. Kapitel führt den psychischen Apparat des Menschen in diesen neurowissenschaftlichen Rahmen ein und stellt eine überraschend schwierige Frage: »Was genau ist ›der menschliche Geist‹?« Damit versuchen wir, ein uraltes Geheimnis zu lüften:

Wie geht unser immaterielles Bewusstsein – unser Gewahrsein unserer Existenz und Identität – aus den Zellverbänden und den basalen Prozessen des Gehirns hervor, dessen Zellen und Prozesse sich von denen anderer Körperorgane nicht grundlegend unterscheiden? Das 3. Kapitel, das dem *Bewusstsein* gewidmet ist, übersetzt dieses jahrhundertealte *philosophische* Problem in ein *naturwissenschaftliches:* Welche neuralen Mechanismen bringen unser Gewahrsein, dass wir als wir selbst mit Objekten interagieren, hervor? Wir werden sehen, dass diese Mechanismen tief ins Innere des Gehirns eingebettet sind, dass sie mit unseren elementarsten biologischen Bedürfnissen zusammenhängen und dass sie von den emotionalen Hirnmechanismen nicht getrennt werden können. Das 4. Kapitel ist ebendiesen emotionalen Mechanismen gewidmet. Es beschreibt die primären Bewertungssysteme, die das gesamte menschliche Verhalten motivieren. Wir erfahren, dass diese Hirnstammsysteme tief in unserer evolutionären Vergangenheit gründen und dass wir Menschen viele unserer elementaren Anliegen und Sorgen mit anderen, »niedrigeren« Lebewesen teilen. Das 5. Kapitel, »Gedächtnis und Fantasie«, beschreibt, wie diese ererbten Mechanismen im Entwicklungsverlauf modifiziert und individualisiert werden und wie unsere persönlichen Erfahrungen zu prädeterminierten Kategorien teils bewussten, teils unbewussten Wissens und Verhaltens organisiert werden. Im 6. Kapitel werden die Ergebnisse, die wir in den drei vorangegangenen Kapiteln über Bewusstsein, Emotion und Gedächtnis gewonnen haben, in dem Versuch zusammengeführt, das Geheimnis der *Träume* zu lüften. Nachdem die Neurowissenschaft jahrzehntelang »entsetzt vor einem derart unergründlichen Problem zurückschreckte« (wie einer ihrer berühmten Vertreter es formulierte), beginnen wir nun endlich, die Mechanismen und die Bedeutung der Träume zu begreifen. Das 7. Kapitel behandelt ein weiteres, bislang unlösbar erscheinendes Problem: die Anlage-Umwelt-Debatte. Inwieweit bestimmen unsere Gene, welchen Verlauf unser Leben nehmen wird? Am Beispiel des *Geschlechtsunterschiedes* werden wir zeigen, wie zeitgenössische Neurowissenschaftler diese Frage beantworten. Das 8. Kapitel beschreibt die funktionellen Unterschiede zwischen der *linken und der rechten Hirnhemisphäre* und stellt bestimmte Vorstellungen richtig (zum Beispiel die Behauptung, dass die rechte Hemisphäre der Sitz des Freud'schen »Unbewussten« sei). Wir überprüfen, inwieweit derartige Vermutungen künftig wissenschaftlich getestet werden können. Damit stellt sich die Frage, ob wir in der Lage sind, Freuds Theorie in überprüfbare Hypothesen über die funktionelle Organisation des Gehirns zu übersetzen. Das 9. Kapitel enthält eine zusammenfassende Rückschau auf die behandelten Themen. Wir versuchen, die wichtigsten Überlegungen zusammenzuführen, und fragen: Wie können wir *das Selbst* neurologisch definieren? Und was tun Psychotherapeuten unter dem neurobiologischen Blickwinkel, wenn sie ein gestörtes »Selbst« behandeln? Im 10. Kapitel dringen wir tiefer in die *Terra incognita* ein und beschließen unsere Exkursion mit der Frage, ob es künftig möglich sein wird, den Forschungsgegenstand der Psychoanalyse in dieses Feld der Naturwissenschaften zu integrieren. Was ist zu tun, damit wir dieses Ziel erreichen können? Wir stellen die noch junge Interdisziplin *Neuro-Psychoanalyse* vor, die heute versucht, einen »neuen intellektuellen Rahmen für die Psychiatrie« des 21. Jahrhunderts zu schmieden, wie Eric R. Kandel, Nobelpreisträger für Medizin und Physiologie, es formuliert hat.

+ + +

Unser Dank richtet sich vor allem an Maxine Skudowitz und Judith Brooke sowie an Paula Barkay (die Koordinatorin der Vorlesungen am Anna Freud Centre, aus denen dieses Buch hervorging). Wir danken auch jenen Kollegen, die Teile des Manuskripts mit kritischem Blick gelesen haben, insbesondere Jaak Panksepp und Derek Nikolinakos. Zu tiefem Dank verpflichtet sind wir Erica Johanson, unserer Lektorin bei Other Press, sowie Klara und Eric King, unseren Lektoren bei Communication Crafts.

1. Kapitel
Einführung in die Grundbegriffe

Dieses Buch ist eine Einführung in die Wissenschaft vom Gehirn. Wir setzen keine neurowissenschaftlichen Grundkenntnisse beim Leser voraus und verzichten auf verwirrende Fakten und geheimnisvolle Fotos, denn wir haben uns ein eher bescheidenes Ziel gesetzt: Wir möchten den Laien mit den bislang bekannten, basalen Tatsachen vertraut machen, die uns verstehen helfen, wie das Gehirn unser subjektives geistiges Leben »erzeugt«.

Aus diesem Grund ist jedes der folgenden Kapitel einem bestimmten Aspekt unserer geistigen und psychischen Welt gewidmet, den wir unter neurobiologischem Blickwinkel untersuchen. Wir konzentrieren uns dabei auf Fragestellungen, mit denen sich traditionell vor allem die Psychoanalytiker, weniger jedoch die Neurowissenschaftler beschäftigt haben. Im vergangenen Jahrhundert hat sich eine bedauerliche Spaltung zwischen dem Untersuchungsgegenstand der Neuropsychologie und der gelebten Realität der Psyche etabliert, die den Neurologen Oliver Sacks zu folgender Bemerkung veranlasste: »Die Neuropsychologie ist eine bewundernswerte Wissenschaft, aber sie schließt die *Psyche* […] aus« (Sacks [1984] 1991, S. 217).[1] Glücklicherweise hat sich diese Situation mittlerweile gewandelt. Die wirklich interessanten Themen der Psychologie, zum Beispiel das Bewusstsein, die Gefühle und die Träume – Gegenstände, vor denen die Neuropsychologen noch vor einem Jahrzehnt »entsetzt zurückschreckten« (Zeki, 1993, S. 343) –, haben nun Eingang in den Aufgabenbereich der Neurowissenschaft gefunden. Der Leser dieses Buches erfährt, was wir heute über die Neurobiologie *dieser* mentalen Funktionen und folglich über unsere »innere Welt«, unsere Psyche, wissen.

Ein Beispiel für eine Persönlichkeitsveränderung infolge einer Hirnverletzung

Das folgende, berühmte Beispiel zeigt, warum die innere geistige Welt für die Hirnwissenschaftler von Interesse sein *sollte.*

In den vierziger Jahren des 19. Jahrhunderts verlegte ein Bahnarbeiter namens Phineas Gage im mittleren Westen der USA Schienen. Mit Hilfe einer Eisenstange schob er gerade eine Ladung Dynamit in eine Felsformation, als der Zündstoff plötzlich explodierte. Die Eisenstange durchbohrte seinen Schädel: Sie drang in den Frontallappen des Gehirns ein und trat mitten auf dem Kopf wieder aus. Die Läsion blieb umgrenzt, und zwar vermutlich deshalb, weil sich das Geschehen blitzschnell abspielte und das betroffene Gewebe kauterisiert wurde (Abb. 1.1); lediglich ein relativ kleiner Bereich des Stirnlappengewebes wurde zerstört (eine detaillierte Beschreibung findet sich bei Damasio et al., 1994). Gage verlor noch nicht einmal das Bewusstsein und hat sich körperlich rasch von seinem Unfall erholt.

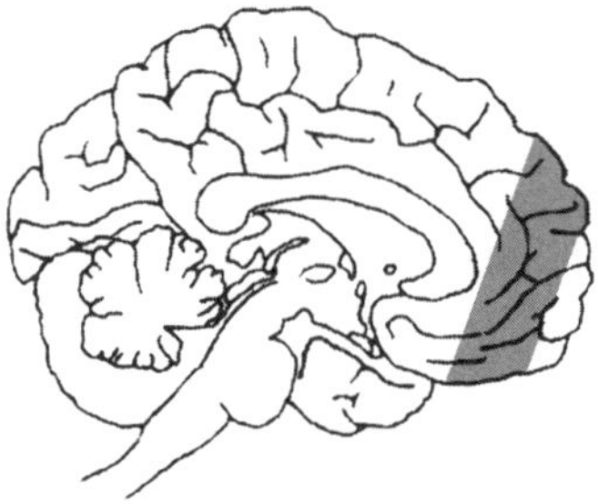

Abbildung 1.1: Die Hirnläsion des Phineas Gage

Sein Arzt indes beschrieb interessante Veränderungen, als er den Fall etliche Jahre später in einer lokalen medizinischen Fachzeitschrift publizierte. Dr. Harlow erläuterte, dass sich sein Patient trotz der zufrieden stellenden körperlichen Erholung und der relativ umgrenzten Hirnverletzung als Mensch von Grund auf verändert habe – seine *Persönlichkeit* sei verändert. Bis zu seinem Unfall war Gage Vorarbeiter gewesen und hatte einen Posten mit relativ hoher Verantwortung innegehabt; er galt als zuverlässig und war bei seinen Vorgesetzten hoch angesehen. Über seinen Zustand nach dem Unfall aber heißt es bei Harlow:

> »Seine körperliche Verfassung ist gut, und ich bin geneigt zu sagen, dass er genesen ist [...] das Gleichgewicht oder die Balance zwischen seinen geistigen Fähigkeiten und seinen animalischen Neigungen aber scheint zerstört zu sein. Gage ist launisch, respektlos, flucht mitunter auf abscheulichste Weise (wie es früher nicht seine Art war), nimmt auf seine Mitmenschen keinerlei Rücksicht, toleriert weder Grenzsetzungen noch Ratschläge, die seinen Wünschen zuwiderlaufen, ist bisweilen halsstarrig und trotzig, gleichzeitig grillenhaft und unschlüssig, schmiedet vielerlei Zukunftspläne, die er sogleich wieder verwirft [...]. Sein Wesen hat sich so radikal verändert, dass seine Freunde und Bekannten sagen, er sei ›nicht mehr der Alte‹.« (Harlow, 1868, S. 327)

Ungeachtet der ein wenig wunderlichen Sprache, deren sich dieser Arzt im 19. Jahrhundert befleißigte, ist die Botschaft seiner Beschreibung unmissverständlich klar: Infolge seiner Hirnverletzung war Gage »nicht mehr der Alte«. Der Schluss liegt nahe, dass seine Persönlichkeit – ja, seine Identität – irgendwie auf den wenigen Kubikzentimetern Hirngewebes beruhte, die bei seinem Unfall verletzt wurden. Heute wissen wir aus der Beobachtung zahlloser ähnlicher Fälle, dass eine Läsion in diesem Bereich nahezu immer ebenjene Persönlichkeitsveränderung hervorruft, die bei Gage beobachtet wurde. Abgesehen von bestimmten individuellen Unterschieden, die in erster Linie mit der prämorbiden Persönlichkeit zusammenhängen, verhalten sich diese Patienten *typischerweise* launenhaft, respektlos und rücksichtslos gegenüber anderen, vertragen keine Ratschläge, die ihren Wünschen zuwiderlaufen, usw. Diese Veränderungen sind einige der Hauptmerkmale jenes Krankheitsbildes, das wir als »Frontallappen-Persönlichkeit« bezeichnen.[2]

Als Neuropsychologen haben wir in unserer klinischen Arbeit Hunderte von Patienten kennen gelernt, die allesamt wie Phineas Gage reagierten und Verletzungen im selben Teil des Gehirns aufwiesen. Diese Beobachtung ist natürlich für jeden wichtig, der sich für die menschliche Persönlichkeit interessiert, denn sie lässt vermuten, dass zwischen spezifischen Vorgängen im Gehirn und spezifischen Aspekten unserer persönlichen Identität ein vorhersagbarer Zusammenhang besteht. Jeder von uns, der in dieser speziellen Hirnregion eine Verletzung erleidet, würde sich in ganz ähnlicher Weise verändern wie Gage und wäre nicht mehr »der Alte«. Aus diesem Grund sind wir der Auffassung, dass jeder, der sich ernsthaft für das geistige Leben des Menschen und seine innere Welt interessiert, auch Interesse am Gehirn haben sollte und umgekehrt.

Zwei Methoden zur Untersuchung des menschlichen Geistes

Die Psychoanalyse hat seit jeher das mentale Leben des Menschen untersucht, das – wie wir eingangs sagten – seit etlichen Jahren auch zu einem anerkannten Forschungsgegenstand der Neurowissenschaft geworden ist. Mit anderen Worten: Es gibt nun zwei Disziplinen (genauer vielleicht, zwei lose *Gruppen* von Disziplinen), die sich demselben Gegenstand widmen. Allerdings betrachten sie diesen gemeinsamen Gegenstand unter gänzlich verschiedenen Blickwinkeln.

Der »subjektive« Ansatz in der Wissenschaft vom menschlichen Geist (repräsentiert durch die Psychoanalyse) spaltete sich von dem »objektiven« Ansatz (den Neurowissenschaften) vor gut einhundert Jahren ab. Als Meilensteine dieser Trennung können wir Freuds *Studien über Hysterie* (1895d) oder sein Werk *Die Traumdeutung* (1900a) betrachten. Seither hat sich jeder der beiden Ansätze selbstständig weiterentwickelt. Die Spaltung hatte vielerlei Gründe (siehe Kaplan-Solms und Solms, 2000; Solms und Saling, 1986; siehe auch das 10. Kapitel dieses Buches), doch vor allem ging es um Erwägungen praktischer Art. Mit Hilfe der damals verfügbaren neurowissenschaftlichen Methoden war es nicht möglich, nützliche Informationen über den menschlichen Geist – den *wirklichen* Geist, von dem Oliver Sacks spricht – in Erfahrung zu bringen. Die Neurowissenschaft war (damals) nicht in der Lage, die geheimnisvollen Rätsel zu ergründen, die sich mit der Persönlichkeit des Menschen, mit seinen Beweggründen und seinen Gefühlen verbanden – kurz, mit all dem, was uns zu dem Menschen macht, der wir sind. Daher hielt Sigmund Freud es für das Sinnvollste, die Störungen, denen er als Arzt begegnete, in einer rein psychologischen Perspektive zu erforschen, zu verstehen und zu behandeln.

Auch wenn uns jeder übertriebene Optimismus fern liegt, sind wir der Ansicht, dass ein Buch wie dieses verfasst werden kann, weil sich die Situation mittlerweile gewandelt hat. Die moderne Neurowissenschaft verfügt über hervorragende Methoden und Technologien, die uns bislang ungeahnte Einblicke in die physiologischen Grundlagen der »inneren Welt« gewähren. Infolgedessen hat die Neurowissenschaft die Psychoanalyse als Wissenschaft vom menschlichen Subjekt eingeholt – viele ihrer Repräsentanten sehen sie sogar auf der Überholspur –, denn es ist möglich geworden, ungemein wichtige und wertvolle Details über das seelische Leben zu erfahren, indem man das körperliche Organ untersucht, das im Falle des Phineas Gage geschädigt worden war.

Versöhnung der beiden Ansätze

Wir halten es für unverzichtbar, einen Weg zu finden, um die historische Kluft zwischen den beiden unterschiedlichen Perspektiven in der Wissenschaft vom menschlichen Geist zu überbrücken und den Bruch zu kitten. Die Neurowissenschaftler – die sich zum ersten Mal in der Geschichte ihrer Disziplin mit der Komplexität der menschlichen Subjektivität auseinander setzen – können von der einhundertjährigen psychoanalytischen Forschung vieles lernen (siehe Kandel, 1998, 1999). Die Psychotherapeuten wiederum haben die Chance, von den gewaltigen empirischen Weiterentwicklungen zu profitieren, die in der Neurowissenschaft zu verzeichnen sind, und dadurch ihre eigenen Disziplinen, in denen der wissenschaftliche Fortschritt bislang enttäuschend langsam verlief, voranzubringen. Die heutige Psychoanalyse ist in feindliche Lager gespalten, die erbittert miteinander rivalisieren und offenbar keine soliden Methoden besitzen, um ihre zahlreichen Meinungsverschiedenheiten über theoretische Fragen zu klären. Eine mögliche Lösung könnte darin bestehen, nach Verbindungen zwischen den umstrittenen theoretischen Konzepten der Psychoanalyse und neurowissenschaftlichen Beobachtungen zu suchen.

Wir halten diese Vorgehensweise für angemessen, auch wenn der Weg steinig ist. Bevor wir den Abgrund, der diese beiden Ansätze voneinander trennt, überbrücken können, ist noch einiges zu tun. Seit mehr als einhundert Jahren bringen beide Disziplinen einander (aus je unterschiedlichen Gründen) Misstrauen und Geringschätzung entgegen. Die Neurowissenschaftler taten die Psychoanalyse und verwandte Disziplinen als »unwissenschaftlich« ab (wie kann eine Wissenschaft der Subjektivität objektiv sein?), während die Psychotherapeuten den Neurowissenschaften (einschließlich der biologisch orientierten Psychiatrie) vorwarfen, die Komplexität des inneren Lebens sträflich zu vereinfachen und die Psyche im Grunde zu ignorieren. Diese Urteile waren keineswegs aus der Luft gegriffen und lassen sich deshalb nicht im Handumdrehen revidieren.

Darüber hinaus gibt es beträchtliche wissenschaftliche Probleme, die ihrer Lösung harren. Wie können wir diese Disziplinen auf eine methodisch solide Weise miteinander verbinden? Konkreter gefragt: Wie können wir zum Beispiel die neurologische Grundlage der »Verdrängung« identifizieren? Wie kann man experimentell, unter dem neurobiologischen Blickwinkel, testen, ob so etwas wie »Verdrängung« überhaupt existiert? Falls es einen solchen Mechanismus tatsächlich gibt, ist er zweifellos ein kompliziertes, kaum greifbares, flüchtiges Phänomen, und solche Dinge physiologisch zu beschreiben ist alles andere als einfach.

Wenn wir derartige Probleme erfolgreich lösen wollen, müssen die Repräsentanten *beider* Ansätze einen Großteil der erforderlichen Anstrengungen in die Kooperation stecken. Eine solche Zusammenarbeit setzt interdisziplinäre Dialoge und Forschungsarbeiten über Themen voraus, die für beide Seiten von Interesse sind. Wir müssen gemeinsam klinisches Material erforschen und dieselben Fälle oder

Beispiele für dieselben Störungen bearbeiten, um gegenseitig voneinander lernen zu können. Doch bevor es uns gelingen kann, beide Perspektiven realistisch miteinander zu verbinden, müssen wir die jeweils andere Seite zuallererst kennen lernen.

Ebendiese »pädagogische« Absicht verfolgt das vorliegende Buch. Wir wollen dem Leser, der sich in der psychoanalytischen Terminologie zu Hause fühlt, die zeitgenössische Neurowissenschaft näher bringen und insbesondere darüber informieren, was diese Disziplin zu bestimmten Themen, die von allgemeinem Interesse sind, zu sagen hat. Gleichzeitig werden wir das Wissen der Psychotherapeuten in neurowissenschaftlichem Licht betrachten und nach Anknüpfungspunkten suchen, an denen sich Verbindungen zwischen diesen beiden Sichtweisen des psychischen Lebens ergeben könnten.

Vorausschicken wollen wir, dass der Leser in diesem Buch *keine* neurowissenschaftlichen Erklärungen *spezifischer Psychopathologien*, etwa der Aufmerksamkeitsdefizit-Störung, der Zwangsstörungen, der Tics, Panikattacken usw., finden wird. Dies sind hochkomplizierte Themen, denen eine allgemeine Einführung in die Neurowissenschaft nicht gerecht zu werden vermag. In nicht allzu ferner Zukunft aber möchten wir darüber ein weiteres Buch schreiben. Zunächst muss man sich mit dem Feld insgesamt vertraut machen und bestimmte elementare Dinge über das Gehirn und seine basalen mentalen Funktionen wissen, bevor man sich an solche komplexeren Probleme wagen kann. Glücklicherweise deckt die Neurowissenschaft dieser Funktionen – Bewusstsein, Emotion, Gedächtnis usw. – einige höchst interessante Themen ab. Doch bevor wir uns in sie vertiefen, müssen wir zunächst die *wirklich* basalen Fakten klären.

Grundlagen der Anatomie und Physiologie des Gehirns

Wir beginnen mit einer Einführung in die funktionelle Anatomie und Physiologie des Gehirns. Anatomie und Physiologie sind nicht unbedingt sonderlich berückend, auch wenn ihre vollständige Kenntnis ein sorgfältiges und intensives Studium voraussetzt. Sie bilden jedoch die

Grundlage des Themas, dem dieses Buch gewidmet ist. Auf die Details, die dem Medizinstudenten geläufig sein müssen, können wir hier verzichten. Uns kümmern lediglich jene Grundbegriffe, die der Leser kennen muss, damit er das Material, das in den folgenden Kapiteln beschrieben wird, verstehen kann. Leser, die in einem Medizin- oder Psychologiestudium bereits Grundkenntnisse über die Hirnanatomie und -physiologie erworben haben, sind vielleicht geneigt, die nächsten Seiten dieses Kapitels zu überblättern. Deshalb schicken wir voraus, dass einige überaus wichtige Begriffe in den Abschnitten »Die innere und die äußere Welt« sowie »Die innere Welt« erläutert werden.

Man vergisst leicht, dass das Gehirn letztlich *nur ein Organ* ist – ein Organ wie die Leber oder die Milz oder der Magen. Ebenso wie diese Organe besteht es aus *Zellen.* Diese Zellen sind miteinander verbunden und bilden ein Gewebe mit einer bestimmten, charakteristischen Struktur und Form, sodass unsere Gehirne allesamt ziemlich gleich aussehen. Und dennoch hat es mit diesem Organ etwas Besonderes, beinahe Rätselhaftes, auf sich: Es ist, wie der Fall Gage eindrücklich beweist, das Organ unseres Geistes – ja, unserer *selbst.*

Trotz dieser charakteristischen Eigenschaft des Gehirns unterscheiden sich seine Zellen nicht grundlegend von denen anderer Körperorgane. Wie ist die prototypische Nervenzelle beschaffen? Sie besteht aus drei Grundelementen (Abb. 1.2): Das erste, der **Zellkörper**, enthält im Wesentlichen dieselben Dinge, die sich auch in den Zellen anderer Organe finden – jene nämlich, die ihren basalen Stoffwechsel kontrollieren. An diesem Zellkörper befinden sich zwei Arten von Fortsätzen, die als **Dendriten** beziehungsweise als **Axone** bezeichnet werden; in unserer prototypischen Nervenzelle gibt es viele Dendriten, aber nur ein einziges Axon. Diese drei Komponenten machen die typische Struktur einer Gehirnzelle aus – eines **Neurons.** Neuronen sind (zusammen mit einigen unterstützenden Zellen, die als *Gliazellen* bezeichnet werden) alles, woraus das Nervensystem besteht – Milliarden und Abermilliarden von Zellen, die allesamt untereinander vernetzt sind.

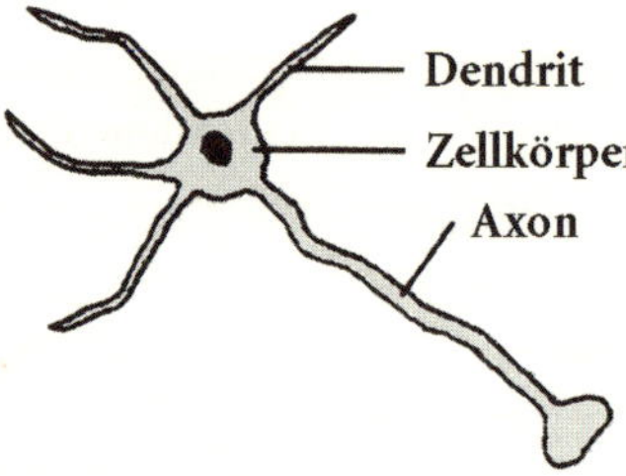

Abbildung 1.2: Eine Nervenzelle

Diese Vernetzung findet folgendermaßen statt: Das Axon eines Neurons verbindet sich mit einem Dendrit eines anderen Neurons, dessen Axon sich wiederum mit einem Dendrit eines weiteren Neurons verbindet usw. (Abb. 1.3); da jedes Dendrit eines Neurons an viele Axonendigungen anknüpfen kann, gibt es auch multiple Vernetzungen. Dort, wo sich zwei Zellen miteinander verbinden – zwischen dem Axon der einen Zelle und einem Dendrit der anderen –, entsteht ein winziger Spalt, die so genannte **Synapse**. Durch den synaptischen Spalt passieren kleine chemische Moleküle von einem Neuron zum anderen; diese Moleküle werden als **Neurotransmitter** bezeichnet. Der Transport chemischer Substanzen bildet die wichtigste Methode der Kommunikation zwischen den Gehirnzellen. Die Zellen in den unterschiedlichen Hirnregionen benutzen je unterschiedliche Neurotransmitter, von denen wir einige an späterer Stelle in diesem Kapitel kennen lernen werden.

Diese fünf Begriffe – Zellkörper, Dendrit, Axon, Synapse, Neurotransmitter – sind alles, was man im Zusammenhang mit den Neuronen wirklich wissen muss, um dieses Buch verstehen zu können.

Was aber macht dieses Organ so einzigartig? Woran liegt es, dass diese untereinander vernetzten Zellen etwas so Rätselhaftes wie unser Bewusstsein, in der Welt zu sein, erzeugen? Wie ist es zu erklären, dass die physiologische Aktivität dieser Zellen, aus denen die Hirnmasse aufgebaut ist, etwas entstehen lässt, das so ganz anders ist als das, was andere Organe produzieren – ja, absolut anders als alles, was das physikalische Universum sonst zu bieten hat? In den beiden folgenden Kapiteln werden wir diese Frage eingehend untersuchen.

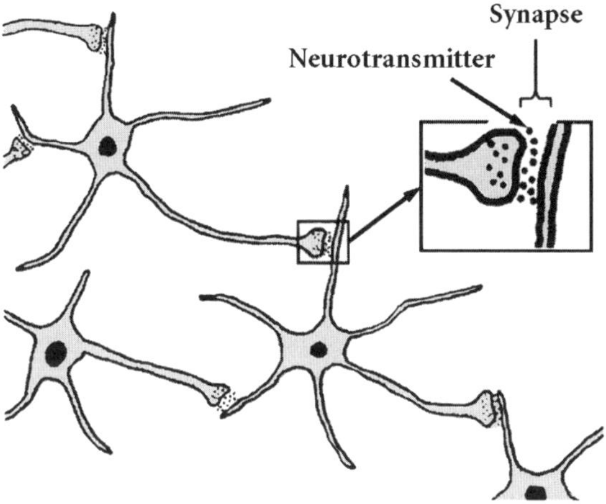

Abbildung 1.3: Verbindung von Nervenzellen

Wenngleich die elementaren Eigenschaften des Nervengewebes selbstverständlich nicht erklären, wie oder warum das Gehirn subjektives Gewahrsein erzeugt, weisen sie doch zwei Besonderheiten auf, die recht ungewöhnlich sind. Diese Eigenschaften sind nicht grundlegender Art, machen aber den Unterschied zwischen den Gehirnzellen und den Zellen der meisten anderen Körperorgane aus. Das erste charakteristische Merkmal der Neuronen betrifft die Beschaffenheit der zwischen ihnen bestehenden Verbindungen: die *Synapsen*, über die *Neurotransmitter* ausgetauscht werden. Diese Verbindung ermöglicht die Vermittlung von »Informationen« zwischen zwei Zellen. Das Prinzip der Informationsvermittlung gilt nicht nur für die Nervenzellen (auch andere Zellen interagieren miteinander); eine Besonderheit aber besteht darin, dass die Kommunikation ihre spezielle Funktion ist.

Das zweite charakteristische Merkmal des Gehirngewebes hängt mit der Tatsache zusammen, dass der Grundbauplan der Gehirnorganisation durch unsere Gene zwar gewissermaßen vorgegeben ist (siehe 7. Kapitel), der Gesamtplan aber durch *Umwelteinflüsse* dramatisch modifiziert wird. Wenn wir an das Hirn eines Neugeborenen denken, sind *potenziell* unzählige Organisationsmuster möglich, weil es theoretisch unendlich viele Kombinationen gibt, wie sich die Gehirnzellen miteinander verbinden *könnten*. Wie sie sich dann *tatsächlich* vernetzen, ist weitgehend von der individuellen Umwelt abhängig, in der sich das Gehirn entwickelt. Anders formuliert: Unsere *Erfahrungen* bestimmen, wie sich unsere Neuronen miteinander verbinden. Mit wachsender Aufmerksamkeit untersucht die moderne Neurowissenschaft daher, welche Rolle unser Erleben, unsere Lernerfahrungen und die Qualität der fördernden Umwelt – nicht nur in der Kindheit (siehe 5. und 7. Kapitel) – für die Gehirnentwicklung spielen. Kurz, die subtile Organisation des Gehirns wird von seiner Umwelt buchstäblich *geformt* – weit nachhaltiger als jedes andere Organ unseres Körpers und über weit längere Zeiträume.

Auf der Ebene des Nervengewebes sind es also vor allem diese beiden Eigenschaften – die Fähigkeit zur Informationsvermittlung und die Lernfähigkeit –, die das Gehirn von anderen Organen unterscheiden. Sie können im Hirngewebe in weit höherem Maße aktiviert werden als in jedem anderen Körpergewebe.

Graue und weiße Substanz

Wir haben bereits gesagt, dass sich Milliarden von Neuronen miteinander verbinden. Dem müssen wir nun hinzufügen, dass die Zellkörper dazu tendieren, sich zu *Gruppen* zu vereinen, ähnlich wie sich Gegenstände auf einer Wasserfläche sammeln. Wenn sich Zellkörper auf diese Weise verklumpen, entsteht ein *gräuliches* Gewebe. Die fadenartigen Verbindungen zwischen den grauen Geweben, die vor allem durch die Axone, welche die Zellkörper miteinander vernetzen, gebildet werden, wirken im Vergleich dazu *weiß* (vor allem deshalb, weil die Axone von einer Schicht aus Fettgewebe überzogen sind und Fett weiß aussieht). Dies ist die Grundlage für die berühmte Unterscheidung zwischen der **grauen** und der **weißen Hirnsubstanz** (Abb. 1.4). Ansammlungen von Zellkörpern sind grau; die faserigen Verbindungen zwischen ihnen sind weiß.

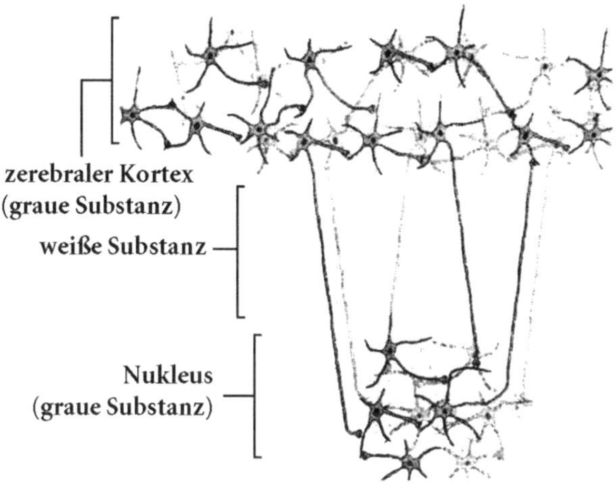

Abbildung 1.4: Graue und weiße Substanz

Die Zellkörper, aus denen sich die graue Substanz aufbaut, können sich auf zweierlei Weise zusammengruppieren – entweder als *Kerne* oder *Nuklei* oder in *Schichten* (siehe Abbildung 1.4). Die Nuklei bestehen lediglich aus Bällen von verklumpten Zellkörpern. Die Schichten sind ein wenig komplizierter aufgebaut. Sie werden gebildet, wenn sich die Zellkörper in Reihen anlagern. Die so entstehenden Schichten finden sich typischerweise auf der äußeren Oberfläche des Gehirns – und bilden seinen **Kortex** (»cortex« bedeutet »äußere Schicht«). Im menschlichen Schädel herrscht Raummangel, weil sich der proportionale Anteil des Kortex in der jüngsten Evolution drastisch erhöht hat; deshalb spart das Gehirn Platz, indem es die Schichten in einem wellenartigen Muster ineinander fältelt. Diese Fältelungen verleihen dem Hirn seine wohl bekannte äußerliche Gestalt. Die *Nuklei* liegen tiefer im Gehirn, unterhalb dieser Kortex-Schichten – und die weiße Substanz befindet sich zwischen den beiden. Die weiße Substanz – hauptsächlich Axone – verbindet also die Zellköper der Kerne und der kortikalen Schichten miteinander. Die detaillierte Anatomie des so entstehenden Systems ist ungemein kompliziert, das Grundprinzip aber ist recht einfach.

Hirnstamm und Vorderhirn

Eine weitere wichtige Unterteilung des Gehirns, die in den folgenden Kapiteln immer wieder zur Sprache kommen wird, ist die zwischen Hirnstamm und Vorderhirn (Abbildung 1.5). Diese Unterscheidung ist für das Verständnis bestimmter psychischer Funktionen, die wir an späterer Stelle erläutern werden, von erheblicher Bedeutung. Jede dieser beiden Strukturen wiederum ist in sich ebenfalls unterteilt. Ihre verschiedenen Regionen haben unzählige Namen – häufig existieren für ein und dieselbe Struktur gleich mehrere Begriffe (was recht verwirrend sein kann). Die Begriffe, die wir im Folgenden einführen, entsprechen der Standardterminologie (der gebräuchlichsten Nomenklatur). Um in den weiteren Kapiteln den Faden nicht zu verlieren, muss sich der Leser nicht all diese Termini *merken*; praktischer ist es, gegebenenfalls mit Hilfe des Sachregisters sowie der fett gedruckten Begriffe zurückzublättern und die Zusammenhänge zu rekapitulieren, wann immer es notwendig ist.

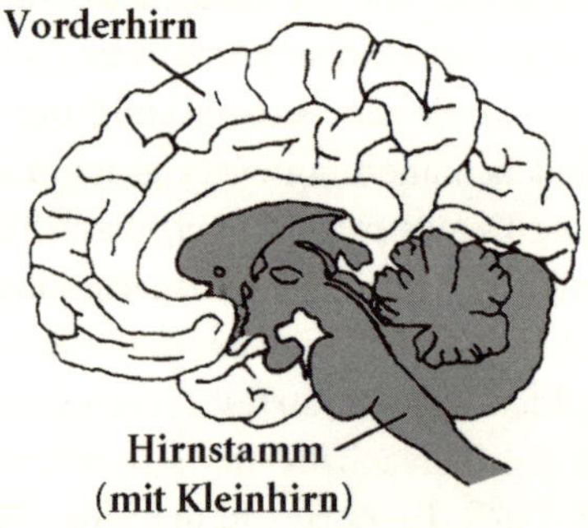

Abbildung 1.5: Hirnstamm und Vorderhirn

Der **Hirnstamm** ist eine direkte Verlängerung des **Rückenmarks** und phylogenetisch (evolutionsgeschichtlich) der älteste Teil des Gehirns. In diesem Buch beschäftigen wir uns vor allem mit den Nuklei *innerhalb* des Hirnstamms und weniger mit seiner äußeren Oberfläche. Um sie übersichtlich darstellen, schneiden wir deshalb das Gehirn, wie dies in Abbildung 1.1 und 1.5 geschehen ist, entlang der Mittellinie auf und erhalten so eine mediale Ansicht von der inneren Oberfläche des

Hirnstamms (Abbildung 1.6). Der untere Teil des Hirnstamms, der direkt ins Rückenmark übergeht, ist die **Medulla oblongata** (lateinisch für »verlängertes Mark«) – eine Struktur, die wenig mit dem zu tun hat, was wir gewöhnlich als »den Geist« bezeichnen (die Medulla enthält Nuklei, die den Herzschlag, die Atmung usw. steuern). Oberhalb der Medulla oblongata befindet sich der **Pons** (lateinisch für »Brücke«). Hinter dem Pons hängt das **Cerebellum** (»kleines Hirn«; siehe Abbildung 1.5). Den obersten Teil des Hirnstamms bildet das **Mittelhirn**. Oberhalb dieser Region liegen Strukturen, die genau genommen nicht zum Hirnstamm gehören (allerdings wurden dazu im Laufe der Jahre unterschiedliche Meinungen vertreten), aber funktionell sehr eng mit der Medulla oblongata, dem Pons und dem Mittelhirn zusammenhängen. Diese Strukturen werden als **Diencephalon** (Zwischenhirn) bezeichnet. Das Diencephalon wiederum besteht im Wesentlichen aus zwei Teilen. Die größte, obere Region ist der **Thalamus**. Unter dem Thalamus liegt der **Hypothalamus**, der direkt mit der **Hypophyse** (Hirnanhangdrüse) verbunden ist (Abbildung 1.6). All diese Hirnstamm- und Zwischenhirnstrukturen enthalten Nuklei, die durch komplizierte Muster miteinander (und mit den Vorderhirnstrukturen, zu deren Beschreibung wir sogleich übergehen werden) verbunden sind. Die Details müssen uns vorerst nicht weiter kümmern, einige wichtige Einzelheiten werden wir später beschreiben.

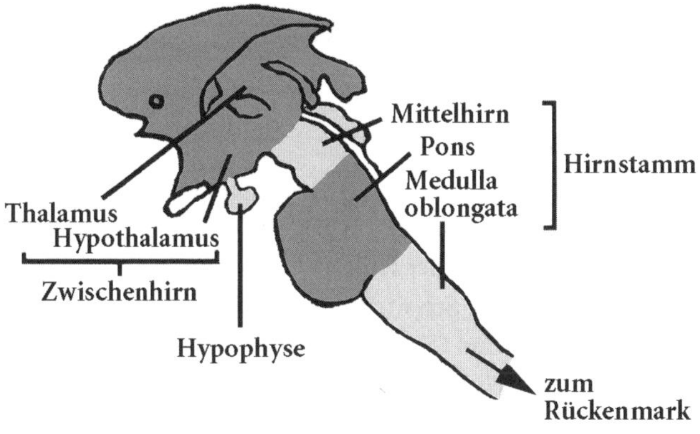

Abbildung 1.6: Der Hirnstamm

Das Vorderhirn ist phylogenetisch jünger als der Hirnstamm. Es besteht im Wesentlichen aus den beiden großen **zerebralen Hemisphären** (Hirnhälften), die die Wölbung des Schädels ausfüllen. Die äußere Oberfläche dieser Hemisphären wird als zerebraler Kortex oder als Hirnrinde bezeichnet und besteht, wie oben beschrieben, aus den ineinander gefalteten Schichten der grauen Substanz. Innerhalb der Hirnhemisphären liegen unsichtbar mehrere Vorderhirnnuklei (siehe unten). Abbildung 1.7 zeigt zwei Ansichten der zerebralen Hemisphären. Im linken Teil der Abbildung sehen wir eine weitere mediale Ansicht der inneren (flachen) Oberfläche. In dieser Ansicht können wir das **Corpus callosum** (den Balken) erkennen, eine aus weißer Substanz bestehende Brücke, die die beiden Hirnhälften miteinander verbindet. Die Abbildung rechts zeigt eine Seitenansicht der äußeren (gewölbten) Oberfläche.

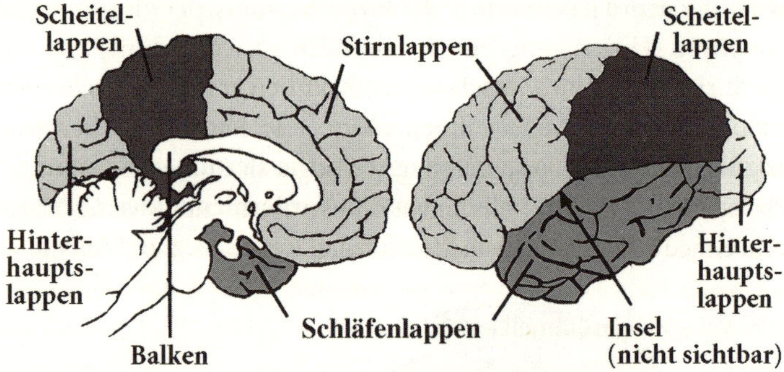

Abbildung 1.7: Das Vorderhirn

Jede der beiden Hemisphären ist in vier Lappen unterteilt, die wir in Abbildung 1.7 in beiden Ansichten erkennen können. In der Hinterhauptregion befindet sich der **Hinterhauptslappen** oder **Lobus occipitalis;** in der Mitte der **Scheitellappen (Lobus parietalis,** oberhalb und ein wenig hinter den Ohren); unterhalb des Scheitellappens und ein wenig weiter vorn befindet sich der **Schläfenlappen (Lobus temporalis)**; den Rest der Hemisphären bildet der große **Stirnlappen (Lobus frontalis),** der sich oberhalb der Augen befindet und vielleicht unsere größte (und teilweise menschenspezifische) phylogenetische Errungenschaft darstellt. Verborgen zwischen diesen Lappen liegt eine weitere Region des zerebralen Kortex, die sichtbar wird, wenn man die Schläfenlappen herunterzieht und die Stirn- und Scheitellappen anhebt, die **Insel.**

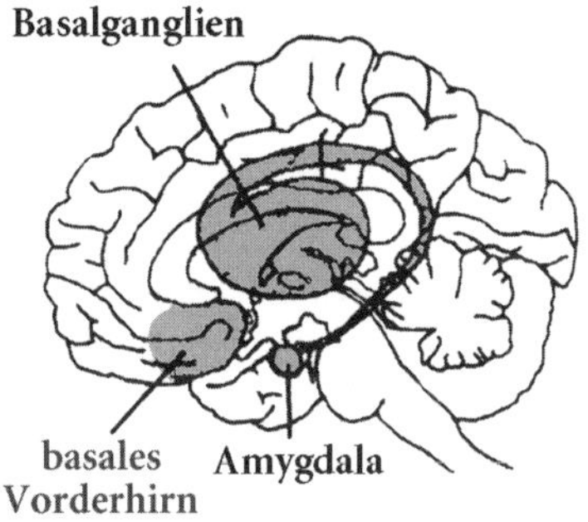

Abbildung 1.8: Tiefe Vorderhirnstrukturen

Innerhalb der Hirnhälften befinden sich die bereits erwähnten Vorderhirnnuklei (Abbildung 1.8).[3] Die größten dieser Nuklei sind die **Basalganglien.** Dicht neben ihnen, eingebettet in der unteren Hälfte des Stirnlappens, befinden sich die **basalen Vorderhirnnuklei.** Dahinter, im Innern des frontalen Teils des Schläfenlappens, liegt die **Amygdala** (lateinisch für »Mandel«, weil die Gruppe dieser Nuklei der Form eines Mandelkerns ähnelt).

Das limbische System

Der letzte anatomische Begriff, den wir hier einführen müssen, betrifft das **limbische System** (Abbildung 1.9). Dieser Begriff wird häufig benutzt, als bezeichnete er eine anatomische *Struktur*, obwohl es sich in Wirklichkeit um ein *theoretisches Konzept* handelt, das sich auf eine Gruppe von Strukturen bezieht, die nach Meinung zahlreicher Neurowissenschaftler auf eine funktionell signifikante Weise miteinander zusammenhängen. Diese Gruppe von Strukturen wird in den späteren Kapiteln über Emotion und Gedächtnis (4. und 5. Kapitel) eine ungemein wichtige Rolle spielen. Weil es sich um ein theoretisches Konzept und nicht um eine konkrete Sache handelt, subsumieren Neurowissenschaftler unterschiedliche Strukturen unter dem Begriff »limbisches System«. Es ist also eine eher vage definierte Entität (an deren Nützlichkeit manche Neurowissenschaftler ernsthaft zweifeln). Im Großen und Ganzen aber ordnet man dem limbischen System folgende Strukturen zu: In seinem Innern liegt der **Hypothalamus.** Um diesen Kern herum und mit ihm verbunden sind die übrigen limbischen Strukturen ringförmig angeordnet. Innerhalb des Zwischenhirns zählen wir ihm einen Teil des **Thalamus** zu (die meisten Theoretiker zählen die *anterioren und die dorsomedianen Nuklei* des Thalamus zum limbischen System). Außerhalb des Zwischenhirns, im Schläfenlappen, zählen wir die **Amygdala** und den **Hippokampus** sowie eine Faserbahn namens **Fornix** dazu, die unterhalb des Balkens zurück zum Zwischenhirn verläuft, wo sie den Hippokampus mit einem kleinen Nukleus namens **Corpus mamillare** (**Mamillarkörper**) verbindet. Der Hippokampus ist kein Nukleus, sondern besteht vielmehr aus einer phylogenetisch älteren Art von Kortex, der entlang der inneren Oberfläche des Schläfenlappens verläuft. Er ist auch fest mit der Gruppe der basalen **Vorderhirnnuklei** verbunden, einschließlich jener, die ins **Septum** eingebettet sind. Mehrere dieser Strukturen sind auch mit dem **anterioren Gyrus cinguli** verbunden, den man deshalb gewöhnlich ebenfalls zum limbischen System zählt.

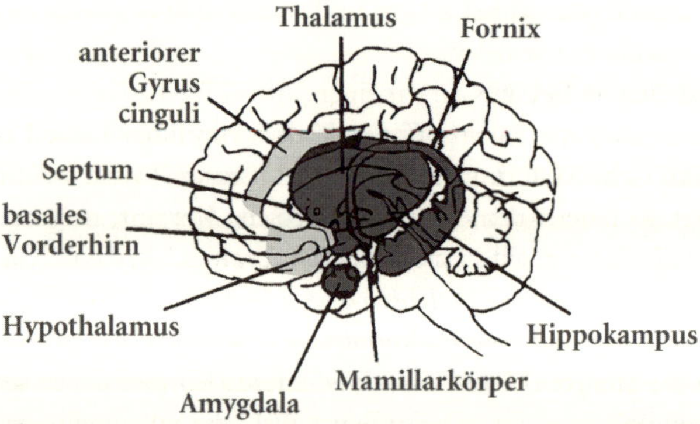

Abbildung 1.9: Das limbische System

Diese hochvernetzten Strukturen, die in der Mehrzahl tief ins Hirninnere eingebettet sind, bilden das limbische System. Auf komplizierte Weise sind mit ihnen zahlreiche weitere Strukturen verknüpft, die zum Teil mitunter ebenfalls als »limbisch« bezeichnet werden. Sie bilden aber keine *Kern*bestandteile des limbischen Systems, und wir werden sie nur dann erklären, wenn sie uns in den späteren Kapiteln begegnen.

So viel zum anatomischen Grundwissen, auf das der Leser angewiesen ist, um sich in den Kapiteln dieses Buches mühelos orientieren zu können. Rückblickend werden viele Leser sagen, dass dieser Abschnitt der schwierigste Teil des gesamten Buches gewesen sei. Die hier eingeführten anatomischen Begriffe und die anatomischen Strukturen, die sie bezeichnen, werden immer wieder auftauchen und mit fortschreitender Lektüre vertrauter werden (insbesondere dann, wenn wir sie im Zusammenhang mit ihren psychischen Funktionen untersuchen).

Die innere und die äußere Welt

Das Gehirn ist ein Organ, aber es ist nicht *isoliert*, sondern auf vielerlei Weise mit den anderen Organen unseres Körpers verbunden. Diese Zusammenhänge werden allzu häufig übersehen, und zwar vor allem von Menschen, die sich das Hirn und seine Funktionsweise gern wie einen Computer vorstellen.

An diesem Punkt müssen wir einen Unterschied erläutern, der sich gleichsam als roter Faden durch alle nachfolgenden Kapitel ziehen wird. Das Gehirn hält, kurz gesagt, Kontakt zu zwei »Welten«: zur Welt in unserem *Innern*, dem inneren Milieu des Körpers; und zur Welt *außerhalb* unserer selbst, der äußeren Umwelt. Auf einer basalen Ebene formuliert, *besteht die wichtigste Aufgabe des Gehirns darin, zwischen dieser Aufteilung zu vermitteln* – zwischen den lebenserhaltenden (vegetativen) Funktionen des inneren Körpermilieus und der in ständiger Veränderung begriffenen Welt, die uns umgibt und die Quelle all dessen, was unser Körper braucht, bildet, aber unseren

Bedürfnissen gleichgültig gegenübersteht (abgesehen von unseren Eltern – insbesondere in der Kindheit – und anderen Menschen, die uns nahe sind und aus ebendiesem Grund einen ganz besonderen Platz in unserer psychischen Ökonomie einnehmen).

Das vegetative Nervensystem hat die Aufgabe, den Körper am Leben zu erhalten, indem es den Herzschlag kontrolliert, die Atmung, die Verdauung, die Körpertemperatur usw. Um diese Funktionen zu erfüllen, benötigt und *konsumiert* der Körper Substanzen aus der Umwelt – in erster Linie Nahrung, Wasser und Sauerstoff. Er ist zudem auf eine bestimmte Außentemperatur angewiesen, da seine Organe nur innerhalb eines sehr schmalen Temperaturbereichs funktionsfähig bleiben. Das Gleiche gilt für die sexuellen Bedürfnisse – auch wenn der Sexual»konsum« für die Erhaltung unserer Art wichtiger ist als für das Überleben des Individuums. Kurz, um das überaus heikle viszerale Gleichgewicht aufrechterhalten zu können, muss die innere Welt des Körpers adäquat mit der Außenwelt interagieren und dafür sorgen, dass ihre Bedürfnisse befriedigt werden. Ebendiese schwierige Aufgabe erfüllt das *Gehirn*. Wenn die Umwelt unseren mannigfachen Bedürfnissen nicht mehr gerecht wird (das heißt, wenn das Gehirn nicht mehr fähig ist, die inneren Funktionen unseres Körpers durch seine Interaktionen mit der äußeren Welt zu regulieren), sterben wir – an Hunger, Durst, Sauerstoffmangel oder einer der zahlreichen anderen Widrigkeiten, die ständig die Integrität unserer inneren Körperwelt bedrohen.

Diese Zusammenhänge sind einleuchtend und nicht von der Hand zu weisen. *Wie* aber erfüllt das Gehirn seine lebenswichtigen Funktionen? Nun, um dies zu klären, haben wir dieses Buch geschrieben. Fürs Erste können wir uns jedoch einer weniger weit reichenden Frage zuwenden: Wie ist das Gehirn *anatomisch* und *physiologisch* mit der inneren und der äußeren Welt des Körpers verbunden?

Wahrnehmung und Repräsentation der Außenwelt

Den Kontakt zur *äußeren* Welt hält das Gehirn im Wesentlichen auf zweierlei Weise. Erstens durch unseren Sinnesapparat (die Organe, die uns das Sehen, Hören usw. ermöglichen); und zweitens durch den motorischen Apparat (den Bewegungsapparat). Durch sie nehmen wir Informationen *aus* der Welt auf und *wirken* auf die Welt *ein*.

Auf eine detaillierte Beschreibung der Sensomotorik können wir hier verzichten, auch wenn die neurobiologische Grundlage dieser Mechanismen weitgehend – in mancherlei Hinsicht sogar in allen Einzelheiten – geklärt ist. Für uns ist wichtig, dass Sensationen durch spezialisierte sensorische Rezeptoren (im Auge, Ohr usw.) erzeugt werden, die ausgewählte physikalische Umwelteigenschaften in Nervenimpulse umwandeln und die entsprechende Information ans Gehirn senden. Wenn wir zum Beispiel etwas erblicken oder betrachten, wird der Großteil dieser visuellen Informationen von Zellen, die sich in der Netzhaut befinden, über einen Teil des Thalamus an den rückwärtigen Teil der Hinterhauptslappen gesendet. Eine ähnliche Einrichtung ist für das Hören zuständig: Der Großteil der akustischen Informationen wird über einen anderen Teil des Thalamus an die superiore (obere) Oberfläche des Schläfenlappens gesendet. Bei somatischen Empfindungen wiederum (Berührung, Schmerz usw.) werden die relevanten Informationen von der Körperoberfläche und den Gelenken (überwiegend) an den vorderen Teil des Scheitellappens weitergeleitet.

Somatische Sensationen (Empfindungen aus der Haut, den Muskeln und den Gelenken des Körpers) sind in Wirklichkeit eine komplexe Angelegenheit, auf die wir hier jedoch nicht näher eingehen müssen. Recht häufig wird dieses Wahrnehmungsvermögen als »Tast«- oder »Berührungs«sinn bezeichnet. Genau genommen aber ist es Teil einer *Gruppe* unterschiedlicher Sinnesmodalitäten, die nicht allein taktile Sensationen, sondern darüber hinaus weitere Informationen aus den Körperoberflächen transportieren – denken wir nur an das Vibrationsgefühl, das Temperaturempfinden, die Schmerzwahrnehmung oder den statokinetischen Sinn, der die Lage und Bewegung unserer Muskeln und Gelenke registriert. Jede dieser Wahrnehmungsformen könnte als eigenständige Sinnesmodalität betrachtet werden, denn sie alle werden von je spezifischen Rezeptoren unterstützt und projizieren selbstständig zum Gehirn. Da sie jedoch ihre Information allesamt an etwa die gleiche Hirnregion senden, die sich im Scheitellappen befindet und die Grundlage des Körperschemas bildet, werden sie unter dem Oberbegriff »Somatosensibilität« zusammengefasst.

Es ist wichtig festzuhalten, dass das Gehirn lediglich einen *Teil* der Informationen über den Zustand des Körpers durch die Modalität der somatischen Sensation empfängt, nämlich nur Informationen über den *äußeren* Aspekt des Körpers, den »muskuloskelettalen« Teil, der Kontakt zur Außenwelt unterhält. Wir sind auf Informationen über Schmerz und über die Außentemperatur angewiesen, um aktiv werden zu können. Informationen über die *innere* Welt des Körpers und die inneren Organe werden nicht durch die für Berührung, Schmerz usw. zuständigen Sensoren weitergeleitet.[4] Wir werden die innere Welt weiter unten in diesem Kapitel beschreiben – vorerst erläutern wir lediglich, wie das Gehirn mit der äußeren Welt verbunden ist.

Die beiden übrigen Sinnesmodalitäten – der Geschmacks- und Geruchssinn – sind »chemischer« Natur. Ihre anatomischen und physiologischen Details müssen uns nicht kümmern. Der Geschmackssinn hängt eng mit dem somatischen Empfindungsvermögen der Zunge zusammen und wird vorwiegend im Kortex der Insel repräsentiert. Der Geruchssinn ist mit einer Reihe von Strukturen im Innern des Schläfenlappens – einschließlich bestimmter Teile des limbischen Systems – verbunden.

Damit sind wir am Ende unseres kurzen Überblicks über die Neurologie der fünf klassischen Sinnesmodalitäten angelangt. Fürs Erste muss sich der Leser lediglich merken, dass die drei wichtigsten Sinnesmodalitäten auf die drei Lappen im rückwärtigen Teil des Gehirns projiziert werden: die Eindrücke des Gesichtssinns auf den Hinterhauptslappen, die des Gehörs auf den Schläfenlappen und die somatischen Eindrücke auf den Scheitellappen.

Einwirken auf die Außenwelt. Nicht erwähnt haben wir bislang die Stirnlappen. Während die Sinnesorgane prinzipiell mit der hinteren Hirnhälfte verbunden sind, projizieren die motorischen Organe überwiegend zur vorderen Hälfte (sie werden allerdings auch durch verschiedene weitere Strukturen reguliert, die sich vor allem in den Basalganglien und im Kleinhirn befinden). Die Neurobiologie des motorischen Systems ist recht gut erforscht, wenngleich vielleicht nicht ganz so detailliert wie die verschiedenen Wahrnehmungsmodalitäten. Dies liegt zum Teil daran, dass es auf der Grundlage von Informationen aus *all* diesen Sinnen arbeitet. (Ebendies ist die *Aufgabe* der Sinne: sie steuern die Aktion.) Die visuelle Kontrolle des Handelns etwa operiert gewöhnlich im Einklang mit dem Feed-back aus den verschiedenen somatosensorischen Systemen, die (beispielsweise zunächst) Informationen über die Position der Gelenke liefern. Sobald ein Gegenstand ergriffen wird, gibt das Tastsystem ein Feed-back, sodass die Stärke des Griffs reguliert werden kann. Jeder, der einmal versucht hat, mit seiner Hand, die nach längerer Druckeinwirkung »eingeschlafen« ist, auf die Welt einzuwirken oder nach einer zahnärztlichen Betäubung zu sprechen, wird die Interaktion der beteiligten Systeme wieder erkennen. Darüber hinaus gibt es noch eine ganze Bandbreite von motorischen Systemen, die sich aufeinander abstimmen und gemeinsam operieren. Wir strecken nicht nur die Hand aus, um Gegenstände zu ergreifen, sondern bewegen dabei auch unsere Augen, um nach den Gegenständen zu suchen.

Diese simplen Fakten repräsentieren, nebenbei bemerkt, die im Laufe von 150 Jahren zusammengetragenen neurowissenschaftlichen Erkenntnisse (die wir hier natürlich nur in sehr groben Zügen skizzieren). Bevor Freud die Psychoanalyse begründete, hat er diese Kenntnisse vertieft, indem er einen bestimmten Aspekt der Vermittlung von auditorischen Informationen an das Gehirn untersuchte. In einem wichtigen Beitrag beschrieb er die Endigung des Nervus acusticus in einem Nukleus des Hirnstamms, einem Areal, durch das Nervenimpulse auf ihrem Weg vom Ohr zum Kortex fließen (Freud, 1886c). Auf dieser Ebene forschte die damalige Neurowissenschaft, und man kann sich unschwer vorstellen, weshalb Freud zu der Überzeugung gelangte, dass ihm dieser Kenntnisstand bei seinem Projekt, die menschliche Psyche zu erforschen, nicht weiterhelfen würde. Wenn man verstehen will, was die Gedanken und Gefühle eines Menschen antreibt, reicht es nicht aus zu wissen, wie die Sinnesmodalitäten und Muskelsysteme auf die Oberfläche des Gehirns projiziert werden.

Projektions- und Assoziationskortex. Wir haben bereits gesagt, dass visuelle Eindrücke zum Hinterhauptslappen, auditorische zum Schläfenlappen und somatische zum Scheitellappen gesendet werden. Die Hirnhälften haben also einen »visuellen«, einen »auditorischen« und einen »taktilen« Teil. Wir haben auch gesagt, dass »motorische« Impulse vom Stirnlappen ausgehen. Aber nur ein *Teil* eines jeden Lappens hat die Funktion, diese Modalitäten zu steuern; diese Teile werden als **Projektions**kortex bezeichnet (mitunter auch als *primäre* oder *sensomotorische Areale).* In diesen Bereichen projizieren die Nervenstränge, die von den verschiedenen sensomotorischen Organen ausgehen, die Rezeptoren- und Effektorenoberflächen dieser Organe auf den Kortex, sodass auf der gesamten Hirnrinde winzige Funktionskarten des Körpers entstehen (siehe Abbildung 1.10). Sensorische Information (das Muster der auf die Rezeptionsoberflächen einwirkenden Stimuli) wird während der Übermittlung an den zerebralen Kortex zu einem gewissen Grad modifiziert. Das Muster der neuronalen Aktivität jedoch, das diese Information im primären Projektionskortex repräsentiert, behält seine ursprüngliche, dem rezeptiven Feld des Sinnesorgans entsprechende topografische Organisation gleichwohl bei. So wird beispielsweise die untere linke Hälfte der Netzhäute (die die obere rechte Hälfte der Gesichtsfelder repräsentiert) grundsätzlich auf der unteren Hälfte des visuellen Projektionskortex des linken Hinterhauptslappens abgebildet. Der gesamten äußeren Körperoberfläche entsprechen ähnliche kleine Karten; sie repräsentieren die verschiedenen Submodalitäten der somatischen Wahrnehmung, die auf den (mit der Oberseite nach unten liegenden) primären sensorischen Kortex des Parietallappens projiziert wird.

Der primäre Projektionskortex, der die rezeptiven Oberflächen unserer Sinnesorgane mehr oder weniger direkt aufs Gehirn überträgt, beansprucht lediglich einen kleinen Teil der Hemisphären (Abbildung 1.10). Zwischen den Projektionsfeldern befinden sich komplexe Hirnregionen, die auf eine Vielfalt kognitiver Funktionen spezialisiert sind. Sie sind für die *Weiterverarbeitung und Speicherung* eingehender Information zuständig. Was unseren Gesichtssinn betrifft (die am besten untersuchte Modalität), so gibt es zum Beispiel spezifische Regionen für die Verarbeitung von Position, Farbe und Bewegung. Auf einer höheren Ebene gibt es Systeme für die Objekterkennung, für die Aufmerksamkeit und die visuell-räumliche Manipulation – eine regelrechte Kaskade hochkomplexer Systeme, mit deren weiteren Details wir uns hier nicht beschäftigen müssen. Diese Regionen werden häufig mit dem Oberbegriff **Assoziations**kortex bezeichnet (siehe Abbildung 1.10). Er bringt zum Ausdruck, dass der Assoziationskortex für die *Integration* der Informationen zuständig ist, die sich aus den verschiedenen, modalitätsspezifischen Projektionsfeldern herleiten. Je besser die Information integriert ist, desto weniger modalitätsspezifisch (und desto weniger lokalisiert) werden die Repräsentationskarten. Daher kann das Objekterkennungssystem im Assoziationskortex einen »Hund« bereits auf der Grundlage von entweder visuellen, auditorischen oder taktilen Informationen identifizieren. Ermöglicht wird dies durch die Konstruktion neuronaler Verzeichnisse, die sämtliche relevanten Informationsbruchstücke miteinander verknüpfen.

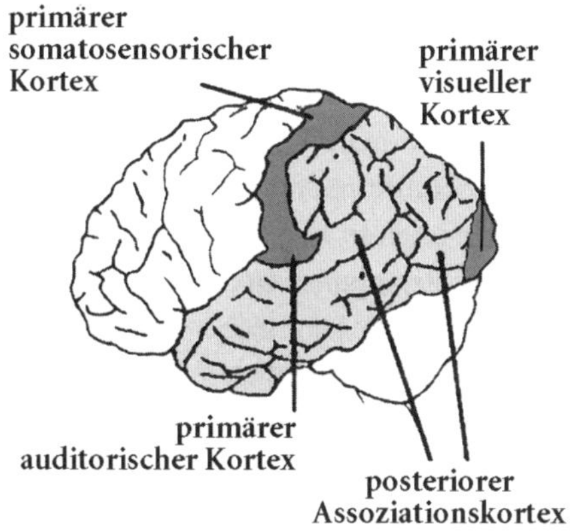

Abbildung 1.10: Primärer sensorischer Kortex und Assoziationskortex

Innerhalb des Assoziationskortex werden Erinnerungen niedergelegt, weil ein System, das die Außenwelt wieder erkennen soll, zunächst einmal Informationen über diese Welt speichern muss. Es gibt jedoch Erinnerungen unterschiedlicher Art, und nicht alle werden im Assoziationskortex gespeichert; an den mentalen Prozessen, die wir in ihrer

Gesamtheit mit dem Begriff »Gedächtnis« bezeichnen, sind viele weitere Hirnregionen beteiligt (siehe 5. Kapitel). Der ständige Zufluss einer Fülle unterschiedlichster Wahrnehmungen ermöglicht es, dass sich Erinnerungen fest verankern können. Deshalb können Sie einen »Hund« auf vielerlei unterschiedliche Weise erkennen – nicht allein mit Hilfe der Sinnesmodalitäten. Sie wissen darüber hinaus, wie ein Hund unter verschiedenen Blickwinkeln aussieht, erkennen unterschiedliche Größen und Rassen wieder, sind mit den für einen Hund typischen Bewegungen vertraut und haben ein Gespür dafür, wo man Hunden mit hoher Wahrscheinlichkeit begegnet usw. Auf der Grundlage unzähliger Erfahrungen bauen wir nach und nach ein zuverlässiges und stabiles Bild unserer Außenwelt auf.

Dies alles erklärt, weshalb die posteriore (hintere) Hälfte der Hirnhemisphären in der Neuropsychologie traditionell als Funktionseinheit für die *Aufnahme, Analyse und Speicherung von Informationen* definiert wird (Lurija, 1973). Diese funktionellen Prozesse sind der »Stoff«, aus dem unser Erleben der äußeren Welt besteht.

Wie bereits erläutert, sind die *anterioren* (vorderen) Teile der Hirnhemisphären für die *motorischen* Vorgänge zuständig. Sie funktionieren nach ganz ähnlichen Prinzipien: Es gibt sowohl einen Projektions- als auch einen Assoziationskortex (Abbildung 1.11), wenngleich festzuhalten ist, dass der motorische Assoziationskortex nicht Wahrnehmungen, sondern *Bewegungspläne* integriert. Die ganz vorn gelegenen, anterioren Teile der Stirn- oder Frontallappen (die verwirrenderweise als *Prä*frontallappen bezeichnet werden) empfangen von den oben beschriebenen posterioren Assoziationsfeldern Informationen über den Zustand der Außenwelt. Auf dieser Grundlage wird vor der eigentlichen Aktion ein »wahrscheinlicher« Bewegungsablauf geplant (siehe 9. Kapitel). Die Bewegung an sich wird sodann von den hintersten (nahe der Hirnmitte gelegenen) Teilen der Stirnlappen eingeleitet, die das primäre Initiationssystem für die Muskeln der Gliedmaßen, des Rumpfes und des Kopfes bilden. Das motorische System steht somit in einer mehr oder weniger direkten Verbindung zur Außenwelt – analog zu der Art und Weise, wie Informationen *von* der Außenwelt in den posterioren Projektionskortex gelangen. Das bedeutet, dass die Körpermuskulatur somatotopografisch (durch winzige motorische Karten) auf dem primären motorischen Kortex repräsentiert ist.

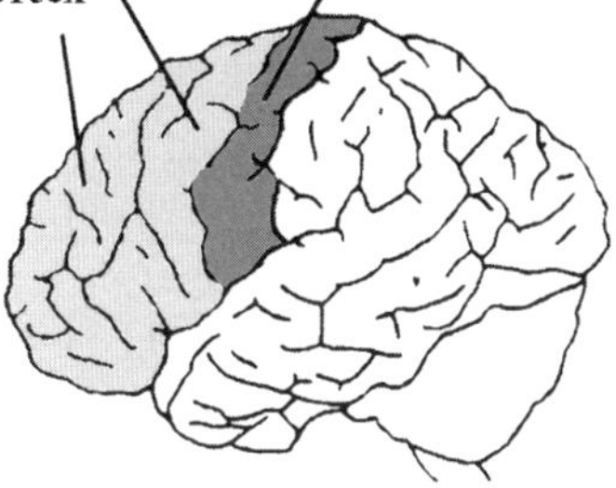

Abbildung 1.11: Frontale Assoziations- und Projektionsfelder

Es ist wichtig, sich zu vergegenwärtigen, dass das motorische System immer zusammen mit den Wahrnehmungssystemen operiert (deren vornehmliche Funktion, wie bereits erwähnt, die Bewegungssteuerung ist). Darüber hinaus haben wir gesagt, dass die Präfrontallappen von den posterioren Assoziationsfeldern Informationen über den Zustand der Außenwelt erhalten; dem ist nun hinzuzufügen, dass sich diese Informationen immer auf den Zustand beziehen, in dem sich die Welt *infolge einer vorangegangenen Aktion des Subjekts* befindet. Diese ununterbrochene *Feed-back*-Schleife liegt einer außerordentlich wichtigen Funktion zugrunde, nämlich der Selbstkontrolle. Während also die posteriore Hälfte des Vorderhirns traditionell als Funktionseinheit für die Aufnahme, Analyse und Speicherung von Information beschrieben wird, ist die anteriore Hälfte definiert als Funktionsheit für die *Programmierung, Regulierung und Kontrolle von Aktivität* (Lurija, 1973).

Ein Wort noch zur Funktion der Selbstkontrolle. Bei diesen kortikalen Systemen handelt es sich nicht um simple Reflexbögen, die auf empfangene Information schnell und automatisch reagieren. Vielmehr ermöglichen uns die Präfrontallappen die Vorstellung »potenzieller« Aktionen. So kann das System bei Problemlösungen beispielsweise prüfen, ob die geplante Lösung den Anforderungen der Aufgabe tatsächlich gerecht wird (ob ein bestimmtes Vorgehen wirklich »hinreichend gut« sein wird): Wir können Handlungen *mental* testen, ohne unseren Körper in Gefahr zu bringen. Ergänzt wird diese »Feedforward«-Funktion durch die zuvor erwähnte Feed-back-Funktion, die das, was gerade in der Welt geschehen ist, kontrolliert und fragt: »Ist das, was ich erreichen wollte, bereits eingetreten?«, oder: »Hat sich die Situation mittlerweile verändert?« Solche Kontrollprozesse finden regelmäßig statt, sofern das System angemessen funktioniert, operieren aber nicht *ständig*. Das System ist zum Beispiel inaktiv, wenn wir eine Routineaufgabe erfüllen, sodass uns manchmal »Missgeschicke« unterlaufen, weil wir automatisch reagieren, obwohl die vorliegende Situation eine Modifizierung des Systems erfordert. (Der Zusammenhang mit der Freud'schen Psychologie ist nicht zu übersehen.) Die Trugschlüsse des Phineas Gage und seine Unfähigkeit, Probleme zu lösen, waren auf eine massive Schädigung dieses Systems zurückzuführen.

Zusammenfassend (und stark verallgemeinert) können wir also festhalten, dass verschiedene Regionen der Hirnhälften mit der Außenwelt in Kontakt stehen. Die *posterioren* Regionen *empfangen* Informationen aus der Umwelt und verarbeiten sie im Einklang mit früheren Erfahrungen, um zu bestimmen, welche Objekte interessant sind. Die *anterioren* Systeme *wirken* auf die Außenwelt *ein*. In der traditionellen akademischen Psychologie wurde die Aktivität dieser Systeme unter den Begriffen Wahrnehmung, Gedächtnis, Kognition und Aktion klassifiziert. Diese Funktionen repräsentieren eine ganze Kategorie des mentalen Lebens – unsere Interaktion mit der Umwelt. Im vergangenen Jahrhundert hat die Neurowissenschaft beinahe ausschließlich diesen Aspekt des Geistes erforscht und dabei gewaltige Fortschritte erzielt. Kaum untersucht wurden bis vor sehr kurzer Zeit neuropsychologische Probleme, die mit dem zweiten Aspekt der Realität zusammenhängen – dem Einfluss der *inneren* Welt des Körpers auf unser mentales Leben.

Die innere Welt

Wir haben gesagt, dass sich das Gehirn zwischen zwei Welten befindet – zwischen der äußeren Umwelt und dem inneren Milieu des

Körpers. Das innere Milieu ist die Welt der Sauerstoffaufnahme, der Verdauung, des Blutdrucks, der Temperaturkontrolle, der geschlechtlichen Fortpflanzung usw. Die betreffenden Organe sind für das körperliche Überleben verantwortlich, sodass der Zusammenbruch ihrer Funktionen zumeist den raschen Tod des Organismus nach sich zieht.

Manchen Leser mag es überraschen zu hören, dass die Aktivität der inneren Organe auch für das Verständnis der »inneren Welt« im *psychologischen* Sinn (das heißt, für die Welt des subjektiven Erlebens) von entscheidender Bedeutung ist. Dies liegt daran, dass die Aktivität dieser Systeme die Grundlage für unsere basalen Motivationen oder »Triebe« (wie Freud sie bezeichnete) bildet[5] und wir Modifizierungen unserer Triebe vor allem als *Emotionen* erleben. Dieses Thema ist so wichtig, dass wir ihm ein ganzes Kapitel in diesem Buch gewidmet haben (4. Kapitel). Modifizierungen in diesen nach innen gerichteten Hirnsystemen beeinflussen auch unseren allgemeinen *Bewusstseins*zustand (dies erläutern wir im 3. Kapitel). Im 3. und 4. Kapitel wird sich zeigen, dass Emotionen und Bewusstsein tatsächlich untrennbar miteinander zusammenhängen. Aus diesen Gründen wird die viszerale Komponente des Gehirns traditionell als Funktionseinheit für die *Steuerung des kortikalen Tonus und der Wachheit* definiert (Lurija, 1973). Im 5. Kapitel zeigen wir allerdings, dass sie auch eine entscheidende Rolle für einen Aspekt des autobiografischen *Gedächtnisses* spielt, nämlich für das so genannte »episodische« Gedächtnis – das ebenfalls aufs engste mit unseren Emotionen und dem Bewusstsein zusammenhängt. Wir stellen diese ungemein interessanten Systeme hier nur in einer Übersicht dar, weil sie später – im 3., 4. und 5. Kapitel – detailliert erläutert werden.

Kurz gesagt: Information aus dem Körperinneren wird durch das Rückenmark (und auf anderen, später zu beschreibenden Bahnen) aufwärts geleitet und trifft auf den Hypothalamus – den Kontrollmechanismus (oder das »Kommando-Ganglion«) des vegetativen Nervensystems (des Systems, das die selbstregulierenden Aspekte des Körpers kontrolliert). Der Hypothalamus ist eng mit jener Gruppe von Strukturen verbunden, die als limbisches System bezeichnet werden (siehe oben). In der Terminologie, die wir im Zusammenhang mit äußerer Wahrnehmung und Aktivität benutzt haben, könnte man auch sagen, dass die Funktionen des inneren Milieus auf den Hypothalamus »projiziert« werden. Der Hypothalamus gibt diese Informationen an eine Reihe anderer Strukturen, die über das limbische System und das übrige Gehirn verbreitet sind, weiter. Auf diese Weise wird der augenblickliche Zustand des Körpers zu den in der Außenwelt wahrgenommenen Objekten in Beziehung gesetzt, und diese Verbindungen (die für das Überleben von ausschlaggebender Bedeutung sind) werden im Gedächtnis gespeichert. Unserer Analogie folgend kann man das limbische System in seiner Gesamtheit als »Assoziations«feld der viszeralen Informationen betrachten. Die Wahrnehmung viszeraler Informationen wird bewusst als *Gefühl* und (durch Assoziation) als Erinnerungen erlebt, die etwa in den Worten Ausdruck finden könnten: »Ich sah das und das, und es vermittelte mir dieses bestimmte Gefühl« (siehe 5. Kapitel).

Neben dem »perzeptuellen« Aspekt dieses nach innen gerichteten Systems gibt es auch eine »motorische« Komponente, bei der wiederum zwischen zwei Kategorien von Aktivität zu unterscheiden ist. Zum einen wird das viszerale Milieu selbst beeinflusst (durch Sekretionsvorgänge, vasomotorische Veränderungen usw.). Vermittelt werden diese Einflüsse durch das vegetative Nervensystem. Aber das viszerale Gehirn beeinflusst auch die *äußere* Aktion. Diese wird durch die bereits erläuterten motorischen Systeme unterstützt, doch im Unterschied zu willkürlichem Verhalten aktiviert das viszerale Gehirn *stereotypisierte* Muster, die automatisch, nicht willensbedingt, ausgeführt werden. Dies ist die Grundlage des **Instinkt**verhaltens und des *Emotionsausdrucks.* Anders als das willkürliche Handeln wird diese Art motorischer Aktivität in erster Linie durch die Basalganglien vermittelt. Informationen über den Zustand des inneren Milieus erreichen aber auch die Präfrontallappen und spielen dort eine wichtige Rolle für die Berechnungen, die die Funktionseinheit für die Programmierung, Regulierung und Kontrolle von Aktivität durchführt.

Exekutive Kontrolle. Ein extrem wichtiger Aspekt der Reifung der Präfrontallappen hängt mit der allmählichen Entwicklung der inhibitorischen (hemmenden) Kontrolle jener stereotypisierten motorischen Muster zusammen, die durch die viszeralen Systeme des Gehirns aktiviert werden. Im Laufe ihrer Entwicklung erlangen die Präfrontallappen auch eine inhibitorische Kontrolle über Emotionalität und Bewusstsein im Allgemeinen, sodass sie zur Grundlage für das gerichtete Denken, die gerichtete Aufmerksamkeit usw. werden. Wenn wir sagen, dass der biologische Zweck der Wahrnehmung darin besteht, Aktivität zu steuern, so gilt dies gleichermaßen für die innerlich hergeleitete perzeptuelle Information wie für die äußere Wahrnehmung. Deshalb hat man die Präfrontallappen mit einem *Überbau* über alle anderen Hirnteile verglichen; auf der Grundlage des Inputs aus der inneren *und* der äußeren Welt steuern sie unser Verhalten (indem sie Aktionspläne entwerfen und ihre Ausführung ständig monitorieren und modifizieren) (siehe 9. Kapitel).

Zwei Informationsquellen im Überblick

Zusammengefasst formuliert, können wir nun ein relativ einfaches Bild des gesamten Systems entwickeln – eine allgemeine Übersicht, wie das Gehirn als Ganzes arbeitet. Das Hirn nimmt eine Zwischenstellung zwischen der äußeren und der inneren Welt des Körpers ein. Die Sinnesorgane empfangen aus der äußeren Umwelt Informationen, die zu den posterioren Teilen der Hirnhälften geleitet werden. Sämtliche Informationen, die von den verschiedenartigen sensorischen Rezeptoren empfangen werden, werden auf jenen Teil des primären Kortex projiziert, der speziell für die jeweilige Sinnesmodalität zuständig ist; danach wird die eintreffende Information mit anderen Informationsbruchstücken verbunden. Dies geschieht vor allem in den Assoziationsfeldern der posterioren Teile der Hemisphären. Integriert mit den Erinnerungsspuren früherer Erfahrungen wird dieses Wissen über die Außenwelt an den frontalen Assoziationskortex weitergeleitet, der die motorischen Programme steuert. Diese Programme werden auch durch

Informationen aus der inneren Welt des Körpers beeinflusst. Diese werden zuallererst im Hypothalamus registriert und sodann im limbischen System mit weiteren Informationen assoziiert, bevor sie zum frontalen Kortex weitergeleitet werden. Dies ist die Quelle unserer inneren Motivation, die eng mit dem persönlichen Gedächtnis, der Emotion und dem Bewusstsein zusammenhängt. All diese Prozesse sorgen dafür, dass das präfrontale System unser Verhalten zu steuern vermag, und zwar nicht lediglich auf der Basis der aktuellen äußeren und inneren Bedingungen, sondern auch auf der Grundlage früherer Erfahrung.

Dies bedeutet natürlich auch, dass jede tief greifende, die allgemeine »Balance« zerstörende Veränderung in einem der Systeme, die die präfrontalen Lappen beeinflussen, Auswirkungen auf das Verhalten nach sich zieht. Denkbar ist beispielsweise, dass ein Patient mit einer entsprechenden Läsion seine Triebe nicht zu hemmen vermag und zwanghaft kurzfristige Ziele verfolgt, die unter dem Blickwinkel der Außenwelt nicht angemessen sind. Beeinträchtigungen der inneren Informationsquelle wiederum können zu Trägheit führen oder zu der Unfähigkeit, das Verhalten auf der Grundlage der emotionalen Marker früherer Erfahrungen zu modifizieren. In den späteren Kapiteln werden wir diese Probleme ausführlicher behandeln, um zu zeigen, welche Ursachen – Entwicklungsanomalien, Hirnschädigungen oder Beeinträchtigungen des chemischen Gleichgewichts in den relevanten Hirnsystemen – anomale Verhaltensweisen nach sich ziehen können. Die wesentlichen Merkmale solcher Veränderungen sind mit Hilfe elementarer anatomischer und physiologischer Kenntnisse nicht schwer zu begreifen. Bislang aber haben wir vorwiegend die *Anatomie* erläutert, sodass wir uns nun kurz den *physiologischen* Prinzipien zuwenden müssen, die dem Funktionieren des Gehirns zugrunde liegen.

Elementare Neurophysiologie

Das Gehirn besteht aus Neuronen sowie einer Vielzahl nicht-nervöser Zellen, die die Neuronen unterstützen und sie am Leben erhalten. Wir haben an früherer Stelle gesagt, dass eine der charakteristischen

Eigenschaften des lebenden Neurons seine Fähigkeit ist, Information zu übermitteln. Diese Funktion erfüllt es, indem es »feuert«, das heißt, indem es in regelmäßigen Abständen winzige Mengen von Neurotransmittern an seine Nachbarneuronen sendet. Von allen Zellen unseres Körpers werden Moleküle aufgenommen und abgegeben. Bei den Nervenzellen indes geschieht dies auf eine ganz spezifische Art und Weise. Neurotransmittermoleküle werden vom Ende des Axons des Neurons in die Synapse – den kleinen Spalt, der es von der nächsten Zelle trennt – abgegeben. Sodann wird die Neurotransmittersubstanz von den Rezeptoren aufgenommen, die sich an den Dendriten der Neuronen auf der anderen Seite der Synapse befinden (siehe oben, S. 24). Die Feuerungsrate dieser Neuronen wird durch die Neurotransmitterzufuhr beeinflusst, nämlich entweder erhöht oder verringert. Die Neurotransmitter sorgen also für eine ständige, ununterbrochene Kommunikation zwischen den Neuronen. Festzuhalten ist außerdem, dass jedes Neuron auch ohne spezielle Stimulierung durch andere Nervenzellen in regelmäßigen Intervallen feuert (»Ruherate«). Diese basale Feuerungsrate aber wird durch die Aktivität anderer Neuronen über die Ausschüttung von Neurotransmittern modifiziert, sodass die Zelle häufiger oder seltener als im Ruhezustand feuert.

Wir können im Wesentlichen zwei Arten von Neurotransmittern unterscheiden: **exzitatorische** (erregende) und **inhibitorische** (hemmende). Der exzitatorische Typ (der am häufigsten vorkommt) erhöht die Feuerungsraten – oder, genauer, er erhöht die *Chance*, dass das nächste Neuron feuern wird, denn wir haben es in Wirklichkeit mit Verbänden zahlreicher Neuronen zu tun, die gemeinsam feuern. Ein Neuron ist nicht mit einem einzigen anderen Neuron verbunden, das es zu feuern zwingt, sondern wird (durch multiple Neurotransmitter, die auf multiple Synapsen einwirken) durch Dutzende, ja sogar Hunderte oder Tausende anderer Neuronen beeinflusst. Deshalb erhöht die Aufnahme eines exzitatorischen Neurotransmitters die Feuerungs*chancen* des Neurons. In entsprechender Weise werden sie durch einen inhibitorischen Neurotransmitter *verringert.* Da Neuronen in Verbänden operieren, hängt es vom »durchschnittlichen« Gesamtergebnis ab, ob ein einzelnes Neuron feuert oder nicht, genauer: mit welcher *Rate* es feuert. Betrachten wir ein – zugegebenermaßen sehr vereinfachtes – Beispiel: Wenn eine Nervenzelle durch 60 % der Inputs angeregt und durch 40 % gehemmt wird, wird sie feuern, allerdings nicht wesentlich häufiger als im Ruhezustand. Wenn 90 % des Inputs exzitatorisch sind und 10 % inhibitorisch, wird sie deutlich schneller feuern. Der vollständige Mechanismus der Neurotransmission ist freilich komplexer, als wir ihn hier beschrieben haben – zum Beispiel besitzen Nervenzellen unterschiedliche synaptische Rezeptoren, die jeweils unterschiedliche Neurotransmitter aufnehmen oder »erkennen«; dieser vorläufige Überblick aber deckt die grundlegenden Details ab, auf die es in unserem Zusammenhang ankommt.

Damit haben wir eine gewisse Vorstellung von der *Arbeitsweise* der Nervenzellen vermittelt. Auch mit diesen Prozessen, die unseren Geist »erzeugen«, hat es keinerlei mystische Bewandtnis. Es handelt sich um ganz gewöhnliche zelluläre Vorgänge. Das individuelle Selbst aber, das uns so kostbar ist, und der Reichtum unseres inneren Lebens sind mit den simplen Fakten der Neurotransmission nicht zu erklären (siehe 2. Kapitel). In den vorangegangenen Abschnitten haben wir begonnen, das Muster der Konnektivität zwischen Neuronenverbänden zu beschreiben, und untersucht, wie es ihnen ermöglicht, Information über die äußere und die innere Welt zu integrieren (und auf diese Welten einzuwirken). Nun müssen wir uns den *physiologischen* Grundlagen zuwenden, die diese beiden wichtigen Aufgabenbereiche des Gehirns voneinander unterscheiden.

»Kanal-« versus »Zustands«funktionen

Zwischen der äußeren und der inneren Informationsquelle kann man nicht nur auf *anatomischer*, sondern auch auf physiologischer Grundlage unterscheiden. Die basale physiologische Unterscheidung betrifft die so genannten **»Kanal«**- und **»Zustands«**funktionen. Diese Begriffe wurden von Mesulam (1998) eingeführt, dessen Terminologie insgesamt recht idiosynkratisch ist; sie bezeichnen aber ein relativ konservatives Konzept, dessen physiologische Prinzipien im Großen und Ganzen unumstritten sind. Andere Neurowissenschaftler unterscheiden zwischen den »Inhalten« und der »Ebene« des Bewusstseins, doch diese Begriffe sind weniger hilfreich, weil sie sich speziell auf das *Bewusstsein* beziehen und damit die Möglichkeit *unbewusster* mentaler Prozesse ausschließen (siehe 3. Kapitel).[6] Mesulams Unterscheidung zwischen Kanal- und Zustandsfunktionen des Gehirns entspricht vielleicht in etwa der psychoanalytischen Unterscheidung zwischen mentalen *Repräsentationen* (»Vorstellungsspuren«) und mentalen *Energien* (»Affektquantitäten«).

Die Funktionen des Gehirns (und insbesondere des Vorderhirns), die von Informationen aus der *äußeren* Welt abhängig sind, stellen in erster Linie *kanal*-abhängige Funktionen dar. Das bedeutet, dass die von diesen Systemen verarbeitete Information in *diskreten Bits* eingeht und über *getrennte und spezifische Leitungsbahnen* transportiert wird. Information, die von einer bestimmten Quelle innerhalb eines kanalabhängigen Systems übermittelt wird, verteilt sich nicht über das Gehirn als Ganzes, sondern wird vielmehr gezielt, mit großer Genauigkeit, an andere diskrete Regionen weitergeleitet. Wenn zum Beispiel Informationen auf eine bestimmte Stelle der Netzhäute treffen (sagen wir 30° unterhalb der Horizontalen und 20° links vom vertikalen Meridian), werden sie zu einem hochspezialisierten Feld des primären visuellen Kortex projiziert, das genau jene Stelle der Netzhäute (und daher des äußeren Gesichtsfeldes) repräsentiert. Die Farbaspekte dieser Information wiederum projizieren zu spezifischen Farbarealen, die Bewegungsaspekte zu spezifischen Bewegungsfeldern usw. Im Falle jeder einzelnen Wahrnehmungskomponente »spricht« eine begrenzte Anzahl von Neuronen direkt zu einer begrenzten Anzahl anderer Neuronen, die sich ein Stück weit von ihnen entfernt befinden, *während der größte Teil des Gehirns von dieser Interaktion überhaupt nicht berührt wird.* Region A ist mit Region B verbunden, diese wiederum mit Region C usw. Die Regionen L, M und N, die ebenfalls untereinander verknüpft sind, werden an den Interaktionen, die zwischen den Regionen A, B und C stattfinden, niemals beteiligt (siehe Abbildung 1.12). Abgegrenzte Interaktionen dieser Art finden nicht nur im visuellen System statt, sondern in mehr oder weniger allen funktionellen Gehirnsystemen, die nach außen gerichtet sind.

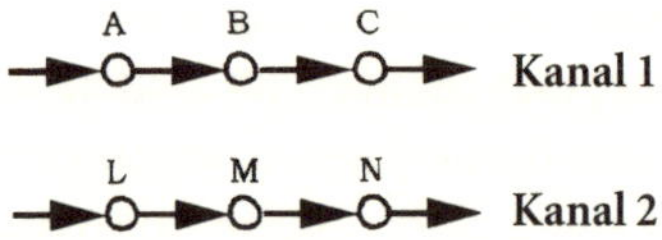

Abbildung 1.12: Kanalfunktionen

An dieser Art der Interaktion zwischen Nervenzellen sind vor allem drei Neurotransmitter beteiligt. Die wichtigsten exzitatorischen Neurotransmitter sind das **Glutamat** und das **Aspartat.** Der wichtigste inhibitorische Neurotransmitter ist das **GABA** *(gamma-aminobutyric-acid, Gammaaminobuttersäure).* Dies sind die Neurotransmitter, die im Gehirn am häufigsten vorkommen und die Aktivität sämtlicher Kanalfunktionen kontrollieren.

Die nach *innen* gerichteten Hirnstrukturen, die wir bereits als die Funktionseinheit für die Regulierung des kortikalen Tonus und Wachheitsgrades (Arousal) beschrieben haben, operieren auf völlig andere Weise. Ihre Kommunikation ist deutlich weniger spezifiziert und durch *weit verbreitete und globale Auswirkungen* gekennzeichnet, die Veränderungen im *Zustand* des Organismus, nicht in spezifischen informationsverarbeitenden Kanälen widerspiegeln. Die Neuronen einzelner Hirnstammnuklei in den zustandsabhängigen Systemen projizieren auf eine gewaltige Vielzahl anderer Nervenzellen – unendlich viel mehr, als die Neuronenanzahl in den Quellennuklei beträgt. Die Vorderhirnneuronen, die diese Informationen aufnehmen, sind weit über das Gehirn verteilt, sodass ein Nukleus im Hirnstamm Neuronen in allen Lappen des Vorderhirns gleichzeitig beeinflussen kann. Darüber hinaus können Vorderhirnneuronen von mehreren zustandsabhängigen Nuklei gleichzeitig beeinflusst werden; in diesen Systemen gibt es keine spezifischen Leitungsbahnen (Kanäle), sondern vielmehr eine Reihe sich überschneidender »Einflussfelder«. Abbildung 1.13 macht deutlich, wie sehr sich dieses Kommunikationsmodell von dem in Abbildung 1.12 gezeigten unterscheidet. Zustand 1 in Abbildung 1.13 beeinflusst global beide Kanäle, während Zustand 2 lediglich einen Teil beider Kanäle beeinflusst. Die spezifischen seriellen Verbindungen zwischen den

Regionen in den Kanalsystemen werden auf diese Weise durch sich überschneidende und miteinander interagierende *Felder* ersetzt. Noch charakteristischer für die zustandsabhängigen Systeme ist die Tatsache, dass sie nicht nur durch Neurotransmitter, sondern durch weitere chemische Substanzen beeinflusst werden können, die das Hirn *direkt* mit dem viszeralen Körper verbinden (dazu an späterer Stelle mehr).

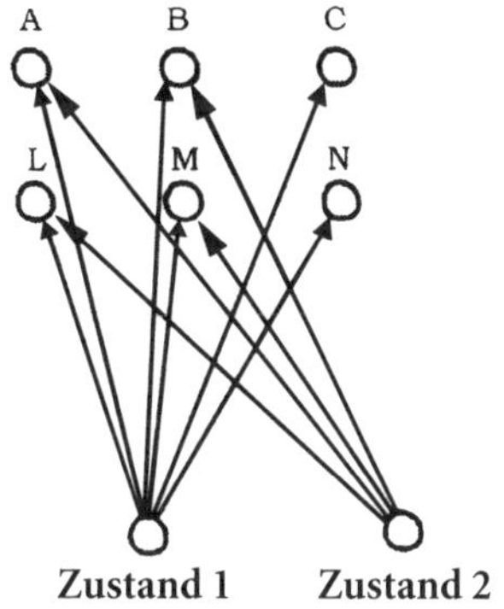

Abbildung 1.13: Zustandsfunktionen

Grundlagen der Neurochemie und Psychopharmakologie

Wir haben bereit erwähnt, dass Kanalfunktionen in erster Linie mit den klassischen Neurotransmittern *Glutamat*, *Aspartat* und *GABA* operieren. Die Zustandsfunktionen nehmen außer diesen Neurotransmittern weitere in Anspruch, beispielsweise das *Serotonin* und das *Dopamin*. Diese Begriffe sind dem Leser möglicherweise aus dem psychopharmakologischen Zusammenhang vertraut, und es ist kein Zufall, dass gerade *diese* chemischen Substanzen in der Öffentlichkeit am bekanntesten sind. Sie nämlich vermitteln den Einfluss, den das innere Milieu – die »Triebe« – auf das Gehirn ausübt. Was aber ist das Besondere an den chemischen Substanzen, die die nach innen gerichteten Systeme regulieren?

Die erste Substanz ist der Neurotransmitter **Azetylcholin** (ACh), der von zahlreichen Neuronen im gesamten Hirn aufgenommen wird. Nervenzellen, die diesen Neurotransmitter benutzen, werden als *cholinerge* Neuronen bezeichnet, und zwei solcher Systeme sind von besonderem Interesse (Abbildung 1.14). Das erste cholinerge System entspringt im **mesopontinen Tegmentum** (einem Teil der **retikulären Formation** in der hinteren Hälfte des Pons). Diese Neuronen projizieren über den Thalamus und beeinflussen die Hirnrinde auf sehr globale Weise. In den Hirnstammstrukturen des pontinen Tegmentums (der Brückenhaube) liegen allerdings nur die *Zellkörper* dieser azetylcholin-produzierenden Neuronen. Ihre *Axone* erstrecken sich in den Hypothalamus, den Thalamus und zerebralen Kortex, wo sie Azetylcholin in die an andere Zellen angrenzenden synaptischen Spalten ausschütten und die Feuerungsraten der mit ACh-Rezeptoren versehenen Zellen modifizieren. Diese Anordnung – Neurotransmittersysteme mit eng umgrenzten Ursprungsorten (Zellkörper, die zu Kernen verbunden sind) und weite Regionen, auf die sie (über ihre Axone) projizieren – gilt für all die Systeme, die wir in diesem Abschnitt beschreiben. Ein zweites (und sehr wichtiges) zustandsabhängiges System, das mit ACh operiert, hat seinen Ursprung in den bereits erwähnten *Nuklei des basalen Vorderhirns.* Auch dieses System übt globalen Einfluss auf die Feuerungsrate nahezu des gesamten Kortex aus. (Die cholinergen Systeme des Gehirns werden im 6. Kapitel im Zusammenhang mit dem Schlafen und Träumen noch einmal erläutert.)

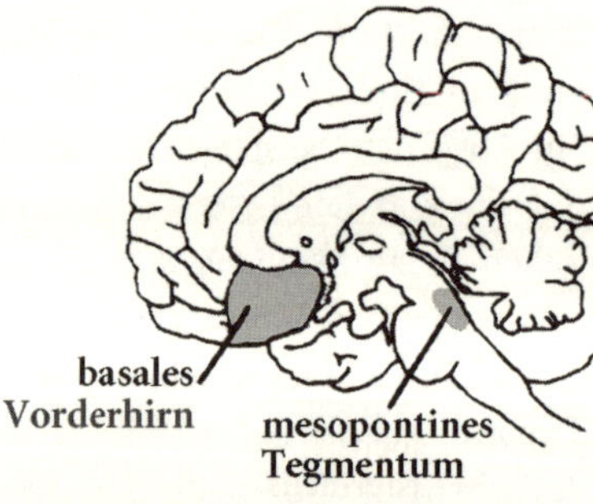

Abbildung 1.14: Produktion von Azetylcholin

Das zweite wichtige, zustandsabhängige Neurotransmittersystem hat seinen Ursprung in den **Raphe-Kernen** des Hirnstamms (siehe Abbildung 1.15). Diese Neuronen produzieren **Serotonin** (5-HT) und verbreiten es in weiten Bereichen des Stirnhirns. Bekannt geworden ist das Serotonin als Bestandteil antidepressiver Medikamente, der so genannten *selektiven Serotonin-Wiederaufnahmehemmer.* An diese Bezeichnung wollen wir anknüpfen, um unser Wissen über die an früherer Stelle erörterte zelluläre Neurophysiologie ein wenig zu vertiefen. Erinnern wir uns, dass ein Neurotransmitter über ein Axon in den synaptischen Spalt ausgeschüttet wird, wo er sich an Rezeptoren des nächsten Neurons bindet und dadurch dessen Feuerungsrate erhöht und absenkt. Darüber hinaus ist wichtig, dass der Neurotransmitter in der zweiten Zelle nicht verloren geht. Nach einer bestimmten Zeit wird er von der ersten Zelle erneut absorbiert, sodass er wieder verwendet werden kann. Ebendieser Prozess der »Wiederaufnahme« des Transmitters wird durch Wiederaufnahme-*Inhibitoren* beeinflusst: Sie verlangsamen den Prozess der Reabsorbierung des Neurotransmitters in die Ursprungszelle. Das bedeutet, dass der ausgeschüttete Neurotransmitter im synaptischen Spalt über eine längere Zeitdauer aktiv ist und das zweite Neuron entsprechend erregt. Jede chemische Substanz, die die Wiederaufnahme eines Neurotransmitters hemmt, macht den Neurotransmitter (in unserem Beispiel das Serotonin) wirksamer, indem sie seine Aufenthaltsdauer im synaptischen Spalt verlängert.

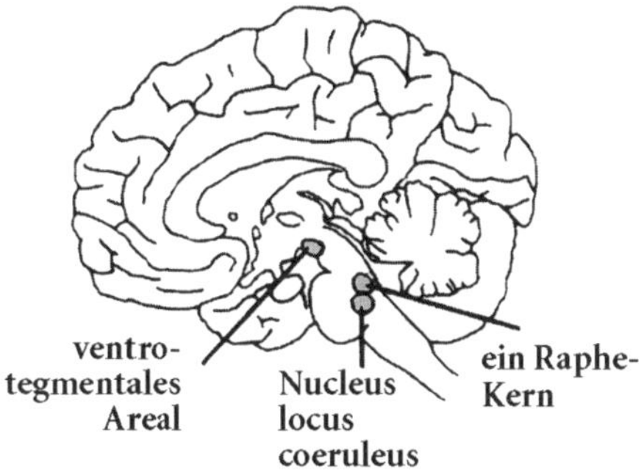

Abbildung 1.15: Produktion von Serotonin, Norepinephrin und Dopamin

Die dritte Klasse der Neurotransmitter mit Ursprung in einem tiefen Hirnstammnukleus ist das **Norepinephrin** (NE, auch als **Noradrenalin** bezeichnet). Dieser Neurotransmitter wird in den Zellen des **Nucleus locus coeruleus** des Pons freigesetzt (Abbildung 1.15). Ebenso wie die übrigen zustandsabhängigen Systeme wirkt auch dieses auf ganz unterschiedliche Bereiche ein. (Das System selbst wird im 6. Kapitel in Verbindung mit dem Schlafen und Träumen noch einmal erläutert.)

Der letzte Neurotransmitter, der hier erwähnt werden muss, wird in einem Übergangsbereich zwischen dem Mittelhirn und dem Zwischenhirn produziert, der als **ventro-tegmentales Areal** bezeichnet wird (Abbildung 1.15). Dieser Neurotransmitter ist das **Dopamin** (DA). Dopamin wird auch an anderen Stellen im Hirnstamm gebildet; am bekanntesten (wegen ihrer zentralen Bedeutung für die Parkinson-Erkrankung) ist die **Substantia nigra.** In diesem Kern entspringt das nigrostriatale DA-System (das vorwiegend zu den Basalganglien projiziert); für unsere Zwecke wichtiger ist jedoch das System, das seinen Ursprung im ventro-tegmentalen Areal hat. Es wird als *mesokortikales-mesolimbisches* DA-System bezeichnet, weil es in erster Linie die limbischen und kortikalen Strukturen auf den medialen Oberflächen des Vorderhirns beeinflusst. Seine Hauptziele sind der *Hypothalamus*, der **Nucleus accumbens** (im basalen Vorderhirn unterhalb der Basalganglien), der anteriore *Gyrus cinguli* und die *Amygdala.* Dieses System projiziert auch auf andere Strukturen einschließlich der gesamten Frontallappen.

Die soeben beschriebenen Neurotransmitter (sowie weitere, die wir hier nicht erläutert haben, etwa das **Histamin,** das vorwiegend im Hypothalamus gebildet wird) werden als **Neuromodulatoren** bezeichnet, weil die zustandsabhängigen Neurotransmittersysteme, durch die sie operieren, globale Auswirkungen haben und durch einen Masseneffekt die bestehenden Aktivitäten der spezifischen Bahnen in den kanalabhängigen Systemen beeinflussen. Sie *modulieren* diese Aktivitäten in Reaktion auf den Zustand des Organismus. So werden zum Beispiel sämtliche kognitiven Operationen – auf relativ globale Weise – durch Veränderungen des Stimmungs-, Aufmerksamkeits- und Wachheitszustands beeinflusst.

Neuromodulatoren, die keine Neurotransmitter sind

Bislang haben wir die Kommunikation zwischen den Zellen ausschließlich im Hinblick auf die Wirkungsweise der klassischen Neurotransmitter beschrieben. Nervenzellen können jedoch auch auf andere Weise miteinander und mit anderen Körperzellen kommunizieren.

Die erste dieser Methoden beruht auf Übertragungsmechanismen, die im Vergleich zu der subtilen Kommunikation zwischen Neurotransmittern und Synapsen eher primitiv wirken. Aber Systeme, die zustandsabhängig sind und deshalb global auf das Hirn als Ganzes einwirken, sind auf diese Art von Spezifität nicht angewiesen. Dies gilt vor allem für die **Hormone.** Zu den Hormonen zählen bekannte chemische Substanzen wie das **Östrogen** und **Testosteron,** die mit den geschlechtlichen Veränderungen der Pubertät und mit der Fortpflanzung zusammenhängen (siehe 7. Kapitel), sowie die **Steroide,** die eine wichtige Rolle bei *Stress*reaktionen spielen. Diese Substanzen werden in den Viszera produziert und durch die Zirkulationssysteme des Körpers (über den Blutkreislauf und den Liquor cerebrospinalis [Gehirn-Rückenmark-Flüssigkeit], die pausenlos das gesamte zentrale Nervensystem durchfließen) hinauf zum Gehirn transportiert. Hormone werden auch *vom* Gehirn produziert (vor allem in der vom Hypothalamus gesteuerten Hypophyse) und von dort aus in die Zirkulationssysteme ausgeschüttet, sodass sie die Viszera »von oben« beeinflussen. Dies ist einer der wichtigsten »motorischen« Kanäle der auf die innere Welt gerichteten Hirnregionen.

Die letzte Klasse der Neuromodulatoren bilden die **Peptide** (oder Neuropeptide). Ebenso wie die Hormone werden auch sie nicht nur im Gehirn, sondern auch im Körperinneren produziert. Von den Hormonen aber unterscheiden sich diese Substanzen insofern, als sie über vergleichsweise kurze Distanzen wirken. Sie machen einen Großteil ihres Einflusses ebenfalls durch einen direkten *Diffusions*prozess geltend, indem sie die Synapse umgehen und die Feuerungsrate der Neuronen, die durch die klassischen Neurotransmitter bereits aktiviert (oder gehemmt) wurden, modulieren. Wie die Hormone sind also auch die Peptide relativ schlichte Wirkstoffe. Dennoch ist der Hinweis angebracht, dass das Übertragungssystem dieser Neuromodulatoren zwar vergleichsweise simpel ist, ihre chemischen Konsequenzen aber außerordentlich präzise kalkuliert sein können, sodass es eigentlich falsch ist, sie als primitiv oder unspezifisch zu bezeichnen. Sie wirken auf das Gehirn nicht auf *funktionell* unselektive Weise ein. Die Neuropeptide haben hochspezifische Wirkungsweisen, die häufig eng mit einzelnen emotionalen Systemen zusammenhängen (siehe 4. Kapitel). In dieser Hinsicht sind sie sogar weit spezifischer als die oben erläuterten Neurotransmitter, denen das vorrangige Interesse der heutigen Psychopharmakologie gilt. Für die Psychopharmakologie der Zukunft ist die Aussicht, die emotionsspezifischen Neuropeptidsysteme manipulieren zu können, sehr viel versprechend. Es gibt Dutzende, ja sogar Hunderte unterschiedlicher Neuropeptide, und ständig werden weitere entdeckt. Einige von ihnen kommen in den späteren Kapiteln namentlich zur Sprache.

Eine Bemerkung zur Methode

Am Schluss dieser Einführung in die Anatomie, Physiologie und Chemie des Gehirns ist eine kurze Bemerkung über den Stellenwert der empirischen Evidenz in der Neurowissenschaft angebracht. Die Fakten, die wir in diesem Kapitel vorgestellt haben und in den anschließenden Kapiteln vorstellen werden, repräsentieren ein sehr konkretes und praktisches Wissen. Für den eher geisteswissenschaftlich orientierten Leser ist vielleicht die Frage von Interesse, inwieweit solche Fakten gesichert sind oder eher vorläufige Erkenntnisse darstellen, die interpretierbar bleiben. Im Großen und Ganzen beruht der Kenntnisstand, den wir hier skizziert haben, auf außerordentlich »harten« Fakten. Das ist das Schöne an der Neurowissenschaft und zugleich der Grund, weshalb sie der Psychoanalyse und den verwandten Disziplinen so vieles anzubieten hat. Ohne den Psychotherapeuten zu nahe treten zu wollen, können wir den Kenntnisstand der Psychoanalyse im Großen und Ganzen als hochtheoretisch bezeichnen, denn die Beziehungen zwischen Erkenntnis und Hypothese, Beobachtung und Interpretation sowie zwischen Entdeckung und Innovation sind alles andere als eindeutig. In den Neurowissenschaften sind die Trennungslinien wesentlich klarer gezogen. Dies liegt vor allem daran, dass wir es in der Neurowissenschaft mit greifbaren, physikalischen *Dingen* zu tun haben. In der Regel können wir das, worüber wir sprechen, auch »sehen«: »Das ist GABA, das ist Glutamat, folglich wird diese Substanz diese Zelle erregen und diese wird sie hemmen; okay, jetzt schauen wir uns an, ob das tatsächlich stimmt ... ja, wie vorhergesehen, das Neuron wurde durch das Glutamat erregt.«

Mit Hilfe solcher transparenter konzeptueller und technischer Instrumente können wir Fakten auf gesicherte Weise entdecken. Trotzdem gibt es natürlich auch in der Neurowissenschaft umstrittene Fragen. Die Grundlagen des neurowissenschaftlichen Kenntnisstandes aber sind allgemein anerkannt. Darüber hinaus können Neurowissenschaftler, sobald Kontroversen auftauchen, *Experimente* entwerfen und durchführen, um gezielt zu testen, wer Recht hat und wer sich irrt. Gewöhnlich räumt die Seite, die verloren hat, ihren Irrtum ein (freilich erst nach einigem Hin und Her über die Frage, ob das durchgeführte Experiment als Test geeignet war oder nicht). Auf diese Weise kann sich die Disziplin, gestützt auf allgemein anerkannte (und replizierbare) Ergebnisse, weiterentwickeln. All dies ist möglich, weil die Fakten, die neurowissenschaftlichen Theorien zugrunde liegen, relativ eindeutig sind. In der Psychoanalyse sieht die Situation anders aus. Psychotherapeuten haben es im Allgemeinen mit subjektiven Erfahrungen im Rohzustand zu tun – das heißt, mit Geschichten aus dem wirklichen Leben, bestehend aus Gefühlen, Gedanken und Erinnerungen, die sich in der Komplexität einer Beziehung entfalten. Subjektive Erfahrung ist eine flüchtige und kaum greifbare Angelegenheit, die sich experimentell nur extrem schwierig verifizieren lässt (auch wenn dies prinzipiell nicht unmöglich ist). Weil Schlüsselexperimente in der Psychoanalyse schwierig zu entwerfen und die Ergebnisse selten eindeutig sind, hat sich das Feld in Gruppen gespalten, die ihre jeweiligen theoretischen Positionen vehement vertreten. In vielen umstrittenen Punkten kann nicht mehr als eine Gruppe Recht haben, doch scheint niemand in der Lage zu sein, einen aussagekräftigen Test zu entwickeln, der zuverlässig genug ist, um die übrigen Gruppen von ihrem Irrtum zu überzeugen.

Somit hätte die Neurowissenschaft der Psychoanalyse dank der Objektivität ihrer Funde hilfreiche Ankerpunkte zu bieten, die als Plattform für eine Überprüfung analytischer Konzepte dienen könnten. Die Psychoanalyse wiederum verfügt dank ihrer reichen theoretischen Tradition über einen umfassenden konzeptuellen Rahmen, an dem sich die neurowissenschaftliche Erforschung subjektiver Erfahrung orientieren könnte. Dadurch würde das subjektive Erleben keineswegs auf seine körperliche Substanz reduziert. Es gibt Dinge, die wir mit unseren Augen niemals werden sehen können und die deshalb nicht weniger real sind. Doch wenn wir die unsichtbare innere Welt der Gefühle, Gedanken und Erinnerungen mit den sichtbaren Körpergeweben verbinden, die sie generieren, werden sie der wissenschaftlichen Untersuchung wesentlich besser zugänglich. Gleichzeitig erweitert diese Verbindung das, was wir mit unseren wissenschaftlichen Augen sehen *können*, um eine unschätzbar wertvolle Dimension.

Im nächsten Kapitel werden wir unsere Überlegungen zu der grundsätzlichen Frage, wie das bislang erläuterte anatomische und physiologische Material tatsächlich ein empfindungsfähiges Wesen »erzeugen« kann, weiterentwickeln.

2. Kapitel
Geist und Gehirn – wie hängen sie zusammen?

Wenngleich auch das Thema dieses Kapitels einführenden Charakter hat, sind wir sicher, dass es für den Leser interessanter sein wird als die Grundlagen der Hirnanatomie und -physiologie. Auf den folgenden Seiten nämlich wollen wir die allgemeine Beziehung zwischen Geist und Gehirn untersuchen.

Das Gehirn ist ein Körperorgan wie der Magen, die Leber oder die Lunge – aus Zellen aufgebautes Gewebe. Dies war einer der wichtigsten Punkte, die wir im 1. Kapitel festgestellt haben. Die Gehirnzellen besitzen mehrere charakteristische, aber keineswegs rätselhafte Eigenschaften. Nervenzellen gehören in etwa dem gleichen Typ an wie andere Körperzellen auch und arbeiten mit ganz ähnlichen Stoffwechsel- und sonstigen Prozessen. Und dennoch zeichnet sich das Gehirn vor allen anderen Organen durch eine besondere, geheimnisvolle Eigenschaft aus. Es ist der Sitz unseres Geistes und erzeugt unser Gefühl, dass wir gerade jetzt, in diesem Moment, als »wir selbst« in der Welt sind. Dieser Vorgang, in dem Materie zu Geist wird, ist das **Leib-Seele-Problem.**

Das Leib-Seele-Problem beschäftigte die Philosophen bereits in der klassischen Antike und ist vermutlich sogar noch älter. Seit einigen Jahren allerdings versuchen Forscher, dieses altehrwürdige Problem auf einer breiten *wissenschaftlichen* Basis zu lösen. Dieses multidisziplinäre Projekt, an dem Neurowissenschaftler, Psychologen und auch Philosophen beteiligt sind, hat sich als **Kognitionswissenschaft** etabliert.[1] Auf verschiedene Weise versuchen all diese Forscher, das große Geheimnis zu lüften. Seit sich die Naturwissenschaften der Frage zugewandt haben, hat sich die Situation insofern ein wenig gewandelt, als das Leib-Seele-Problem nun gewöhnlich als Problem des »**Bewusstseins**« beschrieben wird. Aus der Frage: »*Wie gehen Geist und Psyche aus dem Gehirn hervor?*«, wurde die Frage: »*Wie geht das Bewusstsein aus dem Gehirn hervor?*« Psychoanalytisch orientierte Leser müssen nicht daran erinnert werden, dass das psychische Leben mit dem Bewusstsein nicht identisch ist. Auf diesen besonderen Aspekt werden wir indes vorerst nicht näher eingehen. Stattdessen nehmen wir zunächst einmal an, dass sich die beiden Formulierungen auf ein und dasselbe Problem beziehen.

Der Erforschung des Bewusstseins hat der Biologe Francis Crick, der 1953 zusammen mit James Watson die berühmte Doppelhelix-Struktur der DNA entdeckte und dafür mit dem Nobelpreis ausgezeichnet wurde, seine zweite Karriere gewidmet. In seinem vor zehn Jahren erschienenen Buch *The Astonishing Hypothesis* hat er den Sachverhalt, den wir im zweiten Absatz dieses Kapitels formuliert haben, in folgende Worte gefasst:

> »Die Erstaunliche Hypothese besagt Folgendes: ›Sie‹, Ihre Freuden und Leiden, Ihre Erinnerungen, Ihre Ziele, Ihr Sinn für Ihre eigene Identität und Willensfreiheit – bei alledem handelt es sich in Wirklichkeit nur um das Verhalten einer riesigen Ansammlung von Nervenzellen und dazugehörigen Molekülen.« (Crick [1994] 1994, S. 17)

Diese Hypothese ist wohl nicht von der Hand zu weisen, und dennoch haben viele Menschen Schwierigkeiten, sie zu akzeptieren. Wie sollte sich all das – alles, was *Sie* ausmacht – auf die Aktivität einer Ansammlung von Zellen reduzieren lassen? Der Untertitel von Cricks Buch lautet: *The Scientific Search for the Soul.*[2] Dies ist vielleicht ein wenig zu stark aufgetragen, dennoch vermittelt die Formulierung einen Eindruck von der Größenordnung des Problems. Die individuellen Zellen des Gehirns sind nicht unverwechselbar »mental«; sobald sie sich jedoch miteinander verbinden, trägt jede einzelne von ihnen zur Entstehung von etwas anderem bei – unserem Fühlen und Denken.

Das »einfache« und das »schwierige« Problem

David Chalmers – einer der Philosophen, die das interdisziplinäre Feld der »Kognitionswissenschaft« bestellen – vertritt die These, dass es einen »einfachen« und einen »schwierigen« Aspekt des Leib-Seele-Problems gebe (Chalmers, 1995), und unterteilt es auf diese Weise in zwei voneinander getrennte Probleme.

Mit dem **einfachen Problem** sind die meisten Neurowissenschaftler beschäftigt. Crick hat es, wie erwähnt, als die »wissenschaftliche Suche nach der Seele« bezeichnet und versucht, ihm mit neurowissenschaftlichen Mitteln beizukommen. Seine Forschungsstrategie besteht darin, die spezifischen neuralen Prozesse zu identifizieren, die die Korrelate unseres bewussten Gewahrseins bilden (er bezeichnet sie als »neurale Korrelate des Bewusstseins«; »neural correlates of consciousness«, kurz: NCC). Dies ist ein Problem derselben grundsätzlichen Art wie die Suche nach den neuralen Korrelaten anderer Dinge – der Sprache zum Beispiel oder des Gedächtnisses. Die Neurowissenschaft konnte in der Vergangenheit beeindruckende Fortschritte bei der Lösung solcher Probleme erzielen. Um die Gehirnregionen und -prozesse zu identifizieren, die *mit* dem Bewusstsein *korrelieren*, ist nicht mehr vonnöten, als dass man eine Forschungsstrategie, die sich in Bezug auf andere Bereiche (Sprache, Gedächtnis) bewährt hat, auf einen anderen Aspekt des mentalen Funktionierens (Bewusstsein) anwendet.

Die Schwierigkeit, die neuralen Korrelate des Bewusstseins zu finden, ist nicht zu unterschätzen; aber Crick versucht lediglich zu klären, *welche* Hirnregionen oder -prozesse mit dem Bewusstsein korrelieren und *wo* sie ihren Sitz haben. Ihm geht es nicht darum, herauszufinden, *wie* uns dieses spezifische Muster physiologischer Vorgänge zu bewussten Wesen macht. Ebendies ist das **schwierige Problem** – ein Rätsel ganz anderer Größenordnung, denn es wirft die Frage auf, wie Bewusstsein (»›Sie‹, Ihre Freuden und Leiden, Ihre Erinnerungen, Ihre Ziele«) tatsächlich aus der Materie hervorgeht. Die moderne Neurowissenschaft ist gut ausgerüstet, um das einfache Problem zu klären; ob es ihr gelingen wird, das schwierige Problem zu lösen, bleibt noch ungewiss. Die Naturwissenschaft hat kaum Präzedenzfälle für die Lösung von Problemen vorzuweisen, die Philosophen *im Prinzip* für unlösbar erklärt haben.

John Searle, ein weiterer zeitgenössischer Philosoph, der sich intensiv für dieses Thema interessiert, schlägt das folgende Gedankenexperiment vor (Searle, 1995a, S. 62).[3] Kneifen Sie sich selbst fest in die Haut Ihres linken Handrückens. Was passiert? Sie empfinden natürlich Schmerz – es tut weh. Dies ist ein Ausdruck des Leib-Seele-Problems: Ihrer Hand widerfährt etwas Physisches, und dennoch nehmen Sie einen Schmerz *als Gefühl* wahr. Nun wollen wir sehen, inwieweit sich dieses Phänomen auf der Ebene des *einfachen* Problems erklären lässt.

Wir wissen genau, wie die Schmerzrezeptoren in Ihrer Haut aussehen und wie sie funktionieren. Sobald Druck auf sie ausgeübt wird, werden die mit ihnen verbundenen Neuronen durch einen hochspezifischen physikalischen Prozess erregt (Abbildung 2.1). Dieser sendet eine Botschaft durch die Neuronen (veranlasst sie zu feuern); so wird eine chemische Substanz aktiviert, die daraufhin in die synaptischen Spalten an den Enden der Axone ausgeschüttet wird. Hierbei gelangt das kanal-abhängige Neurotransmittersystem zum Einsatz, das wir im 1. Kapitel erläutert haben. Die betreffenden Axone erstrecken sich durch einen Nerv, der den Arm aufwärts ins Rückenmark verläuft, und ziehen sich dann hinauf durch die verschiedenen Teile des Rückenmarks und des Hirnstamms (auch dies ist in Abbildung 2.1 zu sehen) entlang seiner dorsalen Säule. Die Axone überqueren die Mittellinie des Hirnstamms und enden auf einer zweiten Gruppe von Neuronen im Thalamus. Von dort aus wird die physiologische Botschaft erneut weitertransportiert, und zwar zu einem spezifischen Teil des primären sensorischen Kortex der rechten Hemisphäre (dies geschieht unter Zuhilfenahme der im 1. Kapitel beschriebenen Transmissionsmethode). Die Schmerzrezeptoren der linken Hand sind in einer spezifischen Region des somatosensorischen Kortex im Scheitellappen repräsentiert, und genau dort enden die Nervenfasern, deren Verlauf wir hier nachgezeichnet haben. (Die Schmerzrezeptoren anderer Körperteile projizieren auf andere Regionen des somatosensorischen Kortex; dies zeigen die gestrichelten Linien in Abbildung 2.1). Die Erregung der kortikalen Zellen in diesem Bereich bewirkt, dass Sie Schmerz empfinden. Damit wäre dieser spezielle Fall des einfachen Problems gelöst: Wir haben die physiologischen Prozesse identifiziert, die dafür verantwortlich sind, dass Sie einen Schmerz auf Ihrem Handrücken wahrnehmen.

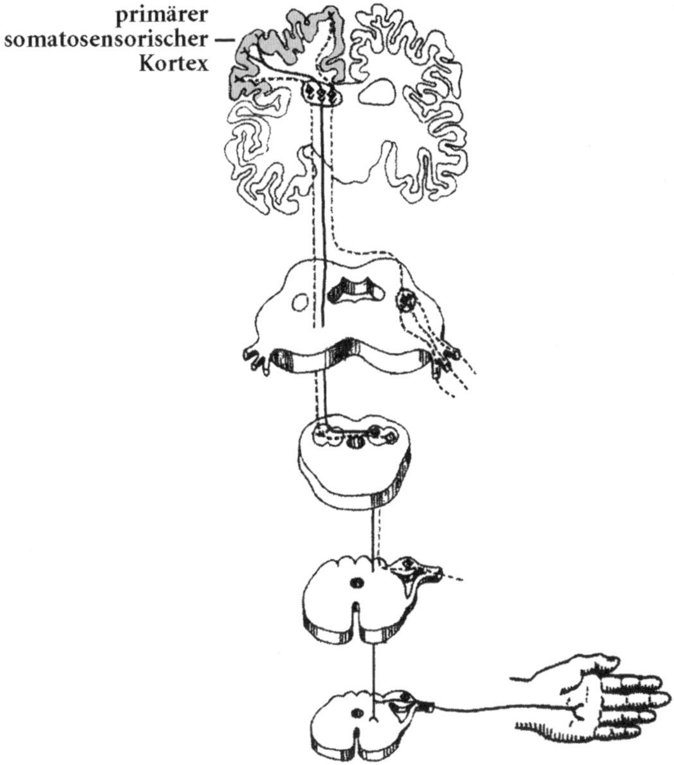

Abbildung 2.1: Schematische Repräsentation somatosensorischer Leitungsbahnen

An dem schwierigen Problem aber hat sich damit nichts geändert. Was hat die soeben beschriebene Physiologie, Anatomie und Chemie in eine Schmerzwahrnehmung verwandelt? Wie konnte dies geschehen?

Wir haben einen rein physiologischen Prozess (und die anatomischen Leitungsbahnen, die er durchläuft) verfolgt; wir haben nicht erklärt, wie der Prozess als etwas Körperliches begann, aber als etwas Mentales endete. Searle (1995a, S. 62) benutzt eine denkwürdige Formulierung, um das schwierige Problem, vor dem wir hier stehen, auf den Punkt zu bringen: »Wie schafft das Gehirn den Sprung von der Elektrochemie zum Gefühl?«

Eine solche Frage galt in der Vergangenheit als philosophisches Problem, wird aber nun als naturwissenschaftliches behandelt – als Problem, das experimentell untersucht werden kann. Um diese Veränderung und ihre Hintergründe zu erklären, stellen wir zunächst in einem kurzen Überblick die klassischen *philosophischen* Erklärungsansätze dar. Dem schließt sich eine kurze Geschichte der Lösungsversuche an, die in der *Neuropsychologie* unternommen wurden – in der naturwissenschaftlichen Disziplin also, die sich der Erforschung der Beziehungen zwischen Geist und Gehirn widmet. Wir werden sehen, dass die Philosophen besonderen Gefallen an Chalmers' schwierigem Problem finden, mit dem sich die Neurowissenschaftler bislang noch nicht eingehend beschäftigt haben.

Materialismus und Idealismus

Der vielleicht grundlegendste Unterschied zwischen den verschiedenen philosophischen Sichtweisen des Leib-Seele-Problems ist der zwischen materialistischen und idealistischen Ansätzen. Die **materialistische** Position, die in Abbildung 2.2 dargestellt ist, besagt, dass letztlich *alles* auf Materie reduzierbar sei. Unter diesem Blickwinkel existiert der Gedanke auf der rechten Seite der Abbildung gar nicht wirklich. Seine Existenz ist *illusorisch*; der Geist ist *in Wirklichkeit* ein Aspekt (oder eine Funktion) der Materie (auf der linken Seite der Abbildung).

Die **Idealisten** hingegen behaupten, dass nur der Geist wirklich existiere (zumindest für uns). Trotz der unübersehbaren Stofflichkeit der Materie sind die »Dinge«, die wir sehen, anfassen und hören, *in*

Wirklichkeit nichts anderes als Produkte unserer geistigen Prozesse (das heißt, *Wahrnehmungsbilder*). Wir können über die Hülle unseres bewussten Gewahrseins nie hinausgelangen, um zu beweisen, dass irgendetwas unabhängig von den Wahrnehmungsbildern unseres Geistes existiert. Unter diesem Blickwinkel ist das konkrete »Ding« auf der *linken* Seite in Abbildung 2.2 deshalb nicht wirklich existent; zumindest gehört es ebenfalls ins Innere der »Gedankenblase« auf der rechten Seite.

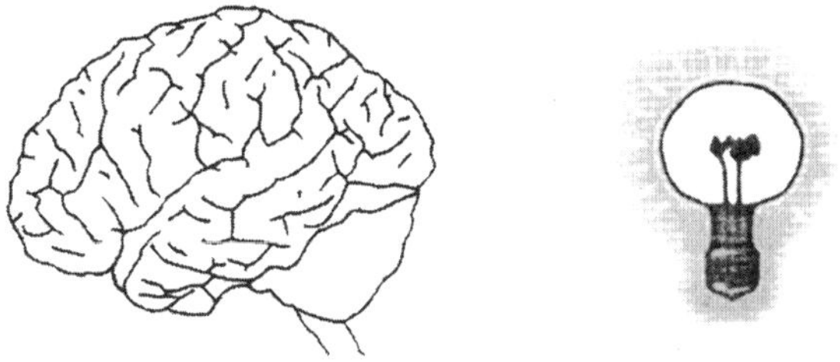

Abbildung 2.2: Gehirn und Geist

Wenngleich beide Positionen logisch haltbar erscheinen, findet der idealistische Standpunkt heute keine Verfechter mehr. Dies ist offenbar vor allem auf die Kapricen der intellektuellen Moden zurückzuführen. In der modernen Kognitionswissenschaft ist praktisch jeder »Materialist«. Aber auch Materialisten treten in unterschiedlicher Gestalt und Größe auf.

Monismus und Dualismus

Die Dichotomie zwischen Monismus und Dualismus ist vielleicht ebenso grundlegend wie diejenige zwischen Materialismus und Idealismus und wird zudem häufig mit ihr verwechselt. Der **monistischen** Position zufolge bestehen wir nur aus *einer* Art »Stoff«. Mit anderen Worten: Geist und Materie (bei denen es sich scheinbar um zwei Dinge handelt) sind in Wirklichkeit auf ein und dasselbe reduzierbar. Man könnte versucht sein zu vermuten, dass diese Sichtweise mit der soeben beschriebenen materialistischen Position identisch sei (und tatsächlich kommen sie gewöhnlich Hand in Hand daher). Die monistische Position behauptet jedoch nicht, dass jener singuläre Stoff, aus dem wir gemacht sind, *Materie* sei. Ein Monist könnte ebenso gut behaupten, dass wir in Wirklichkeit nur aus *Geist* bestehen (und somit eine idealistische Position vertreten); er könnte gar postulieren, dass wir aus einem ganz *anderen*, bislang nicht definierten Stoff gemacht seien, der weder Geist ist noch Materie. Für die monistische Position zählt einzig, dass der scheinbare Unterschied zwischen Geist und Materie sich in ein gemeinsames Etwas auflöst.

Die **dualistische** Sichtweise – die eng mit dem Namen René Descartes' verbunden ist – behauptet schlicht und einfach das Gegenteil: Wir sind unserem Wesen nach gespalten und bestehen aus *zwei* unterschiedlichen Stoffen. Materie und Geist (oder Körper und Seele) können nicht aufeinander reduziert werden. Ebenso wie der Idealismus ist auch der Dualismus heutzutage aus der Mode gekommen. Die meisten Kognitionswissenschaftler sind daher *materialistische Monisten*: Sie glauben, dass Geist und Gehirn letztlich auf einen *einzigen*, und zwar *physischen* Stoff reduzierbar seien, genauer: auf eine Eigenschaft der Neuronen (oder Neuronenverbände oder -subsets).

Reduktionismus, Interaktionismus und andere Merkwürdigkeiten

Der materialistische Monismus definiert die *Beziehung* zwischen zwei verschiedenartigen Stoffen. Dieser Sichtweise zufolge ist der eine dieser beiden Stoffe (das Hirngewebe) fundamentaler und sogar realer als der andere (das bewusste Gewahrsein). Cricks Aussage – »›Sie‹, Ihre Freuden und Leiden, Ihre Erinnerungen, Ihre Ziele, Ihr Sinn für Ihre eigene Identität und Willensfreiheit – bei alledem handelt es sich *in Wirklichkeit nur* um das Verhalten einer riesigen Ansammlung von Nervenzellen« – *reduziert* »Sie« auf Nervenzellen. Die hier von uns hervorgehobenen Worte »in Wirklichkeit nur« bringen Cricks **Reduktionismus** auf den Punkt. Der Reduktionismus *reduziert* das Eine auf etwas anderes (in diesem Fall den Geist auf das Gehirn) und *erklärt* es dadurch *weg*. Freilich sind nicht alle Materialisten reduktionistisch (siehe unten).

Dualisten sind per definitionem nicht-reduktionistisch. Die Crux ihrer Position ist, dass Geist und Gehirn nicht aufeinander reduziert werden *können*. Wie also ist die Beziehung zwischen ihnen beschaffen? Die Antwort des Dualisten auf diese Frage verrät, welche *Art* von Dualismus er vertritt. Die meisten Dualisten beschreiben die Beziehung zwischen Geist und Gehirn als **Interaktion**; sie behaupten, dass physische Vorgänge mentale Auswirkungen haben und umgekehrt. Der interaktionistische Standpunkt besagt also schlicht, dass Körper und Geist miteinander interagieren. Dies klingt völlig plausibel und lässt sich empirisch leicht nachweisen: Ein Abfall des Blutzuckers führt zur Bewusstlosigkeit (physischer Vorgang verursacht mentalen Vorgang); Ihr Entschluss, Ihre Hand zu bewegen, führt zu deren Bewegung (mentaler Vorgang verursacht physischen Vorgang). Wenn aber die logischen Grundlagen dieser dualistischen Position detailliert dargelegt werden, lässt die Plausibilität zu wünschen übrig: Der Interaktionist behauptet allen Ernstes, dass körperliche *Substanz* und mentale *Substanz* miteinander interagieren. Diese Formulierung offenbart sogleich die Fallstricke beinahe jeder dualistischen Position. Wie kann ein Gedanke (der keinerlei physische Eigenschaften besitzt) die physische Substanz der Neuronen zur Feuerung veranlassen? Dies verstößt gegen sämtliche bekannten Gesetze der Physik.

Um andere Varianten des Dualismus ist es nicht besser bestellt. Eine weit verbreitete Spielart wird als psychophysischer **Parallelismus** bezeichnet. Diese Sichtweise umgeht bestimmte Probleme des Interaktionismus, indem sie behauptet, dass zwischen mentalen und physischen Vorgängen kein *kausaler* Zusammenhang bestehe; die beiden Vorgangskategorien treten lediglich gemeinsam auf – sie *korrelieren* miteinander. Wann immer etwas Spezifisches im Gehirn geschieht, geschieht etwas gleichermaßen Spezifisches auch im Geist und umgekehrt. Die beiden Vorgänge laufen gemeinsam, im Einklang miteinander, ab. Die Basis dieser Korrelation wirkt nicht nur rätselhaft, sondern ist es auch. Der Parallelist sieht sich indes nicht verpflichtet, diese Verbindung zu *erklären*.

Emergenz

Wir haben gesagt, dass nicht alle Materialisten Reduktionisten sind. Viele moderne Kognitionswissenschaftler betrachten den Geist als eine **emergente Eigenschaft** des Gehirns. Dieser Auffassung zufolge sind Geist und Gehirn gleichermaßen *real*, existieren aber auf unterschiedlichen Komplexitätsebenen. Ebenso wie Wasser (das bei Zimmertemperatur nass ist und fließt) aus einer spezifischen Verbindung von Wasserstoff und Sauerstoff hervorgeht und eigene, charakteristische Eigenschaften besitzt (die weder für den Wasserstoff noch den Sauerstoff typisch sind), tauchen mentale Phänomene auf, wenn die Neuronen des menschlichen Gehirns auf eine bestimmte Art und Weise miteinander verbunden oder aktiviert werden. Deshalb kann man den Geist als eine höhere Ebene der Neuronenorganisation betrachten, so wie das Wasser eine höhere Ebene der Organisation seiner einzelnen Wasserstoff- und Sauerstoffatome ist. Aber auch diese vernünftig klingende Überlegung hat einen Haken, denn die Beziehung zwischen *Geist und Körper* wird durch sie nicht wirklich erklärt; sie setzt die Leib-Seele-Beziehung lediglich mit einer anderen Art von Beziehung gleich, für die das Problem, das wir zu lösen versuchen, aber nicht existiert. Es ist nämlich keineswegs schwierig zu erklären, wie *Materie* »den Sprung« schafft, durch den aus Wasserstoff und Sauerstoff Wasser wird.

Die Grenzen des Wissens

All diese unterschiedlichen philosophischen Positionen haben etwas für sich, und ebenso ist es mühelos möglich, sie allesamt ins Lächerliche zu ziehen. Dies wäre ein guter Grund, die philosophischen Erklärungsversuche durch eine naturwissenschaftliche Klärung des »schwierigen« Problems zu ersetzen. Am Schluss des 1. Kapitels haben wir erläutert, dass man in den Naturwissenschaften rivalisierende Positionen einander gegenüberstellt und experimentell testet, um zu bestimmen, welche die Richtige ist. *Aber nicht alle Thesen können überprüft werden.* Wie zum Beispiel sollte man die Behauptung »Gott existiert« überprüfen? So ungern wir es zugeben mögen: Die überprüfbaren Hypothesen, mit denen Wissenschaftler arbeiten können, sind in umfassendere theoretische Bezugsrahmen eingebettet, die ihrerseits nicht überprüfbar sind. Diese umfassenderen Annahmen definieren die *Weltanschauung*, an der sich der Wissenschaftler orientiert; und Weltanschauungen lassen sich nicht »beweisen«. Die Wissenschaft muss sich damit zufrieden geben, Fragen zu beantworten, die *im Rahmen* einer bestimmten Weltanschauung gestellt werden können; die Weltanschauung an sich kann sie nicht überprüfen.

Ob die verschiedenen philosophischen Positionen zum Leib-Seele-Problem »Weltanschauungen« in dem hier beschriebenen Sinne darstellen oder ob sie sich eines Tages (vielleicht schon bald) in überprüfbare Hypothesen verwandeln werden, muss sich erst erweisen. Wir (M. S., O. T.) sind der Meinung, dass die Beschaffenheit der Beziehung zwischen Gehirn und Geist (Körper und Seele) wissenschaftlich *nicht* nachgewiesen werden kann. Aussagen wie: »Körper und Seele sind eins« (die monistische Position) oder: »Die Seele existiert in Wirklichkeit nicht« (die materialistische Position) sind unserer Ansicht nach wissenschaftlich nicht überprüfbar. Sie gehören derselben Kategorie an wie die Aussage: »Gott existiert.« Wissenschaftler können, so glauben wir, nicht mehr tun als sicherzustellen, dass sie sich ihrer eigenen Weltanschauung *bewusst* bleiben, denn von deren Grundannahmen hängt es ab, welche experimentellen Fragen sie stellen und wie sie diese interpretieren.

Wir haben bereits gesagt, dass die meisten Neurowissenschaftler, die heute am Leib-Seele-Problem (das heißt am Problem des »Bewusstseins«) arbeiten, eine materialistisch-monistische Position vertreten. Anders formuliert: Sie *nehmen* – explizit oder implizit – *an*, dass das geistige Leben das Produkt einer gewaltigen Ansammlung von Neuronen sei; auf dieser Grundlage versuchen sie sodann, zu bestimmen, welche Prozesse, die sich in dieser Neuronenansammlung abspielen, Bewusstsein »verursachen«. Wir verweisen auf den problematischen Status, den das Wort »verursachen« in diesem Zusammenhang bekommt. Er illustriert eindrücklich, wie wichtig es für Naturwissenschaftler ist, sich der philosophischen Positionen, die sie vertreten, gewärtig zu bleiben. *Nur innerhalb eines spezifischen philosophischen Bezugsrahmens* nämlich ist es angemessen, bestimmte neuronale Prozesse als *Verursacher* von Bewusstsein zu bezeichnen. Selbst wenn man experimentell nachweisen könnte, dass eine bestimmte Untergruppe neuronaler Prozesse auf eine hochspezifische, unverwechselbare Weise mit bewusstem Erleben verbunden ist, bleibt es dennoch (zum Beispiel in einem dualistischen Bezugsrahmen) möglich, diese Verbindung nicht als kausale, sondern als *korrelative* zu interpretieren. Aus diesem Grund – weil die Annahme, dass neuronale Prozesse Bewusstsein »verursachen«, *ebenjene Frage umgeht*, mit der das »schwierige Problem« die Wissenschaft konfrontiert – schließen wir uns der materialistischen Position, die die meisten unserer Kollegen heutzutage befürworten, nicht an. Wir treten für eine etwas andere Position ein, die eher agnostisch ist und mehr Möglichkeiten offen lässt.

Der Doppelaspekt-Monismus

Der Doppelaspekt-Monismus erkennt an, dass wir aus lediglich einem »Stoff« bestehen (deshalb repräsentiert er eine *monistische* Position), behauptet aber zugleich, dass dieser Stoff auf zwei unterschiedliche Weisen *wahrgenommen* wird (deshalb *Doppelaspekt*-Monismus). Der springende Punkt dieser im Übrigen schlüssigen Position ist die Annahme, dass wir *unserem Wesen nach* weder geistig noch körperlich sind – zumindest nicht in dem Sinn, wie wir diese Begriffe normalerweise verwenden. Ein Wort zur Erläuterung: Der Doppelaspekt-Monismus (wie wir ihn verstehen) impliziert, dass das Gehirn aus etwas gemacht ist, das »körperlich« zu sein scheint, wenn man es von außen (als Gegenstand) betrachtet, und »mental«, wenn man es von innen (als Subjekt) betrachtet. Wenn ich mich selbst äußerlich (beispielsweise im Spiegel) ansehe und mich innerlich (durch Introspektion) wahrnehme, nehme ich *ein und dieselbe* Entität auf zwei unterschiedliche Weisen wahr (als Körper beziehungsweise als psychisches Wesen). Dieser Unterschied zwischen Körper und Seele ist daher *ein Wahrnehmungsartefakt.* Mein äußerer Wahrnehmungsapparat sieht mich (meinen Körper) als physische Entität, während mein innerer Wahrnehmungsapparat mich (mein Selbst) als mentale Entität erlebt. Diese zwei Dinge sind ein und dasselbe – es gibt *tatsächlich* nur ein einziges »Ich«. Da ich selbst aber das bin, was ich beobachte, nehme ich mich unter zwei verschiedenen Blickwinkeln gleichzeitig wahr. Dieses Problem stellt sich nicht, wenn wir etwas anderes beobachten, weil diese anderen Dinge nicht *wir selbst* sind.

Aus welchem Stoff aber sind wir nun *wirklich* gemacht? Dies ist die gewichtige Frage, die Vertreter des Doppelaspekt-Monismus an die Wissenschaft richten. Wir können das, woraus wir gemacht sind, niemals *wahrnehmen*, ohne es zuerst durch eine unserer Wahrnehmungsmodalitäten zu repräsentieren – was bedeutet, dass wir der künstlichen Leib-Seele-Dichotomie nie entkommen können. Da die Grenzen unserer Sinne unüberwindbar sind, werden wir nie in der Lage sein, den Stoff, aus dem Leib-Seele gemacht sind, *direkt* wahrzunehmen. Die Wahrnehmungsdaten (der wissenschaftlichen Beobachtung) lassen lediglich Rückschlüsse auf die Natur dieser grundlegenden Entität – die wir zum Beispiel als den »*psychischen Apparat des Menschen*« bezeichnen können – zu sowie Rückschlüsse darauf, wie sie konstruiert ist und funktioniert. Unser Bild des psychischen Apparats *selbst* wird daher immer ein Modell bleiben.[4] Wir besitzen konkrete Wahrnehmungsbilder seiner beiden beobachtbaren Manifestationen (des Gehirns und des subjektiven Gewahrseins), die Entität jedoch, die diesen Wahrnehmungsbildern zugrunde liegt, wird sich der direkten Beobachtung nie erschließen. Der wissenschaftlichen Beobachtung sind Grenzen gesetzt.

Diese Situation ist an sich nicht ungewöhnlich. Wissenschaftler beschäftigen sich mit vielerlei Dingen, die man nicht direkt wahrnehmen kann. Denken wir zum Beispiel an die »Quarks« der modernen Physik oder auch an die »Schwerkraft«: Niemand zweifelt an der Existenz dieser beiden Dinge, obwohl wir lediglich ihre wahrnehmbaren *Auswirkungen* beobachten können. Was das Leib-Seele-Problem zu einer Ausnahme macht, ist die soeben erwähnte Tatsache: Sobald es um den geistigen Apparat des Menschen geht, *ist* der Beobachter zugleich das Beobachtungsinstrument. Wenn wir akzeptieren, dass das Leib-Seele-Problem letztlich auf ein *Problem der Beobachtungsperspektive* hinausläuft und der Unterschied zwischen Ihrem Selbst und Ihrem Körper (zwischen Geist und Materie) infolgedessen lediglich ein Wahrnehmungsartefakt ist, löst sich das »schwierige Problem« in Luft auf. Übrig bleibt nur das »einfache« Problem – nämlich die Frage, *welche Hirnprozesse mit welchen subjektiven Prozessen korrelieren.* Somit können wir fragen: Welche Schlussfolgerungen können wir aus diesen beiden (korrelierten) Datensammlungen über die funktionelle Organisation des zugrunde liegenden Apparats ziehen, der sie erzeugt? In diesem Kontext, in dem die Gesetze, denen der Apparat selbst gehorcht, aus den Beobachtungsdaten *erschlossen* werden müssen, ist es weit sicherer, die aus beiden Beobachtungsperspektiven gewonnenen Daten zu kombinieren, als sich auf nur eine einzige Perspektive zu verlassen.

Eingedenk all dieser philosophischen Überlegungen wollen wir nun einen Schritt weitergehen und uns ansehen, was wir aus der Geschichte der Neuropsychologie über *wissenschaftliche* Erklärungsansätze bezüglich des Leib-Seele-Problems erfahren können.

Warum das Gehirn?

In der Antike hielt man das Herz und andere Organe, etwa den Magen, für den Sitz der Seele.[5] Dies ist vermutlich darauf zurückzuführen, dass wir im Zusammenhang mit bestimmten Gefühlen viszerale Sensationen empfinden, zum Beispiel Herzklopfen oder »Schmetterlinge im Bauch«. Uns ist nicht überliefert, weshalb das Gehirn den anderen Organen schließlich den Rang ablief, wir können es aber vermuten. Die Kommentare des Hippokrates und anderer Gelehrter der Antike legen nahe, dass sie durch *klinische Beobachtungen* veranlasst wurden, das Hirn genauer ins Auge zu fassen. Menschen, die innere Kopfverletzungen erlitten – zum Beispiel im Krieg durch direkte Schläge auf den Schädel –, machten ähnlich wie Phineas Gage (siehe

1. Kapitel) eine Persönlichkeitsveränderung durch. Dergleichen war keineswegs selten und wurde in der Antike von vielen medizinischen Beobachtern beschrieben; daher erkannten sie, dass es mit dem Gehirn etwas Besonderes auf sich hat und dass es auf andere Weise als die übrigen Organe mit der Seele verbunden ist.

Die klinisch-anatomische Methode und die »enge Lokalisation«

Beobachtungen dieser Art wurden nach und nach zu einem elementaren Instrument der wissenschaftlichen Medizin ausgearbeitet, das als **klinisch-anatomische Methode** bezeichnet wird. In die Neurowissenschaft wurde diese Methode vor 150 Jahren in Paris eingeführt, und zwar von Jean-Martin Charcot, dem weltweit ersten Professor für Neurologie. Das charakteristische Merkmal der klinisch-anatomischen Methode ist die systematische Korrelation von (klinisch) veränderten geistigen Funktionen mit (anatomischen) Schädigungen spezifischer Gehirnregionen. Das Ziel besteht darin, gesetzmäßige (klinisch-anatomische) Korrelationen zwischen den verschiedenen geistigen Funktionen und den verschiedenen Teilen des Gehirns nachzuweisen. Solche Korrelationen lehren uns, wie wir sehen werden, vieles über die grundlegende Organisation des psychischen Apparats.

Das Verdienst, den ersten wirklichen Durchbruch auf diesem Gebiet erzielt zu haben, wird Pierre Paul Broca, einem französischen Anthropologen und Arzt, zugeschrieben. In einem Pariser Krankenhaus behandelte er einen Patienten namens Eugène Leborgne, der sein Sprachvermögen verloren hatte. Bevor diese neurologische Störung auftrat, war Leborgne gesund, mit Beginn seiner Erkrankung aber verschlechterten sich seine sprachlichen Fähigkeiten, bis er schließlich nicht mehr fähig war, sinnvolle Sätze oder Wörter zu artikulieren. Heute bezeichnen wir diese Störung als **Aphasie.**

Das Einzige, was Leborgne noch sagen konnte, war »tan«, und weil er diese eine Silbe bis zum Überdruss wiederholte, wurde er vom Krankenhauspersonal schließlich »Tan-Tan« genannt. Nach seinem

Tod zeigte die Autopsie, dass eine Hirnläsion insbesondere den linken inferioren (unteren) Stirnlappen zerstört hatte. Auf der Grundlage dieses Falles und einiger weiterer, in denen die gleichen Symptome in Verbindung mit Läsionen im gleichen Hirnareal auftraten, konnte Broca vier Jahre später, 1865, in einer Veröffentlichung erklären, dass er das Gehirn»zentrum« gefunden habe, das für die Sprache – eine spezifisch menschliche geistige Funktion – zuständig sei. Später bestätigten andere Forscher, dass sich diese Region im posterioren inferioren Bereich des linken Stirnlappens befindet (Abbildung 2.3). Seither wird dieser Teil des Gehirns als **Broca-Areal** bezeichnet.

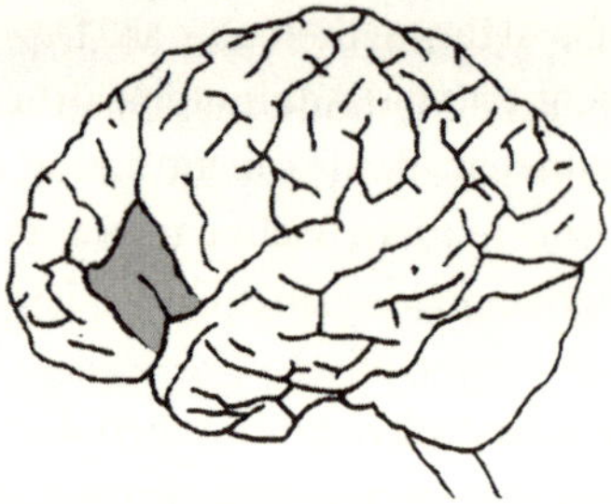

Abbildung 2.3: Broca-Areal

Im Anschluss an Brocas Entdeckung konnten europäische Neurologen für eine ganze Reihe anderer geistiger Funktionen solche klinisch-anatomischen Korrelationen nachweisen. So wurde etwa ein Zentrum für die Wiedererkennung von Objekten entdeckt, ein Zentrum fürs Rechnen, ein anderes für gelernte Bewegungen usw. Bald wurde klar, dass man diese Funktionen in einzelne Bestandteile zerlegen konnte. Es stellte sich beispielsweise heraus, dass das Broca-Areal keineswegs das Zentrum für die Sprache *als solche* ist, sondern vielmehr für die Fähigkeit, Sprache zu *produzieren*; ein anderes Areal (bekannt als **Wernicke-Areal**) ist auf das *Verstehen* von Sprache spezialisiert, während ein weiteres für die *Wiederholung* von Sprache zuständig ist usw. (siehe 9. Kapitel). Auf dieser Grundlage wurde im Laufe etlicher Jahrzehnte eine Karte (oder ein Mosaik) spezialisierter kortikaler Regionen erstellt. Die Bemühungen, die verschiedenen, mit bestimmten mentalen Funktionen assoziierten Hirnregionen zu lokalisieren, sind als **Lokalisationismus** in die Geschichte der Neurologie eingegangen.

Widerstand gegen den Lokalisationismus

Die Ära des Lokalisationismus war ein goldenes Zeitalter in der Geschichte der Neurowissenschaft. Allerdings hatte die Bewegung auch Gegner. Diese Opponenten glaubten, dass die Verknüpfung von psychischen Funktionen mit spezifischen Hirnarealen das Bild von der Geist-Gehirn-Beziehung verzerre, und taten die Lokalisationskarten verächtlich als »Hirnmythologie« ab. Den extremen alternativen Ansatz repräsentierte die **Äquipotenzialtheorie**. Die Vertreter dieser Schule behaupteten, dass es nicht darauf ankomme, *wo* das Gehirn geschädigt sei, sondern vielmehr, *wie* es geschädigt sei. Je weiträumiger die Verletzung, so ihre These, desto gravierender der geistige Verlust.

Die Meinungsverschiedenheiten zwischen diesen beiden Schulen waren offenbar zum Teil darauf zurückzuführen, dass sie unterschiedliche Populationen erforschten. Die Äquipotenzialtheorie stützte sich überwiegend auf Experimente mit *Vögeln*. Diese Experimente zeigten, dass die Vögel bei nahezu allen Aufgaben umso schlechter abschnitten, je weiträumiger ihr Hirn verletzt war. Das Problem besteht allerdings darin, dass Vogelhirne nicht unbedingt eine ergiebige Informationsquelle in Bezug auf höhere mentale Funktionen abgeben. Zum einen haben Vögel sehr kleine Gehirne, die es schwer machen, präzise anatomische Unterscheidungen zu treffen (zumal die damaligen chirurgischen Möglichkeiten im Vergleich zu unseren Technologien bescheiden waren). Gleichwohl stellte die Schule der Äquipotenzialtheorie dem lokalisationistischen Ansatz einige wichtige Fragen. Es trifft beispielsweise zu, dass größere Läsionen beim Menschen psychische Defizite hervorrufen, die mehr sind als die Summe der Defizite, die durch mehrere entsprechende kleinere Läsionen verursacht werden. Obwohl in den klassischen Fallberichten häufig Patienten mit sehr umfangreichen Läsionen beschrieben wurden, die zahlreiche Funktionen beeinträchtigten, konzentrierten sich die Erforscher solcher Fälle in der Regel nur auf ein *einziges* Defizit. Bei Brocas Patient Leborgne zum Beispiel hatte die Läsion einen sehr großen Bereich des Gehirns zerstört – in manchen Berichten ist gar von *einem Drittel* der linken Hemisphäre die Rede.[6] Broca beschloss, sich auf das Sprachdefizit zu konzentrieren, obwohl dies nur eine aus einem ganzen Katalog geistiger Störungen war, mit denen sein bemitleidenswerter Patient zu kämpfen hatte.

Zusammenfassend können wir festhalten, dass die frühe Geschichte der Neuropsychologie durch zwei polarisierte Positionen geprägt war. Die lokalisationistische Auffassung besagte, dass der geistige Apparat aus einem Netzwerk von Hirnzentren bestehe, die ähnlich wie ein Mosaik miteinander verbunden seien. Jedes dieser Zentren bildete das neurale Korrelat einer spezifischen geistigen Funktion. Alle zusammen genommen machten folglich den Geist aus. Die gegenteilige Ansicht besagte, dass geistige Funktionen (wie Sprache, Gedächtnis und arithmetische Fähigkeiten) aus der Zusammenarbeit des gesamten Gehirns hervorgingen. Daher sei es nicht möglich, einzelne geistige Funktionen umgrenzten Gehirnteilen zuzuschreiben. Das Gehirn bildet dieser Sichtweise zufolge ebenso wie der Geist eine funktionelle Einheit.

Einige interessante Verbindungen zur Psychoanalyse

Als sich die Disziplin der Neuropsychologie weiterentwickelte, verlegte sie sich auf einen *dritten* Standpunkt, ein Amalgam aus den beiden ursprünglichen Positionen. Einer der Ersten, die diese dritte Perspektive in ihren Ansätzen vertraten, war ein unbekannter Wiener Neurowissenschaftler namens Sigmund Freud. Ursprünglich war er Neuroanatom und hatte sich der klinischen Neurologie zugewandt. Er interessierte sich für Aphasien, Gehirnlähmungen und für die psychopharmakologischen Eigenschaften des Kokains. Im Jahr 1891 veröffentlichte er ein Buch mit dem Titel *Zur Auffassung der Aphasien*, in dem er eine brillante Kritik an der Lokalisationstheorie der Sprache formulierte, gleichzeitig jedoch auch Distanz zu der extremen äquipotenzialistischen Alternative wahrte. Freilich stand die Lokalisationsdoktrin damals in voller Blüte, und kaum ein Neurowissenschaftler nahm von Freuds Buch Notiz (heute allerdings ist es ein Klassiker).[7]

Freuds Argumente fanden erst Glauben, als sie siebzig Jahre später erneut formuliert wurden. 1966 nämlich veröffentlichte ein russischer Neurologe namens Alexander Romanowitsch Lurija (der das Gehirn in die im 1. Kapitel beiläufig erwähnten drei »Einheiten« unterteilte) sein Werk *Die höheren kortikalen Funktionen des Menschen.* In den zwanziger Jahren des 20. Jahrhunderts hatte Lurija enge Verbindungen zur Psychoanalyse unterhalten (siehe Kaplan-Solms und Solms, 2000; Solms, 2000b). Mit seinem Buch *Die höheren kortikalen Funktionen* (sowie einigen früheren, weniger einflussreichen Publikationen) führte Lurija das Konzept der **funktionellen Systeme** in die Neuropsychologie ein. Ebendieses Konzept konnte die Lokalisationstheorie und die Äquipotenzialtheorie letztlich miteinander versöhnen. Lurija hat auf die moderne Neuropsychologie einen ungeheuren Einfluss ausgeübt und ist noch heute einer der meistzitierten Autoren auf diesem Gebiet (eine ausführliche Darstellung seiner Wirkungsgeschichte hat Turnbull, 1996, verfasst).

Was sind funktionelle Systeme?

Lurija teilte die äquipotenzialistische Ansicht, dass es falsch sei zu behaupten, psychische Funktionen wie die Sprache würden in Hirnzentren wie beispielsweise dem Broca-Areal »produziert«. Gleichzeitig stimmte er der Meinung der Lokalisationstheoretiker zu, dass die verschiedenen Hirnregionen spezifische (ja, singuläre) Funktionen erfüllen. Er zog den Schluss, dass die Divergenzen zwischen den beiden traditionellen Sichtweisen auf einer allzu engen Definition des Begriffs »*Funktion*« beruhten. Um dies zu erklären, erläuterte Lurija, dass zahlreiche Körperfunktionen nicht von einem einzelnen Gewebe unterstützt werden, sondern vielmehr das Resultat einer *Interaktion* zwischen mehreren unterschiedlichen Geweben bilden. So ist etwa für die *Verdauung* nicht allein der Magen zuständig. Es ist irreführend zu sagen, dass die Verdauung vom Magen »produziert« wird, ebenso wie es irreführend wäre zu behaupten, dass sie von der Leber, dem Pankreas und den Gedärmen produziert würde (um nur einige wenige der am Verdauungsvorgang beteiligten Organe zu nennen). All diese Strukturen erfüllen in ihrer *Gesamtheit* die komplexe Verdauungsfunktion und bilden deshalb ein funktionelles System. Dasselbe Prinzip gilt für andere komplexe Funktionen. So wird die *Atmung* nicht nur vom Lungengewebe »produziert«; sie ergibt sich aus einer Interaktion zwischen den Lungen, der Interkostalmuskulatur, kardiovaskulären Kreislaufprozessen und nervösen Kontrollmechanismen (auch diese Aufzählung ist nicht vollständig). Die Atmung ist somit das Produkt eines komplexen funktionellen Systems.

Lurija vertrat die Ansicht, dass die neurologische Organisation der mentalen Funktionen nicht weniger komplex sei als die der Verdauung und Atmung; daher gibt es keine neuroanatomischen »Zentren«, die für unsere mentale Funktionen zuständig sind. Auch mentale Funktionen werden von komplexen Systemen erzeugt, deren einzelne Bestandteile auf die verschiedenen Hirnstrukturen verteilt sein können. Die Aufgabe der Neurowissenschaft besteht folglich nicht darin, »Zentren« zu lokalisieren, sondern die *Komponenten* der verschiedenen komplexen Systeme zu identifizieren, die miteinander interagieren und durch diese Interaktion mentale Funktionen generieren. Lurija bezeichnete diese Aufgabe als »dynamische Lokalisation«. Der Leser wird in den folgenden Kapiteln sehen, dass Funktionen wie die Emotion (4. Kapitel), das Gedächtnis (5. Kapitel) und das Träumen (6. Kapitel) – und sogar das Bewusstsein an sich (3. Kapitel) – allesamt durch solche verteilten Netzwerke von Hirnstrukturen erfüllt werden, in denen jede Struktur eine spezifische Komponente zur Dynamik des Gesamtsystems beiträgt. Eine Störung in einer einzelnen Komponente hat zur Folge, dass das gesamte funktionelle System fehlfunktioniert; welcher Art die Beeinträchtigung sein wird, hängt davon ab, welcher Teil des Systems geschädigt wurde. Dies sind die Symptome, die der Neuropsychologe erforscht. Kurz, mentale Funktionen sind nicht in einer einzelnen Struktur lokalisiert, sondern vielmehr *zwischen* den verschiedenen Strukturen, die gemeinsam ein System bilden. Sie sind, ebenso wie der mentale Apparat als Ganzer, *virtuelle* Entitäten.

Funktionssysteme und das einfache Problem

In den siebziger Jahren des 20. Jahrhunderts hatte sich die Neuropsychologie die Auffassung zu Eigen gemacht, dass die neuralen Korrelate mentaler Funktionen komplizierte funktionelle Systeme bilden. Dies ist im Großen und Ganzen der heutige Wissensstand. Ein Unterschied besteht darin, dass wir die Wirkungsweise der verschiedenen Bestandteile mittlerweile detaillierter verstehen und immer weitere Einzelheiten klären können. So wissen wir heute nicht nur, dass der Hypothalamus eine wichtige Komponente des für die Emotionen zuständigen Funktionssystems bildet; wir können darüber hinaus weit genauer als früher erklären, wie der Hypothalamus *selbst* arbeitet. Dies ist auf die Ergänzung der dynamischen Lokalisation durch neue Hightech-Methoden zurückzuführen. Die Stärke der auf der klinisch-anatomischen Methode beruhenden Theorie funktioneller Systeme besteht darin, dass sie es uns ermöglicht, die Verbindungsstellen mentaler Funktionen »herauszupräparieren«. Sobald wir wissen, welche Teile des Gehirns die Grundbausteine eines bestimmten Funktionssystems bilden, wissen wir weit mehr über die *innere Organisation* der betreffenden geistigen Funktion als zuvor; wir wissen in etwa, *wie sie zusammengesetzt ist.* So können wir beispielsweise nicht nur sagen, welche Hirnregionen am emotionalen Leben beteiligt sind; wir kennen auch die neuralen Komponenten der Emotion im Allgemeinen, wissen, wie viele Basisemotionen es gibt, und können die chemischen Prozesse angeben, die für jede dieser diskreten Emotionen charakteristisch sind (siehe 4. Kapitel).

Dieses Wissen ist gewaltig. Gleichwohl beschränkt es sich auf die Ebene des »einfachen Problems«. Wenn wir gesagt haben, dass wir die chemischen Prozesse angeben können, »die für jede dieser diskreten Emotionen charakteristisch sind«, bedeutet dies nicht, dass die chemischen Substanzen die Emotionen unmittelbar *erzeugen*. Richtiger (aber vielleicht allzu umständlich) wäre es zu sagen, dass die Neurowissenschaftler die spezifischen neurochemischen Prozesse entdeckt haben, die *mit* dem subjektiven Erleben spezifischer emotionaler Zustände *korrelieren*. Mit der Identifizierung der chemischen *Korrelate* unserer Emotionen aber ist das harte Problem noch nicht gelöst, auch wenn sie etwas Wichtiges über die tatsächliche Struktur des Geistes verrät. Die Korrelation von subjektiven Zuständen mit der Gehirnanatomie und -physiologie ist indes nicht der einzige Weg, den heutige Kognitionswissenschaftler einschlagen, um die funktionelle Organisation des Geistes zu erforschen.

Der Geist in der Maschine: künstliche Intelligenz

Das Interesse an der **künstlichen Intelligenz** (AI, für »artificial intelligence«) ist seit den 1960er-Jahren ungemein gewachsen. Dieser Zweig der Kognitionswissenschaft hat sich unter anderem dem Bau von Computern verschrieben, welche die Funktionen des menschlichen Gehirns nachahmen. Manche Forscher wollen auf diese Weise mehr über die Funktionsweisen des menschlichen Geistes erfahren; andere versuchen, tatsächlich einen menschlichen Geist zu *konstruieren*. Die Logik des AI-Ansatzes wird klar, wenn man sie im Kontext von Cricks »erstaunlicher Hypothese« betrachtet. Wenn – wie Crick dies so eloquent vertritt – nicht mehr als eine komplexe Interaktion von Neuronen vonnöten ist, um menschliche Intelligenz zu erzeugen, und die Funktion der Neuronen lediglich darin besteht, Information zu übertragen, dann ist der menschliche Geist tatsächlich nur eine informationsverarbeitende Maschine. Auch Computer sind informationsverarbeitende Maschinen; daher kann auch ein Computer einen Geist erzeugen. Man muss lediglich die richtige Hardware entwickeln und sie dann adäquat programmieren.

Dieses AI-Argument ist ebenso faszinierend wie erschreckend. Es hat zudem ernsthafte Implikationen für das leichte und das schwere Problem. In Bezug auf das leichte Problem gibt es sicherlich vieles, was wir über das Design der funktionellen Systeme lernen können, indem wir versuchen, sie im Computer*modell* nachzubauen. Wenn es uns gelingt, künstliche »neurale Netzwerke« (wie diese Programme hämisch genannt werden) zu konstruieren, die menschenähnliche intellektuelle Funktionen erfüllen, dann haben wir guten Grund anzunehmen, dass wir die Arbeitsweise der entsprechenden *realen* intellektuellen Funktionen begriffen haben. (Natürlich gibt es für ein solches Wissen viele praktische Anwendungsmöglichkeiten.) Bezogen auf das *schwierige* Problem lautet die Frage: Ist es wirklich möglich, einen Geist zu *konstruieren*? Sollte es sich als möglich erweisen, wäre die wirklich entscheidende Frage, *wie* Bewusstsein *tatsächlich erzeugt* wird, beantwortet. Aber kann Bewusstsein aus einer Interaktion von Computerchips hervorgehen? Ist es wirklich nur eine Frage von Informationsverarbeitung? Und wenn es sich so verhielte, müssten manchen Maschinen dann nicht auch juristische und moralische Rechte zugestanden werden? Hätten sie dann nicht auch Gefühle, Hoffnungen und Träume wie wir selbst?

Der Turing-Test

Der **Turing-Test** wurde von Alan Turing, einem berühmten britischen Mathematiker, der einen Vorläufer des modernen Computers baute, entworfen. Dieser Test ermöglicht es, auf kontrollierte Weise zu bestimmen, ob eine Maschine wirklich intelligent ist oder nicht – das heißt, ob sie wirklich einen menschenähnlichen Geist besitzt. Wir haben bereits gesagt, dass unser mentales Erleben aus der Introspektion hervorgeht; wir nehmen den Geist (im Gegensatz zur Materie) wahr, indem wir nach innen schauen. Dies ist nur möglich, weil wir selbst unser mentales Instrument *sind*. Aus dem gleichen Grund bleibt es uns verwehrt, in das Bewusstsein eines anderen Lebewesens hineinzugelangen; wir können nur unsere *eigene* innere Welt *erleben*. Was andere Menschen betrifft, so müssen wir die Beschaffenheit ihres Bewusstseins aus der äußeren Beobachtung schlussfolgern. Hier manifestiert sich ein weiteres berühmtes philosophisches Problem, das eng mit dem Leib-Seele-Problem zusammenhängt. Das **Problem anderer Psychen** besteht darin, dass wir nie *sicher* sein können, ob andere »innere Welten« tatsächlich existieren (nicht nur in Computern, sondern in allen anderen Lebewesen außer uns selbst). Dieses Problem ergibt sich aus dem bereits erwähnten Grund: Wir können in das Bewusstsein eines anderen Menschen nicht eindringen, um direkt zu bestimmen, ob es genauso beschaffen ist wie unser eigenes – wir können nicht einmal sagen, ob es überhaupt existiert. Jeder von uns weiß nicht mehr, als dass *er selbst* ein Bewusstsein besitzt. Was die anderen Menschen angeht, so verlassen wir uns auf Rückschlüsse. Da sie sich ungefähr so *verhalten* wie wir selbst und ihre Gehirne ungefähr so *konstruiert* sind wie unser eigenes, scheint es vernünftig zu sein *anzunehmen*, dass sie auch ein ähnliches Bewusstsein besitzen.

Auf diesem Prinzip beruht der Turing-Test. In seiner berühmtesten Variante wird der Tester des Computers gebeten, eine Reihe von Fragen zu stellen, die dann von einer in einem anderen Raum befindlichen Person oder von einem Computer beantwortet werden; der Tester weiß nicht, ob sein Prüfling ein Mensch oder ein Computer ist. Um (rein mechanische) Verständigungsprobleme zu vermeiden, wird das Gespräch mit Hilfe einer Tastatur und eines Monitors geführt. Der Tester tippt die Fragen, die er sich ausgedacht hat, ein, und der Prüfling im anderen Zimmer schickt seine Antworten auf dem gleichen Weg zurück. Es gibt keinerlei zeitliche Begrenzung, und der Tester darf beliebig viele Fragen stellen. Wenn er sich am Ende nicht sicher ist, ob er sich mit einem Menschen oder mit einem Computer unterhalten hat – das heißt, wenn er nicht eindeutig zwischen beiden unterscheiden kann –, ist der Test zugunsten des Computers entschieden, dem dann ein »Geist« zugestanden wird.[8]

Viele Computer (genauer: Computerprogramme) haben begrenzte Versionen des Turing-Tests bestanden. Bedeutet dies, dass sie wirklich geistbegabt sind? Oder haben die Tester lediglich ungeschickt gefragt? Denken wir zum Beispiel an das Computerprogramm namens »Eliza«, das in den 1970er-Jahren entwickelt wurde und als Psychotherapeut »arbeitete«. Auch Eliza besteht gelegentlich eine begrenzte Version des Turing-Tests.

Interaktionen mit Eliza. Es folgt ein kurzes Gespräch, das einer der Autoren (O. T.) vor nicht allzu langer Zeit mit Eliza führte. Der Dialog vermittelt einen gewissen Eindruck von der Art ihres »Denkens«. Die Aussagen und Reaktionen des Computers sind kursiv gedruckt.

Wie geht es Ihnen? Bitte sagen Sie mir, welches Problem Sie haben.
Warum kann ich nicht glücklich sein?
Glauben Sie, dass Sie immer glücklich sein müssen?
Meiner Meinung nach habe ich es verdient, glücklicher zu sein, als es im Moment der Fall ist.
Glauben Sie wirklich?
Ja, das Leben muss nicht unbedingt so grausam sein.
Offenbar denken Sie ganz positiv.
Ja, wahrscheinlich, zumindest manchmal.
Ist das der Grund, weshalb Sie mich aufgesucht haben?
Ich bin gekommen, weil ich Hilfe brauche.
Ist das der wirkliche Grund?
Eigentlich bin ich gekommen, weil ich gehört habe, dass Sie ein Computer sind und kein echter Therapeut.
Machen Computer Ihnen Angst?
Kann ich eine Frage stellen?
Ob Sie eine Frage stellen können oder nicht, hängt mehr von Ihnen als von mir ab.
Die Frage lautet: Wie hängen meine Psyche und mein Gehirn zusammen?
Ich bin nicht sicher, ob ich Sie wirklich verstanden habe.
Es geht um das schwierige Problem – wie entsteht geistiges Leben aus physiologischen Vorgängen?
Bitte fahren Sie fort …

Viele »blinde« Tester Elizas sind *überzeugt*, es mit einem menschlichen Therapeuten zu tun zu haben, weil die Interaktion so gut zu laufen scheint und der Computer offenbar etwas erkennt. Elizas Leistung ist weniger beeindruckend, sobald dem Tester bewusst wird, welche

Mechanismen sie einsetzt, um diese Wirkung zu erzielen. Das Programm war bemerkenswert leicht zu entwickeln, weil es auf der »reflektierenden« psychotherapeutischen Technik Carl Rogers' beruhte. Es muss lediglich die Schlüsselformulierungen in den Sätzen des Testers identifizieren und sie in eine Frage umwandeln, die es dann an den Tester zurückgibt. Außerdem sucht es nach Schlüsselworten, zum Beispiel »weil«, auf die es dann mit Formulierungen, die nicht reflektierend sind, antwortet.

Die Interaktion, die sich auf diese Weise entwickelt, unterscheidet sich in vielerlei bedeutsamer Hinsicht von realen psychotherapeutischen Situationen. Am wichtigsten ist vielleicht die Tatsache, dass Eliza nicht fähig ist, die Bedeutung oder Intention *hinter* den Aussagen eines Testers zu erfassen. Dies wirft eine interessante Frage auf: Welche mentalen Fähigkeiten setzen Psychotherapeuten tatsächlich ein, damit ihnen dies gelingt? Warum kann ein Computer *diese* Fähigkeiten nicht nachahmen? Echte Psychotherapeuten *tasten* sich an die verborgenen Intentionen und Motive ihrer Patienten heran (sie *fühlen sich* in sie ein).[9] Sofern es nicht möglich ist, ein Computerprogramm zu entwickeln, das *Gefühle* empfindet, wird es folglich auch niemals möglich sein, einen künstlichen Psychotherapeuten, der etwas taugt, zu konstruieren. Und *Gefühle* sind – wie wir im 3. Kapitel sehen werden – gleichbedeutend mit *Bewusstsein.* Dies lässt vermuten, dass es wahrscheinlich niemals möglich sein wird, einen geistbegabten Computer zu entwickeln. Die meisten von uns haben dies schon immer geahnt, dennoch aber ist nicht völlig klar, *warum* es sich so verhält. Dieser Frage wollen wir uns nun zuwenden.

Bringt Intelligenz Geist hervor?

Aus unserer Interaktion mit Eliza können wir einige wichtige Dinge über künstliche Intelligenz lernen. Erstens ist es relativ einfach, ein Computerprogramm zu entwickeln, das einen gewissen Grad an *intelligentem Verhalten* zeigt und infolgedessen den Turing-Test unter bestimmten Umständen erfolgreich besteht. Eliza besteht den Turing-

Test nicht immer, in Anbetracht ihres unglaublich schlichten Programms aber hält sie sich recht wacker. Das schwierige Problem hätte also schon längst gelöst werden können, wenn es bei der Frage, ob jemand oder etwas *geistbegabt* ist oder nicht, lediglich um den Nachweis von intelligentem *Verhalten* ginge.

Intelligentes Verhalten aber ist etwas völlig anderes als Psyche oder Bewusstsein. Obwohl es möglich ist, mit Eliza interessante Dialoge zu führen, würde kaum ein vernünftiger Mensch glauben, dass sie ein *Bewusstsein* zeigt. Eliza ist, im wörtlichen Sinn, geistlos. Das Problem des menschlichen Geistes ist daher wahrscheinlich kein Problem der Intelligenz. Viele Computer zeigen intelligentes Verhalten (sie verhalten sich den Umständen angemessen, passen sich sogar an und lösen auf diese Weise viele schwierige Probleme). Doch bevor uns ein Computer davon überzeugen kann, dass er geistbegabt ist, muss er in der Lage sein, »Freuden und Sorgen, Erinnerungen und Ziele sowie ein persönliches Identitätsgefühl und freien Willen« (um Crick zu paraphrasieren) zu generieren. Die Tatsache, dass wir dies für unmöglich halten, illustriert die Kluft zwischen dem »leichten« und dem »schwierigen« Problem der Kognitionswissenschaft.

Geist und Bewusstsein

Wir haben in diesem Kapitel bereits darauf hingewiesen, dass das klassische Leib-Seele-Problem von den Kognitionswissenschaftlern (Neurowissenschaftlern, Psychologen und Philosophen) als Problem des Bewusstseins neu definiert wurde. In seinem vor wenigen Jahren erschienenen Buch *Mental Reality* untersucht der Philosoph Galen Strawson (1996) unter jedem erdenklichen Blickwinkel die Frage: »Was ist Geist?« Er kommt zu dem Schluss, dass Geist identisch sei mit *Bewusstsein.* Das, was den Geist Strawson zufolge ausmacht, ist nicht intelligentes Verhalten, sondern vielmehr subjektives Gewahrsein. In diesem Punkt stimmen wir ihm vorbehaltlos zu.

Das Argument indes, dass Geist und Bewusstsein identisch seien, repräsentiert exakt jenen Standpunkt, gegen den Freud vor einhundert Jahren so nachdrücklich opponierte, als er das Konzept des *unbewussten* Seelenlebens einführte. Obwohl die Philosophen bereits in der Frühzeit der Psychoanalyse erklärten, dass das Bewusstsein den menschlichen Geist ausmache, behauptete Freud auf der Grundlage seiner klinischen Beobachtungen, dass das Bewusstsein nur eine (variierbare und oberflächliche) *Eigenschaft* unseres Geistes sei. Er vertrat die Ansicht, dass die menschliche Psyche weit mehr umfasse als bewusste Inhalte: Wir alle geben unmissverständlich zu erkennen, dass wir Erinnerungen besitzen, Intentionen usw., deren wir uns nicht bewusst sind. Und sollte die schlichte Tatsache, dass wir uns solcher Erinnerungen, Intentionen usw. nicht bewusst sind, etwa bedeuten, dass sie nicht psychisch sind? Obwohl die unbewussten Inhalte zum Teil niemals ins Bewusstsein *gelangen*, üben sie doch einen *Einfluss* auf das bewusste Denken (und unser zielgerichtetes Verhalten) aus. Freud zufolge ist es daher sowohl legitim als auch notwendig, die Dinge, die *hinter* dem Bewusstsein liegen, in unsere Konzeption der Psyche oder des Geistes mit einzubeziehen. Diese Schlussfolgerung ist nicht weniger folgerichtig als der Schluss, zu dem Strawson gelangte.

Allerdings ging Freud noch weiter: So wie unser Gewahrsein der Außenwelt sich von Objekten herleitet, die diesem Gewahrsein äußerlich sind und in unserer Wahrnehmung *repräsentiert* werden, ist auch unser Gewahrsein der Dinge, die sich in unserem Innern vollziehen, lediglich Wahrnehmung und als solche nicht mit den tatsächlichen (unbewussten) Prozessen und Inhalten zu verwechseln, die es repräsentiert (Freud, 1940a). Das ist der Grund, weshalb wir unsere eigenen Motive, Erinnerungen, Einstellungen usw. *missverstehen* können. (Und dies ist auch der Grund, weshalb Freud ein Doppelaspekt-Monist war; siehe oben, S. 70[10]). Für Freud ist die Psyche *selbst* unbewusst, während das Bewusstsein nur die Wahrnehmung der Prozesse ist, die sich in unserer »inneren Welt« vollziehen. Damit stellt sich natürlich die Frage: Wer nimmt wahr?

Hockt in Ihrem Kopf ein kleiner Mensch?

Freud bezeichnete den Teil der Psyche, der für die Wahrnehmung zuständig ist, als »Ich«. Kognitionswissenschaftler weisen gern darauf hin, dass solche Begriffe ein kleines Wesen – einen **Homunkulus** – implizieren, das in unserem Kopf lebt und dort Bewusstsein erzeugt. Erklärungen des Bewusstseins, die sich auf eine Homunkulustheorie stützen, erklären in Wirklichkeit nichts; sie haben das Problem lediglich verlagert, weil nämlich sogleich die nächste Frage auftaucht: Wie wird der Homunkulus bewusst? Sitzt in seinem Kopf eine weitere kleine Person? Diese im Sinne der Logik unbefriedigende Situation wird als **unendliche Regression** bezeichnet. Das Homunkulusproblem hängt eng mit einem anderen Rätsel zusammen, das die zeitgenössische Kognitionswissenschaft beschäftigt, nämlich mit dem **Bindungsproblem**.

Das Bindungsproblem

Die Wahrnehmungsprozesse, die im Gehirn stattfinden, sind recht gut erforscht. Dies gilt vor allem für die visuelle Wahrnehmung. So wissen wir beispielsweise, dass die *Identifizierung* eines visuellen Objekts und die Bestimmung, *wo* es sich befindet, Aufgaben sind, die von unterschiedlichen Hirnregionen erfüllt werden. (Die Verarbeitung der »*Was*«-Erkennung verläuft vom Hinterhauptslappen hinunter zum Schläfenlappen; die Verarbeitung der »*Wer*«-Erkennung läuft vom Hinterhauptslappen aufwärts in den Scheitellappen; siehe Abbildung 2.4). Wir wissen zudem, dass es im visuellen Gehirn spezialisierte Systeme gibt, die für Farb-, Gesichts- und Bewegungsinformationen zuständig sind. Alles, was wir über die Verarbeitung visueller Information wissen – einschließlich der entsprechenden Erkenntnisse aus der Neuroanatomie und Neurophysiologie sowie der menschlichen und tierischen Neuropsychologie –, spricht unmissverständlich für die Annahme, dass die für die Verarbeitung visueller Wahrnehmung zuständigen Funktionen beim Menschen in höchstem Grad spezialisiert sind. Die Information, die auf die Netzhaut trifft, wird in immer kleinere Einheiten zerlegt, während sie das Gehirn durchfließt, um von diesen verschiedenen spezialisierten »Modulen« weiterverarbeitet zu werden. Das Gleiche gilt offenbar auch für die übrigen Wahrnehmungsmodalitäten.

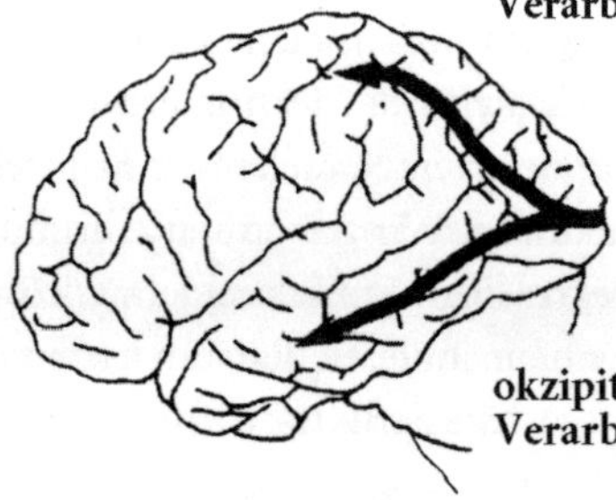

Abbildung 2.4: Zwei visuelle Systeme

Für unser Verständnis des Bewusstseins sind diese Funde von besonderem Interesse. Eine Eigenschaft des Bewusstseins, über die man sich mühelos einigen kann, besteht darin, dass es normalerweise eine *einheitliche* Erfahrung konstituiert. Jeder von uns hat den Eindruck, eine ganzheitliche Entität zu sein und in jedem Moment eine integrierte Wahrnehmungswelt zu erleben. *Ich* bin es, der die Szene vor meinen Augen jetzt, in diesem Moment, erblickt. Ich bin der vereinheitlichende Bezugspunkt all der Objekte, die ich vor mir versammelt sehe. Auch diese Objekte scheinen in einem einheitlichen räumlichen und zeitlichen Feld zu existieren. Dort drüben zum Beispiel sehe ich einen Kaffeebecher. Er ist rot, hat einen Henkel und steht auf meinem Schreibtisch. Die rote Farbe befindet sich offensichtlich auf dem Becher, sodass sie sich mit bewegt, wenn ich ihn in die Hand nehme. Und dennoch wissen wir, dass die neuroanatomischen Strukturen, die an der Erzeugung dieser scheinbar zusammenhängenden Wahrnehmung beteiligt sind, im Gehirn an unterschiedlichen Orten liegen. Die Hirnregionen, die den Becher erkannt haben, sind nicht die gleichen, die ihn auf meinem Schreibtisch lokalisierten. Ebenso sind die Hirnregionen, die seine rote Farbe erkannten, nicht identisch mit jenen, die seine Bewegung registrierten. Und so weiter. Die Frage, wie all diese Informationen *zusammenkommen*, um eine ganz alltägliche, vereinheitlichte bewusste Erfahrung zu konstituieren, wird als Bindungsproblem bezeichnet.

Ein Weg zur Lösung dieses Problems bestand in dem Versuch, anatomische Strukturen zu identifizieren, die Information aus *sämtlichen* unterschiedlichen wahrnehmungsverarbeitenden Modulen empfangen. Steins und Merediths Buch *The Merging of the Senses* (1993) bietet – trotz seiner komplizierten Sprache – einen umfassenden Überblick über diese Strukturen. Wir haben im 1. Kapitel erwähnt, dass der Assoziationskortex an dem Punkt, an dem Okzipital-, Temporal- und Parietallappen aufeinander treffen, um transmodale »Verzeichnisse« zu bilden, eine solche Struktur darstellt. In diesem Zusammenhang haben wir auch die übergeordneten Verbindungen der Präfrontallappen erwähnt.

Wolf Singers Arbeitsgruppe (Engel et al., 1991; Grey et al., 1989; Gray und Singer, 1989) befürwortet einen völlig anderen Erklärungsansatz, der gewöhnlich als die *»40-Hertz«-Hypothese* bezeichnet wird. Diese Gruppe wies nach, dass posteriore kortikale Zellen während einer bewussten visuellen Erfahrung *synchron* feuern, und zwar ungefähr mit einem Schwingungsrhythmus von 40 Hertz. Ihre These besagt, dass jeder winzige Moment, in dem diese Neuronen gleichzeitig feuern, eine vereinheitlichte *Bewusstseinseinheit* konstituiert. Die Bewusstseinseinheit wird also durch die zeitliche, nicht durch die lokale Verbindung von neuronaler Aktivität hergestellt. (Jede Sekunde des Bewusstseins besteht aus 40 »Mikromomenten«, die so rasch aufeinander folgen, dass das Bewusstsein als kontinuierlich erlebt wird.)

Beide Ansätze haben Vorteile und bringen uns einer Lösung des Bindungsproblems näher. Das Homunkulusproblem aber schaffen auch sie nicht ganz aus der Welt. Die lokale Bindung von Bewusstseinsbruchstücken scheint den Homunkulus lediglich zu *lokalisieren*; die zeitliche Bindung lässt die ursprüngliche Frage offen: *Was nimmt* diese synchronisierten Schwingungen *wahr?*

Es gibt noch einen dritten Erklärungsansatz, und für ihn treten wir ein. Dieser Ansatz kombiniert Aspekte der beiden soeben skizzierten Theorien. Wir werden ihn detailliert im 3. Kapitel darstellen. Vorab nur so viel: Das, was unsere äußeren Wahrnehmungen bindet, ist die Tatsache, dass sie in unseren *inneren* Wahrnehmungen gründen – das heißt, in der Wahrnehmung unseres *körperlichen* Selbst. Ebendiese Tatsache, dass Sie in einem singulären Körper existieren, bindet oder vereinheitlicht Ihr Bewusstsein. Doch bevor wir erklären können, weshalb der viszerale Körper als Grundlage des Bewusstseins dient, müssen wir uns einer weiteren fundamentalen Frage zuwenden.

Welche Funktion erfüllt das Bewusstsein?

Zwar haben die Neurowissenschaftler begonnen, sich mit dem Problem, *wie* und *wo* das Gehirn Bewusstsein erzeugt, auseinander zu setzen, doch bleibt die Frage offen, warum das Bewusstsein überhaupt existiert. Anders formuliert: *Welchen evolutionären Vorteil* verschafft uns das Bewusstsein?

Wir haben bereits gesehen, dass intelligentes Verhalten kein Bewusstsein voraussetzt (die zugrunde liegende Annahme besagt, dass Comuputer nicht bewusst sind). Untersuchungen von zahlreichen Patienten mit verschiedenartigsten neurologischen Störungen haben allesamt Eines gezeigt: Kognitive Fähigkeiten bleiben zu einem bemerkenswerten Grad auch ohne bewusste Wahrnehmung erhalten. Im 3. Kapitel werden wir dies eingehend demonstrieren, wenn wir die Phänomene des *Blindsehens* und der *unbewussten Erinnerung* erläutern. Philosophen bezeichnen Menschen, die intellektuelle Leistungen vollbringen, ohne ein Bewusstsein zu besitzen, als »Zombies«. Diese Wortwahl ist im Zusammenhang mit Patienten recht unglücklich, aber es gibt tatsächlich sehr viele solcher Menschen. Damit stehen wir vor einem faszinierenden Problem. Wenn es möglich ist, dass sich Menschen und Maschinen intelligent verhalten (Probleme lösen, sich an die gegebenen Umstände anpassen, aus Erfahrung lernen usw.), ohne sich dessen bewusst zu sein – wozu ist das Bewusstsein dann *nütze*? Wozu brauchen wir es, wenn wir uns auch un-bewusst intelligent verhalten können? Im 3. Kapitel versuchen wir zu zeigen, dass die zentrale Funktion des Bewusstseins ebenfalls mit der Tatsache zusammenhängt, dass wir in einem *Körper* existieren.

Nun ist es an der Zeit, dass wir uns einer detaillierten Untersuchung dieser wissenschaftlichen Fragen zuwenden. Abschließend aber sind noch einige konzeptuelle Aspekte zu berücksichtigen.

Was also *ist* »der Geist«?

Wir haben die folgenden, vorläufigen Schlussfolgerungen gezogen. Der Geist selbst ist nicht bewusst, aber wir nehmen ihn bewusst wahr, indem wir in uns hineinsehen. Diese Fähigkeit, »in sich hineinzuschauen« (die Introspektionsfähigkeit oder das Selbstgewahrsein), kennzeichnet die wesentliche Eigenschaft des menschlichen Geistes. Das »Ich«, das wir introspektiv wahrnehmen, kann von unseren äußeren Sinnen *auch* als physisches Objekt (bestehend aus Organen oder physiologischen Prozessen) wahrgenommen werden. Der Körper ist nicht der Geist. Körperliche Prozesse sind nicht intrinsisch mental; sie können sogar von Maschinen ausgeführt werden. Aus ebendiesem Grund sagen wir, dass der Geist *selbst* unbewusst sei. Bewusst sind lediglich unsere *Wahrnehmungen* dieser grundlegenden Prozesse – und darüber hinaus nehmen diese Wahrnehmungen zwei Formen an, von denen nur eine als »mental« bezeichnet wird. Der Geist ist also unauflöslich mit der Beobachtungsperspektive der Ersten Person verbunden. Dies ist die einzige Perspektive, in der alles, was wir beobachten, in einem Selbstgefühl wurzeln kann, das als Hintergrund dient und letztlich durch unser inneres Wissen, in einem Körper zu leben, erzeugt wird. Einem Computer kann man Bewusstsein nur verleihen, indem man ihn mit dieser Fähigkeit zum Selbstgewahrsein ausstattet, das in einem viszeralen Körper gründet.

Noch einmal zu einigen methodologischen Fragen

Am Schluss des 1. Kapitels haben wir behauptet, dass es für Wissenschaftler vorteilhaft sei, *Materie* zu erforschen – das heißt jenen Aspekt der Welt, den wir durch unsere äußeren Sinne wahrnehmen –, weil man mit Materie (beispielsweise mit Gehirnen) Experimente durchführen kann, die in Bezug auf subjektive Erfahrungen nicht realisierbar sind. Mittlerweile dürfte etwas klarer geworden sein, was wir damit meinten. Nur Materie – oder nur äußere Wahrnehmung – ist *mehreren Beobachtern* zugänglich, und infolgedessen bietet nur sie die Voraussetzung für reliable Beobachtungen. Das Risiko des *Beobachterbias*, das bei allein arbeitenden Beobachtern (wie Psychotherapeuten) auftritt, wird dadurch verringert. Die innere Welt eines Menschen aber kann nicht von verschiedenen Beobachtern erforscht werden. In ähnlicher Weise können wir unter dem äußeren Blickwinkel die mentalen Instrumente *nichtmenschlicher Säugetiere* studieren. Tiere können ihre Erfahrungen nicht verbal mitteilen. Aber wie wir in den folgenden Kapiteln sehen werden, hat die Neurowissenschaft vieles über die Funktionen des menschlichen Gehirns (und daher über die funktionelle Organisation unseres Geistes) gelernt, indem sie Erkenntnisse über andere Lebewesen, insbesondere Säuger, generalisierte. An Menschen hätten die einschlägigen Experimente niemals vorgenommen werden können.[11]

Diese beiden Beispiele (denen man mühelos weitere hinzufügen könnte) bringen uns zu unserem letzten wichtigen Punkt in diesem Kapitel. Dabei geht es schlicht um Folgendes: Wenn wir das Argument akzeptieren, dass der mentale Apparat gleichzeitig unter zwei verschiedenen Blickwinkeln beobachtet werden kann – nämlich erstens als materielles Objekt und zweitens als subjektives Gewahrsein –, dann liegt es auf der Hand, dass wir durch die Integration unserer beiden Untersuchungsmethoden nichts zu verlieren, sehr wohl aber etwas zu gewinnen haben. Wie die Allegorie von den Blinden und dem Elefanten zeigt, wird sich der wahre Charakter des psychischen Apparats nur offenbaren, wenn wir die beiden Perspektiven, in denen wir ihn beobachten, in ein einziges Set von Schlussfolgerungen einmünden lassen. Schlussfolgerungen, die wir auf der Grundlage subjektiver Daten ziehen (beispielsweise Daten, die wir durch die psychoanalytische Methode gewonnen haben), sind nur *eine* Art von Nachweis. Zudem sind diese Daten unter wissenschaftlichem Blickwinkel begrenzt. Andererseits sind subjektive Daten nicht zu unterschätzen; *sie liefern Hinweise, die unter keinem anderen Blickwinkel gewonnen werden können.* Damit sollte deutlich geworden sein, weshalb wir glauben, dass die von uns angestrebte Integration die eine Perspektive nicht auf die andere *reduziert.* Leichter nachvollziehbar ist für den Leser nun auch unsere Behauptung am Schluss des 1. Kapitels, dass das, was wir mit unseren »objektiven« wissenschaftlichen Augen sehen können, durch die Verbindung der unsichtbaren subjektiven Welt mit den sichtbaren Geweben des Gehirns um eine unschätzbar wertvolle Dimension bereichert wird.

3. Kapitel
Das Bewusstsein und das Unbewusste

Die folgenden Kapitel behandeln je unterschiedliche Aspekte des mentalen Lebens, denen die Neurowissenschaft in den vergangenen Jahren besondere Aufmerksamkeit gewidmet hat. Wir beginnen mit dem allgemeinsten Aspekt – dem Bewusstsein – und knüpfen damit direkt ans 2. Kapitel an.

Eine stille Revolution

Als einer der ersten Forscher überhaupt vertrat Freud (vor mehr als einhundert Jahren) die These, dass unser psychisches Leben vorwiegend *unbewusst* bleibe und das Bewusstsein lediglich eine *Eigenschaft eines Teils* der Psyche sei. Diese Ansicht war in der medizinischen Wissenschaft seiner Zeit heftig umstritten. Und auch *heute noch* entzünden sich an vielen Überlegungen, die Freud vor all diesen Jahren formulierte, heftige Diskussionen. Seine Beobachtung jedoch, dass unsere psychische Aktivität vorwiegend unbewusst bleibt, ist in der heutigen Kognitionswissenschaft im Großen und Ganzen anerkannt. Eine der fundamentalsten Neuerungen Freuds ist somit in den Mainstream der zeitgenössischen Wissenschaft eingeflossen. Das bedeutet freilich nicht, dass moderne Neurowissenschaftler alles akzeptierten, was Freud über das Unbewusste im *psychoanalytischen* Sinn gesagt hat. Dies aber steht auf einem anderen Blatt, dem wir uns später widmen werden. Vorerst beschränken wir unsere Betrachtung der für die bewusste und unbewusste psychische Aktivität zuständigen Hirnmechanismen auf die rein deskriptive Bedeutung dieser Begriffe.

Viele Kognitionswissenschaftler vertreten heute die Meinung, dass das Bewusstsein im geistigen und psychischen Leben nur eine *Nebenrolle* spiele und sich der Großteil unserer mentalen Operationen unbewusst vollziehe (eine detaillierte Darstellung haben Bargh und Chartrand, 1999, verfasst). Wenn man bedenkt, dass die Mainstream-Wissenschaftler der Psychoanalyse häufig feindselig gegenüberstanden, gibt sich in einem solchen Meinungsumschlag eine bemerkenswerte Entwicklung zu erkennen. Diese Veränderung hat zahlreiche Ursachen. Erkenntnisse und Einsichten der unterschiedlichsten Disziplinen und Unterdisziplinen haben die Neurowissenschaftler davon überzeugt, dass Freud in diesem Punkt Recht gehabt haben muss. Der dramatischste Nachweis beruht auf der klinischen Beobachtung hirnverletzter Patienten.

Blindsehen

Der Begriff **Blindsehen** (Weiskrantz, 1986) wird im Zusammenhang mit Patienten benutzt, die von einer Schädigung des visuellen Kortex der Hinterhauptslappen – des primären visuellen Kortex – betroffen sind. In dieser Hirnregion endet die Mehrzahl der von der Netzhaut ausgehenden Nervenfasern (siehe 1. Kapitel). Solche Patienten leiden unter »kortikaler Blindheit«; sie sind blind, weil jener Teil des Kortex, der das visuelle Bewusstsein erzeugt, funktionsuntüchtig geworden ist.[1] Blindheit bedeutet also in diesen Fällen, dass ein visuelles *Gewahrsein* fehlt. Wenn man einem solchen Patienten zum Beispiel einen Gegenstand vor die Augen hält und ihn fragt, was er sieht, antwortet er erwartungsgemäß: »Ich sehe gar nichts. Ich bin blind.« Streng genommen aber ist diese Antwort falsch. Der Patient setzt »sehen« mit »*bewusst* sehen« gleich. Den Unterschied zwischen Sehvermögen und bewusstem Sehvermögen kann man demonstrieren, wenn man denselben Patienten bittet, eine »forcierte Entscheidung« zwischen verschiedenen vorgeschlagenen Möglichkeiten zu treffen (wenn man ihn, anders formuliert, auffordert zu *raten*). Die Ergebnisse solcher Experimente zeigen, dass die Patienten überzufällig richtig raten. Das bedeutet, sie sehen –

verarbeiten visuelle Information –, ohne dies zu *realisieren* (siehe Weiskrantz, 1986). Sie sehen *unbewusst.* Dies geschieht, weil ein Teil der visuellen Information von der Netzhaut auf andere (intakt gebliebene) Bereiche des Kortex projiziert wird, die zwar kein visuelles *Bewusstsein* erzeugen, aber gleichwohl dafür gerüstet sind, die visuelle *Information*, die sie empfangen, zu verarbeiten. Anders formuliert: Diese Patienten verhalten sich – was die visuelle Information betrifft – wie die »Zombies«, die wir im 2. Kapitel erwähnt haben. Ihre Gehirne *berechnen* visuelle Information, aber sie besitzen kein visuelles Bewusstsein.

Implizites Gedächtnis

Das Gleiche kann auch mit anderen kognitiven Fähigkeiten passieren. Nicht selten büßen neurologische Patienten die Fähigkeit ein, neue Erinnerungen zu speichern. Dieser Zustand wird als *Amnesie* bezeichnet. Die Patienten erinnern sich (bewusst) an nichts, was sie nach dem Beginn ihrer Hirnerkrankung oder nach der Verletzung erlebt haben (siehe 5. Kapitel). Wenn man ihnen eine Liste von Wörtern vorliest, haben sie schon nach wenigen Minuten nicht nur die Worte vergessen, sondern sogar die Tatsache, dass man ihnen überhaupt etwas vorgelesen hat. Doch ähnlich wie im Fall der kortikalen Blindheit kann man auch diese Patienten erfolgreich anhalten, zu raten – mit dem Ergebnis, dass sie »zufällig« Wörter auswählen oder sich ausdenken, die auf der Liste gestanden haben. Ihre Trefferquote liegt dabei weit über dem Zufall. Wir können also nicht nur unbewusst *sehen*, sondern auch unbewusst *erinnern.* Der Fachterminus für diese unbewusste Form des Erinnerns lautet **implizites Gedächtnis** (im Unterschied zum bewussten Erinnern, dem **expliziten Gedächtnis**).

Split-brain-Untersuchungen

Bei so genannten **Split-brain**-Patienten wurde das *Corpus callosum* (der *Balken*, siehe 1. Kapitel) durchtrennt, um eine mit anderen

Methoden nicht zu behandelnde Epilepsie unter Kontrolle zu bringen. Die Verbindung zwischen der linken (sprach-dominanten) Hirnhälfte und der rechten Hemisphäre wird infolge dieses Eingriffs unterbrochen (siehe 8. Kapitel).

Wenn man solchen Patienten auf einer Leinwand ein Bild zeigt, das nur kurz aufscheint, kann man die rechte Hirnhälfte mit Informationen beliefern, zu denen die linke Hemisphäre keinen Zugang hat. Auf dieser Grundlage ist es möglich, das Verhalten des Patienten zu beeinflussen, ohne dass er dies bewusst registriert. In einem der berühmt gewordenen Fälle des Neurowissenschaftlers und Nobelpreisträgers Roger Sperry wurden pornografische Bilder zur isolierten rechten Hirnhemisphäre einer Patientin projiziert. Die Patientin errötete und begann zu kichern. Als Sperry sie fragte, weshalb sie so verlegen sei, wusste sie keine Erklärung. Dieser Fall (beschrieben in Galin, 1974, S. 573) illustriert, dass eine ganze zerebrale Hemisphäre Informationen »unbewusst« verarbeiten kann.

Der Fall zeigt auch noch etwas anderes, das für das Verständnis des Bewusstseins von entscheidender Bedeutung ist. Der visuelle Kortex von Sperrys Patientin war vollständig intakt. Das bedeutet, dass die pornografischen Bilder von jenem Teil ihrer rechten Hemisphäre, der für die Erzeugung des visuellen Bewusstseins zuständig ist, registriert wurden. Warum aber schien sie nicht zu wissen, was sie sah? Die Antwort auf diese Frage illustriert anschaulich, wie die »Funktionssysteme«, die wir im 2. Kapitel beschrieben haben, arbeiten. Es trifft zwar zu, dass der primäre visuelle Kortex (in beiden Hemisphären) in der Lage ist, einfaches visuelles Bewusstsein zu erzeugen, aber er tut dies nicht *im Zustand der Isolation.* Damit jemand bewusst über visuelle Eindrücke *nachdenken* kann, muss er seine visuelle Erfahrung in *Worte* umwandeln. Diese Fähigkeit geht verloren, wenn die linke (verbale) Hemisphäre von der ursprünglichen visuellen Erfahrung abgekoppelt wird. Wir müssen also zwischen zwei Ebenen oder Arten des Bewusstseins unterscheiden: zwischen **einfachem Gewahrsein** und **reflexivem Gewahrsein.** Das Beispiel zeigt darüber hinaus, dass die Funktion des reflexiven Gewahrseins eng mit der linken zerebralen Hemisphäre und infolgedessen mit *Worten* (oder, genauer, mit dem

»inneren Sprechen«) zusammenhängt. Wir werden diese komplexen Themen in diesem Kapitel noch einmal ein wenig ausführlicher behandeln (detailliert werden sie im 8. Kapitel beschrieben).

Die Tatsache, dass eine ganze Hirnhemisphäre (etwa die Hälfte des Vorderhirns) in gewisser Weise unbewusst funktionieren kann, wirft eine faszinierende Frage auf.

Wie hoch ist der bewusste Anteil unseres psychischen Lebens?

Es gibt verschiedene Möglichkeiten, die Frage nach dem Anteil des Bewusstseins an unserem mentalen Leben zu untersuchen, und jede dieser Möglichkeiten ergibt etwas andere Antworten. Sie alle aber zeigen, *dass das Bewusstsein nur einen sehr begrenzten Teil des menschlichen Geistes ausmacht.* Wenn man beispielsweise den Anteil des Bewusstseins mit dem Anteil an Information gleichsetzte, die wir in irgendeinem beliebigen Moment »erinnern« können, dann wäre der Leser wahrscheinlich überrascht zu erfahren, dass sich das Bewusstsein auf nicht mehr als *sieben Informationseinheiten* beschränkt. Es ist also kein Zufall, dass die meisten Telefonnummern aus etwa sieben Ziffern bestehen! Der Ziffernumfang (die Fähigkeit, eine Reihe zufällig ausgewählter Ziffern zu wiederholen) ist ein klinischer Standardtest, mit dem ein Aspekt des **Arbeitsgedächtnisses** überprüft werden kann. (Das »Arbeitsgedächtnis« ist gleichbedeutend mit der Fähigkeit, sich bewusst »Dinge zu merken«; siehe 5. Kapitel.) Wenn ein Patient nicht fähig ist, sich kurzfristig etwa sieben Ziffern einzuprägen, betrachtet man sein audio-verbales Arbeitsgedächtnis (das audioverbale Bewusstsein) als anomal. Offenbar merken wir uns visuellräumliche Information (Lokalisationsinformation) auf ähnliche Weise, allerdings ist dieser Aspekt des Bewusstseins noch eingeschränkter: Die meisten Menschen können sich nicht mehr als *vier* visuell-räumliche Informationseinheiten merken. (Diese Fähigkeit wird gewöhnlich getestet, indem man eine Reihe von Klötzen, die vor dem Patient verstreut auf dem Tisch liegen, antippt und ihn bittet, sich die Reihenfolge des Antippens einzuprägen.) Wenn man bedenkt, wie viele Tausende Informationsbruchstücke wir unentwegt verarbeiten, dann zeigt diese Methode, die Fähigkeit des Bewusstseins zu messen, wie ungemein begrenzt es tatsächlich ist. Der Löwenanteil an Informationen, die wir ständig verarbeiten müssen, wird offensichtlich im unbewussten Teil unserer Psyche prozessiert.

Eine andere Möglichkeit, die »Größe« des Bewusstseins einzuschätzen, besteht darin, seinen *Einfluss auf unser Verhalten* zu bestimmen. Inwieweit sind unsere Verhaltensweisen bewusst determiniert? In einem Forschungsbericht über die für diese Frage (und damit zusammenhängende Themen) relevanten Ergebnisse gelangten Bargh und Chartrand (1999) zu dem Schluss, dass 95 % unserer Aktivitäten unbewusst determiniert sind. Diese Art der Messung des Bewusstseins legt also nahe, dass es lediglich 5 % unseres Verhaltens erklärt.

Ungeachtet der Frage, mit welchen Methoden sie das Bewusstsein messen, stimmen die meisten modernen Neurowissenschaftler in diesem Punkt mit Freud überein: Lediglich ein sehr kleiner Teil unseres mentalen Lebens ist bewusst. Aber *wo* wird dieses Bewusstsein im Gehirn erzeugt? Und *wie* wird es mit geistigen Vorgängen verbunden? Und *warum*?

Der Kortex: Inhalte (oder Kanäle) des Bewusstseins

Einst war unbestritten, dass der *Kortex* der Sitz des Bewusstseins sei, weil Schädigungen verschiedener kortikaler Bereiche die Patienten so überaus offenkundig der jeweiligen Wahrnehmungsmodalität beraubten, deren Information zu diesen Regionen projiziert wird. Zum Beispiel ist das visuelle Bewusstsein vom visuellen Kortex (im Hinterhauptslappen) abhängig, das auditorische Bewusstsein vom auditorischen Kortex (im Schläfenlappen) und so weiter (siehe 1. Kapitel). Bewusstsein wurde deshalb traditionell bestimmten Zentren der kortikalen Einheit für das Empfangen, Analysieren und Speichern von Information zugeschrieben, die wir im 1. Kapitel erläutert haben. Man hat es nicht den peripheren Sinnesorganen selbst zugeschrieben, und zwar aus verschiedenen Gründen. Erstens sind diese Organe im Falle der kortikalen Blindheit, kortikalen Gehörlosigkeit usw. intakt. Noch wichtiger aber ist zweitens, dass sich Patienten, die einen peripheren sensorischen Verlust *erwerben* (das heißt, nicht blind oder gehörlos *zur Welt gekommen* sind), eine *mentale Vorstellung* in der betreffenden Modalität bewahren. Peripher blinde Menschen sind beispielsweise weiterhin in der Lage, visuell zu träumen. Entsprechend erzeugt die direkte Stimulation des modalitätsspezifischen Kortex bewusste Sensationen in der relevanten Modalität, selbst wenn das periphere Sinnesorgan, das sie projiziert, vollständig zerstört ist.

Wir haben bereits gesagt, dass visuelles *Bewusstsein* nicht gleichbedeutend ist mit visueller *Verarbeitung* (das Gleiche gilt natürlich auch für die übrigen Modalitäten). Blindsichtige Patienten können gerade deshalb unbewusst »sehen«, weil nicht die gesamte kortikale visuelle Verarbeitung bewusst ist. Auf dieser Grundlage haben Neurowissenschaftler die kortikalen Regionen, die die verschiedenen Modalitäten bewusster Wahrnehmung erzeugen, noch präziser identifizieren können. Wir wissen auch (siehe oben), dass andere, vorwiegend auf der Sprache beruhende Mechanismen notwendig sind, damit Patienten über die einfachen Erfahrungen, die durch diese unimodalen Rindenfelder erzeugt werden, *nachdenken* (das heißt, die Erfahrung in ein Gewahrsein der Erfahrung transformieren) können. Diese kortikalen Mechanismen sind für die Erzeugung des reflexiven (im Unterschied zum einfachen) Bewusstseins verantwortlich.[2] Ins Bewusstsein geht folglich auch ein wichtiger Beitrag der funktionellen Einheit ein, die für die Programmierung, Steuerung und Kontrolle von Aktivität zuständig ist (siehe 1. Kapitel).

Die Frage, *wo* Bewusstsein im Gehirn erzeugt wird, ist also offenbar nicht schwer zu beantworten. Aber selbst das »einfache Problem« ist *so* einfach nicht. Die Schlussfolgerungen, die wir bislang zusammengefasst haben, beruhen sämtlich auf einer Forschungstradition, die die Inhalte des Bewusstseins auf **Qualia** reduziert, welche sich aus der äußeren Wahrnehmung herleiten – Farben, Geräusche und so weiter –, oder auf Kombinationen solcher Qualia und vielleicht[3] aus Abstraktionen, die von ihnen abgeleitet werden. Es gibt jedoch noch eine zweite Sichtweise der Neurologie des Bewusstseins, und eigentlich ist es verwunderlich, dass die beiden Lehrmeinungen erst vor wenigen Jahren zusammengeführt wurden. Während sich die kortikale Tradition auf die *Inhalte* (oder Wahrnehmungsqualitäten) des Bewusstseins konzentriert, richtet die zweite ihr Augenmerk auf die *Ebene* (oder den *Zustand*) des Bewusstseins (diese Begriffe wurden im 1. Kapitel erläutert).

Der Hirnstamm: Ebenen (oder Zustände) des Bewusstseins

Der Zustandsaspekt des Bewusstseins ist derjenige, mit dem Anästhesisten vorrangig zu tun haben. Sorgen bereitet er auch den Angehörigen von Verkehrsunfallopfern, die *bewusstlos* sind, weil sie im Koma liegen. Der Begriff »Bewusstsein« bezieht sich in diesem Kontext auf den *globalen Zustand des Wachseins, des bewussten und aufmerksamen Wahrnehmens*. Der Zustand des Bewusstseins ist eine Hintergrundsebene des Gewahrseins – ein »globaler Arbeitsraum« (Newman und Baars, 1993), in dem die spezifischeren Inhalte stattfinden. Er ist vergleichbar mit einem Blatt Papier, auf das die Inhalte des Bewusstseins geschrieben werden können. Dieser Aspekt des Bewusstseins wird gewöhnlich eher in Bezug auf *Quantität* denn auf Qualität beschrieben. In klinischen Situationen wird der Bewusstseinszustand nach einem 15-Punkte-Schema gemessen (der Glasgow-Coma-Scale). Der Verlust dieses Bewusstseinsaspekts infolge von Verkehrsunfällen (und Ähnlichem) wird nicht durch weiträumige Hirnschädigungen verursacht, die all die kortikalen Strukturen, die wir im vorangegangenen Abschnitt beschrieben haben, beeinträchtigen. Im Gegenteil: Nur eine sehr spezifische und eng umgrenzte Region des Gehirns ist betroffen. Und diese Region befindet sich mitnichten in der Hirnrinde.

Zahlreiche Befunde sprechen dafür, dass bestimmte Strukturen im *Hirnstamm* für die Erzeugung des *globalen Bewusstseinszustands* von entscheidender Bedeutung sind. Eine Gruppe von Strukturen, die vom Gehirninnern oberhalb der Medulla oblongata durch den Pons verläuft und durch das Mittelhirn in einen Teil des Thalamus aufsteigt, spielt hierbei eine besondere Rolle (siehe Abbildung 3.1). Man hatte zunächst nicht erkannt, dass diese sehr fest miteinander verbundenen Nuklei eigentlich getrennt sind, und bezeichnete sie aus diesem Grund ursprünglich als das **retikuläre Aktivierungssystem** (ein »reticulum« ist ein fortlaufendes Netzwerk). Heute können wir innerhalb dieses Systems, das nach wie vor die klassische retikuläre Formation mit einschließt, mehrere Kerne unterscheiden. Das »retikuläre« Aktivierungssystem wurde in den 1950er-Jahren von Giuseppe Moruzzi und Horace Magoun entdeckt und wird mittlerweile als **aufsteigendes Aktivierungssystem** oder als **erweitertes retikuläres und thalamisches Aktivierungssystem** (ERTAS) bezeichnet.

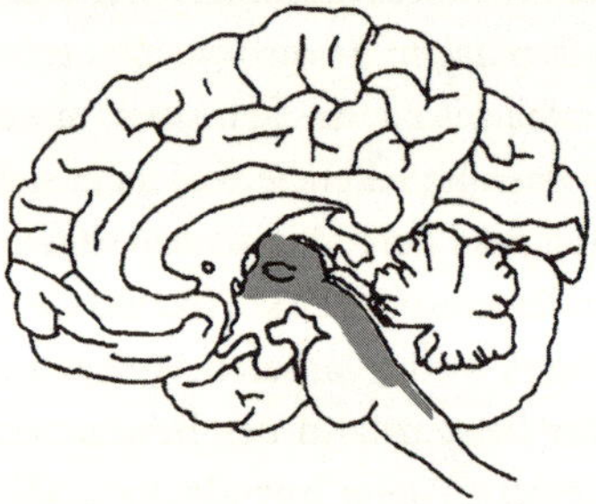

Abbildung 3.1: Das erweiterte retikuläre und thalamische Aktivierungssystem (ERTAS)

Der Hirnstamm besitzt ungefähr die Größe des menschlichen Daumens, und die erwähnten Kerne sind etwa so groß wie Streichholzköpfe. Es ist beeindruckend, dass Verletzungen einer so winzigen Hirnregion zu einer vollständigen Auslöschung des Bewusstseins führen und ein tiefes Koma verursachen. Auch bei Vollnarkosen geschieht wenig mehr, als dass mit dieser oder jener Methode der Output dieses winzigen Systems modifiziert wird. Wir könnten also mit Fug und Recht sagen, dass *diese* winzigen Nuklei das Bewusstsein beherbergen. Unter diesem Blickwinkel wird das Bewusstsein nicht durch spezifische kortikale Zonen erzeugt, sondern vielmehr dadurch, dass diese tief im Innern des Gehirns gelegenen Strukturen spezifische kortikale Zonen *aktivieren.* Viele Fragen, die mit dem Unterschied zwischen bewusster und unbewusster Informationsverarbeitung zusammenhängen, könnten demnach eine Erklärung in der selektiven Richtung der Aufmerksamkeit (das heißt, der Aktivierung des Hirninneren) auf die jeweiligen kortikalen Zonen und von ihnen weg finden.

Bewusster »Zustand« ist die Wahrnehmung von …?

Wir verdanken die Integration dieser beiden Traditionen, die sich der Erforschung der neuronalen Grundlage des Bewusstseins gewidmet haben, der Pionierarbeit eines Neurologen namens Antonio Damasio. In einem seiner Bücher, *Ich fühle, also bin ich*, stellt Damasio folgende Frage: Wenn die Qualia des Bewusstseins sich von den äußeren Wahrnehmungsmechanismen herleiten, woher leitet sich dann der quantitative Bewusstseinsaspekt her? Wir wissen, dass der Inhalt des Bewusstseins die Aktivierungsmuster kortikalen Gewebes repräsentiert, die auf Veränderungen in der äußeren Welt reagieren; *repräsentiert* aber die Ebene oder der Zustand des Bewusstseins, der durch den tiefen Hirnstamm erzeugt wird, irgendetwas, oder hat er irgendeine *Bedeutung?*

Zum ERTAS gehören bestimmte Nuklei des Thalamus, Teile des Hypothalamus, das ventro-tegmentale Areal, die parabrachialen Kerne, das periaquäduktale Grau, der Nucleus locus coeruleus, die Raphekerne und die retikuläre Formation im eigentlichen Sinn (Abbildung 3.2). Die meisten dieser Strukturen wurden bereits im 1. Kapitel erwähnt, wo wir sie als Kernbestandteile jener Funktionseinheit beschrieben haben, die für die Steuerung des kortikalen Tonus und Wachheitsgrades zuständig ist.

Im 1. Kapitel haben wir auch erwähnt, dass diese Kerne die Quellzellen für Neurotransmittersysteme enthalten, die weit hinein ins Vorderhirn projizieren. Sie sind nicht nur für Anästhesisten, sondern auch für Psychiater von erheblichem Interesse. Der Grund, weshalb sich Psychiater für diese Kerne (die jeweils unterschiedliche Funktionen erfüllen) so sehr interessieren, wird auf den folgenden Seiten ersichtlich werden. Im 4. Kapitel werden wir ihn im Zusammenhang mit Emotion und Motivation detaillierter erörtern. Einige der wichtigen Neurotransmitter, die von diesen Zellen ausgeschüttet werden, sind Dopamin, Serotonin, Norepinephrin, Histamin und Azetylcholin (siehe 1. Kapitel).

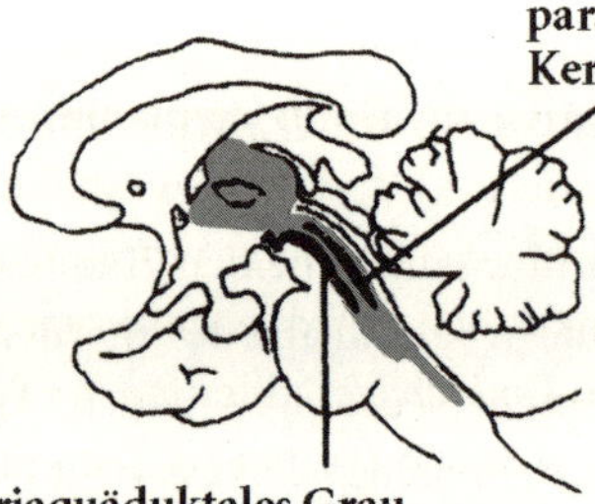

Abbildung 3.2: Einige Nuklei des erweiterten retikulären und thalamischen Aktivierungssystems (ERTAS)

Zwei Informationsquellen, noch einmal im Rückblick

Auf seiner Suche nach dem *Quelleninput* dieser »zustandsabhängigen« Zellen des Hirnstamms stieß Damasio auf ein gewaltiges Wissenscorpus, dem die psychiatrischen Disziplinen zuvor kaum Interesse abgewonnen hatten. All die oben genannten Kernhirnnuklei sind zentral an der *Modulierung und Regulierung unserer viszeralen Zustände beteiligt:* der Temperaturregulierung, dem Glukose-(Blutzucker-)stoffwechsel und so weiter. Ihr Quelleninput sind Informationen über den Zustand des inneren Milieus, die nicht nur über die klassischen Neurotransmittersysteme gesendet werden, sondern auch direkt über Hormone, die in den Blutstrom und in den Kreislauf der Gehirn-Rückenmark-Flüssigkeit gelangen (siehe 1. Kapitel). Auf dieser Grundlage zog Damasio (1999b) folgende einfache Schlussfolgerung: Während der »Inhalt« des Bewusstseins mit den posterioren kortikalen Kanälen zusammenhängt, die die Außenwelt monitorieren, ist der

»Zustand« des Bewusstseins das Produkt des aufsteigenden Aktivierungssystems des Hirnstamms, welches das innere Körpermilieu monitoriert. Das heißt: Die Inhalte des Bewusstseins repräsentieren Veränderungen in den kortikalen Zonen, die sich aus den äußeren Wahrnehmungsmodalitäten herleiten, während der Bewusstseins*zustand* Veränderungen der Situation unseres Körperinneren repräsentiert.

Ebenso wie die Assoziationszonen des posterioren Kortex äußere Wahrnehmungsinformation nicht nur empfangen und analysieren, sondern sie darüber hinaus auch speichern, enthalten diese tiefer liegenden, nach innen gerichteten Netzwerke repräsentationale »Karten« unserer viszeralen Funktionen. Und ebenso wie die Inhalte des Bewusstseins nicht allein *konkrete* Veränderungen in der äußeren Welt widerspiegeln, sondern auch *Gedanken*aktivität (innerlich erzeugte Bilder), sind Schwankungen des Bewusstseinszustands nicht nur Reaktionen auf *tatsächliche* viszerale Vorgänge (zum Beispiel auf ein Absinken der Kerntemperatur des Körpers oder auf einen Anstieg des Blutzuckers), sondern auch auf die Veränderungen in den Netzwerken, die diese Funktionen *repräsentieren*, gleichgültig, welche Quelle diese Veränderungen haben. Bewusster Zustand wird durch einen *virtuellen* Körper generiert. Wie wir im 1. Kapitel gezeigt haben, ist außerdem zu bedenken, dass diese Strukturen nicht nur Information *wahrnehmen*, die sich aus der äußeren beziehungsweise der inneren Welt herleitet, sondern dass sie auf diese Information auch *einwirken* und dadurch ihre Quellen modifizieren.

Der Hintergrund»zustand« des Bewusstseins bedeutet oder repräsentiert also etwas. Er repräsentiert »Sie« – die elementarste *Verkörperung* Ihrer »selbst«. Mehr noch, er repräsentiert Ihren augenblicklichen Zustand: »Das bin ich, ich bin dieser Körper, *und ich fühle mich im Moment so und so.*« Der Hintergrundzustand des Bewusstseins ist also alles andere als qualitätslos, sondern im Gegenteil *voller* Bedeutung und Gefühl – ja, er bildet die Grundlage der persönlichen Bedeutung und des persönlichen Fühlens. Dieser Aspekt des Bewusstseins »repräsentiert« Sie nicht nur, sondern informiert Sie auch darüber, wie es Ihnen geht.

Die Funktion des Bewusstseins: die Integration zweier Welten

Ganz plötzlich erhält die Funktion des Bewusstseins – die vor wenigen Seiten noch kaum fassbar schien – ihren Platz. Wie sollten Sie ohne Ihr Bewusstsein wissen, wie Sie sich fühlen? *Das* ist die Funktion des Bewusstseins. Sie ist nicht nur intrinsisch introspektiv (wie wir im 2. Kapitel gesagt haben), sondern ist vielmehr auch intrinsisch *evaluativ*. Sie *bewertet*. Sie sagt uns, ob etwas »gut« oder »schlecht« ist; und sie tut dies, indem sie bewirkt, dass sich Dinge gut oder schlecht (oder mittelmäßig) *anfühlen*. *Ebendies* ist die Funktion des Bewusstseins. (Und dies ist der Grund, weshalb sich Psychiater für die Modifizierung der chemischen Outputs dieser zentralen Hirnstammkerne interessieren.)

Die Bewertungsfunktion unseres Bewusstsein»zustands« entspringt in den Monitorierungsstrukturen des Hirnstamms, die unseren viszeralen Zustand kontrollieren. Diese Funktion unseres Bewusstseins ist daher von Grund auf biologisch. Ihr evolutionärer Nutzen liegt auf der Hand: Wie lange würden wir überleben, wenn es uns nicht möglich wäre, die heikle und sensible Ökonomie des inneren Milieus unseres Körpers zu überwachen? Wie bereits im 1. Kapitel erwähnt, können die organischen Systeme unseres Körpers nur innerhalb eines sehr schmalen Bereichs von Sollwerten – für die Körpertemperatur, den Blutzuckerspiegel usw. – angemessen funktionieren. Die basalste Funktion des Bewusstseins besteht folglich darin, den Zustand dieser homöostatischen Systeme zu überwachen und uns mitzuteilen, ob sie (sprich: ob »Sie«) »zufrieden« sind oder nicht.

Die körperliche Selbstmonitorierung ist jedoch nur die elementarste Funktion des Bewusstseins. All unsere lebenswichtigen inneren Bedürfnisse können nur in der äußeren Welt befriedigt werden. Der innere Bewusstseinszustand (der uns vor allem sagt, welche Bedürfnisse wir im Augenblick haben) muss deshalb mit dem augenblicklichen Zustand der Welt, die uns umgibt, in Verbindung gebracht werden. Wenngleich es, wie wir sahen, nicht *notwendig* ist, sich der äußeren Umwelt bewusst zu sein, um sie wahrnehmen zu können, ist es gleichwohl hilfreich. Es ist nützlich, wenn man beispielsweise sagen kann: »Ich fühle mich *so und so* (hungrig), und deshalb möchte ich *das, was dort liegt*, essen«, oder: »Ich fühle mich *so und so* (verärgert), weil das Ding da drüben mich gebissen hat.« Auf diese Weise wird das Bewusstsein – das heißt *Wert* – an *Objekte* gebunden, die wir infolgedessen als »gut« oder »schlecht« wahrnehmen. Das Bewusstsein ist nicht nur, was Sie fühlen, sondern auch, was sie *in Bezug auf etwas* fühlen.

Auch wenn die evolutionäre »Bewusstseinsdämmerung« im rudimentären biologischen Sinn rein introspektiv war, wurde das Bewusstsein wahrscheinlich rasch generalisiert, sodass auch unsere äußeren Wahrnehmungsmodalitäten mit Gefühlen (mit Bewusstsein) besetzt wurden. Unsere äußere Wahrnehmung wurde dadurch verändert: Aus einer Reihe (unbewusster) informationsverarbeitender Kanäle wurde etwas, das die reiche Textur der Wahrnehmungs*qualitäten* (bewusste Anblicke, Geräusche, Gerüche usw.) hervorbringt, die wir nun erleben können. Dies stimmt mit der anatomischen Tatsache überein, dass der Output der tiefen Hirnstammnuklei, um die es uns hier geht, sehr weit ins Vorderhirn gesendet wird, sowie mit der physiologischen Tatsache, dass eine solche Aktivierung »von unten nach oben« notwendig ist, damit höhere kortikale Prozesse bewusst werden können.

Damasio (1999b) gelangt daher zu dem Schluss, dass Bewusstsein mehr ist als das bloße Gewahrsein unserer inneren Zustände; es besteht vielmehr aus fluktuierenden *Kopplungen* des augenblicklichen Selbst-Zustandes mit dem augenblicklichen Zustand der Objektwelt. Jede Bewusstseinseinheit knüpft eine Verbindung zwischen dem Selbst und den Objekten. Diese momenthaften »Einheiten« bewusster Zeit werden wahrscheinlich durch die rhythmischen Schwingungen erzeugt, die wir im 2. Kapitel erläutert haben (zum Beispiel die 40-Hertz-Schwingung, die für das visuelle Bewusstsein charakteristisch ist). Diese Schwingungen werden durch Aktivierungsimpulse des Kortex hervorgerufen, die von den tief gelegenen »retikulären« thalamischen Kernen ausgehen. Dadurch werden die beiden Spielarten (oder Quellen) des Bewusstseins viele Male pro Sekunde miteinander gekoppelt. Auf ebendiese Weise erzeugen wir »das Gefühl dessen, was geschieht«.[4] Bewusstsein besteht also aus Gefühlen (Bewertungen), die auf das, was in unserer Umwelt passiert, projiziert werden. Oder anders formuliert: Bewusstsein ist das aus dem als Hintergrundmedium wirkenden Selbstgewahrsein hervorgehende Gewahrsein dessen, was um uns herum geschieht. Man beachte vor allem, dass diese Erklärung des Bewusstseins das Bindungsproblem und das Homunkulusproblem löst (siehe 2. Kapitel). Die verschiedenen »Kanäle« des Bewusstseins werden durch den Hintergrund»zustand« des Bewusstseins gebunden. Er ist der »Homunkulus«: Das kleine Wesen in Ihrem Kopf ist eine Projektion Ihres Körperselbst im wörtlichen Sinn.

Damasio bezeichnet diesen Kopplungsmechanismus als »**Kernbewusstsein**«. Wir werden uns sogleich einigen weiteren Schwierigkeiten zuwenden, die mit dem Bewusstsein zusammenhängen. Zunächst aber sind zwei interessante Randbemerkungen angebracht.

Damasio und Freud

Im 2. Kapitel haben wir Freuds Verständnis der beiden Wahrnehmungsoberflächen des Bewusstseins (Freud, 1940a [1938]) kurz zusammengefasst. Die Ähnlichkeit zwischen Freuds Modell und der Konzeptualisierung Damasios, die wir soeben beschrieben haben, ist in der Tat verblüffend. Als einer der Autoren dieses Buches (M. S.) Damasio auf diese tiefe Übereinstimmung hinwies, antwortete er in einem publizierten Kommentar: »Meiner Meinung nach können wir sagen, dass Freuds Erkenntnisse über die Beschaffenheit des Bewusstseins mit den am weitesten entwickelten Sichtweisen der zeitgenössischen Neurowissenschaft vereinbar sind« (Damasio, 1999a, S. 38; siehe auch Crick und Koch, 2000). Zwischen Damasios neurowissenschaftlicher Theorie und Formulierungen anderer psychoanalytischer Theoretiker gibt es ebenfalls zahlreiche Berührungspunkte. Hier zeichnen sich also viel versprechende Wege für gemeinsame Forschungsprojekte der beiden Disziplinen ab (siehe 10. Kapitel).

Vom Bewusstsein in Maschinen und nichtmenschlichen Säugetieren

Wenn man über das Problem des Bewusstseins in der von Damasio vorgeschlagenen Weise nachzudenken beginnt, wirkt die Frage, ob eine Maschine bewusst sein kann oder nicht, eher lächerlich. Eines Tages wird diese Frage vermutlich nur noch von Menschen gestellt werden, denen die grundlegenden neurowissenschaftlichen Fakten über das Bewusstsein unbekannt sind. Eine der wichtigsten Eigenschaften des Bewusstseins ist die Tatsache, dass es *verkörpert* ist, dass es uns über den Zustand unseres Körpers in Bezug auf das, was um uns herum geschieht, informiert. Darüber hinaus hat sich dieser Mechanismus offenbar nur deshalb entwickelt, weil Körper *Bedürfnisse* haben. Das Bewusstsein wurzelt daher tief in einem uralten biologischen *Bewertungssystem*. Diese Bewertungen sind das, was die Gefühle *sind*, und Bewusstsein *ist* Fühlen. Deshalb ist es sehr schwierig, sich vorzustellen, wie, warum und wo eine körperlose Maschine Bewusstsein erzeugen sollte. Dies schließt die Möglichkeit eines artifiziellen Systems mit selbstmonitorierenden Eigenschaften nicht aus. Wenn dieses System aber tatsächlich *Gefühle* generieren sollte, müsste das *Selbst*, das es monitoriert, *ein Körper* sein (nach Möglichkeit mit einer langen Evolutionsgeschichte).

Diese Überlegung hat auch für die Frage, inwieweit andere Lebewesen über Bewusstsein verfügen, interessante Implikationen. Sie legt nahe, dass jedes Tier mit einem Hirnstamm, der ähnlich beschaffen ist wie der menschliche – das heißt, mit einem Hirnstamm, der viszerale Prozesse moduliert und seinen Output an den Kortex sendet –, wahrscheinlich bewusstseinsbegabt ist. Nun, *alle Säugetiere* besitzen einen Hirnstamm mit Kernen, die ähnlich wie beim Menschen strukturiert und miteinander verbunden sind – diese Hirnstammnuklei schütten sogar die gleichen chemischen Stoffe aus (und senden sie an etwa die gleichen Orte) wie ihre menschlichen Pendants. Daher haben wir gute Gründe anzunehmen, dass Hunde, Katzen, Delfine, Wale – ja, sogar Laborratten und -mäuse – ein »Kernbewusstsein« besitzen. Das bedeutet, dass alle Säugetiere unsere elementaren (biologisch verwurzelten) Bewertungen teilen. Es sind die gleichen elementaren Dinge, die einer Maus und einem Menschen ein »gutes« oder »schlechtes« Gefühl vermitteln. Im 4. Kapitel werden wir sehen, dass Mäuse nicht weniger als Menschen auf die Aussicht, ein Bedürfnis befriedigen zu können, mit lustvoller Erregung reagieren; ebenso wie der Mensch reagieren sie auf die Anwesenheit eines Feindes mit Angst, sie werden wütend, wenn sie nicht bekommen können, was sie haben wollen, und traurig, wenn man sie von den Artgenossen trennt, denen sie sich besonders verbunden fühlen, usw. Die Anerkennung dieser Fakten hat für die Menschheit wichtige Implikationen.[5]

Es gibt jedoch »höhere« Bewusstseinsebenen, an denen neurale Strukturen beteiligt sind, die andere Säugetiere *nicht* besitzen. Infolgedessen werden sich die *kognitiven Aspekte* ihres Bewusstseins vermutlich recht drastisch von unserem Erleben unterscheiden.

Erweitertes Bewusstsein

Damasio fasst diese höheren kognitiven Aspekte des Bewusstseins unter dem Begriff »**erweitertes Bewusstsein**« zusammen. Nahezu alle Bewusstseinstheoretiker unterteilen das Bewusstsein nach ähnlichen Kriterien. Was Damasio als Kernbewusstsein bezeichnet, entspricht in etwa dem **einfachen** oder **primären Bewusstsein,** das andere Theoretiker beschreiben; und Damasios erweitertes Bewusstsein ähnelt dem, was häufig als **reflexives** oder **sekundäres Bewusstsein** bezeichnet wird. All diese Begriffe verweisen auf ein »Bewusstsein des Bewusstseins«. Das heißt, sie bezeichnen nicht nur das Gewahrsein dessen, was Sie in diesem Augenblick empfinden, sondern auch das Gewahrsein, *dass* Sie dieses oder jenes gerade jetzt empfinden.

Dieser Bewusstseinsaspekt betrifft nicht nur die *Wahrnehmung* an sich; er beinhaltet zudem das *Nachdenken* über Wahrnehmungen (oder das Denken *mit* Wahrnehmungsbildern). Auch dieses beschränkt sich nicht auf aktuelle Wahrnehmungen; man kann ebenso wohl über die Reste *früherer* Wahrnehmungen nachdenken (oder mit ihnen denken). Obwohl diese Funktionen des erweiterten Bewusstseins vermutlich nicht humanspezifisch sind, sind sie beim Menschen mit Sicherheit weit höher entwickelt als bei anderen Säugetieren, selbst im Vergleich mit unseren nächsten Verwandten unter den Primaten (siehe 9. Kapitel).

Das erweiterte Bewusstsein beruht in hohem Maße auf dem *Kortex* und insbesondere auf dem *Assoziations*kortex. Es hängt in erster Linie von dem funktionellen Beitrag der *Sprachzonen der linken Hirnhemisphäre* und – vor allem – von dem »Überbau« ab, den die *Präfrontallappen* bilden. Diese Gehirnregion ist beim Menschen wesentlich weiter entwickelt als bei anderen Säugetieren. Sie bildet die Einheit, die für die Programmierung, Regulierung und Kontrolle von Aktivität zuständig ist (siehe 1. Kapitel), und besitzt deshalb die Fähigkeit, die Einheiten des Kernbewusstseins, die ursprünglich in den posterioren kortikalen und paralimbischen Bereichen repräsentiert (wahrgenommen und gespeichert) werden, zu re-repräsentieren. Dies ermöglicht es uns, unsere bewussten Erfahrungen zu reflektieren, über sie nachzudenken und sie zu erinnern – statt sie lediglich von Augenblick zu Augenblick zu leben.

Wir haben gesagt, dass die Fähigkeit des Menschen, sich seines Bewusstseins bewusst zu sein, und insbesondere die Fähigkeit, konkrete Wahrnehmungen in abstrakte Konzepte zu transformieren, in sehr hohem Maße von unserer *Sprach*fähigkeit abhängt. Die Sprache ermöglicht es uns, die Wahrnehmungsspur nicht nur eines *bestimmten* Objekts (zum Beispiel des visuellen Bildes des eigenen Vaters), sondern einer ganzen *Klasse* von Objekten (audio-verbale Spuren von *Worten* wie »Väter« oder »Mütter«) zu aktivieren. Darüber hinaus befähigt sie uns, bewusst über die *Beziehungen zwischen* konkreten Dingen nachzudenken und dabei Verben (»mein Vater *liebt* mich«) und Abstraktionen (»er ist größer, älter und klüger *als* ich«) zu benutzen.

Erweitertes Bewusstsein und Gedächtnis

Das erweiterte Bewusstsein bewirkt, dass sich unser Gewahrsein auch über die Zeit erstreckt. Das Gewahrsein dessen, was geschieht, ist immer zugleich beeinflusst durch ein Gewahrsein dessen, was *zuvor* geschah. Wenn zum Beispiel das Kernbewusstsein den augenblicklichen Gewahrseinszustand »Ich lese dieses Buch« erzeugt, birgt es die Erinnerung an das in sich, was Sie vor einem Augenblick (am Anfang dieses Satzes) gelesen haben. Diese Fähigkeit, die es Ihnen ermöglicht, in dem, was Sie lesen, während des Lesens auch eine Bedeutung zu erkennen, beruht auf einem Aspekt des erweiterten Bewusstseins, der als »**Arbeitsgedächtnis**« bezeichnet wird (es wurde in diesem Kapitel bereits erwähnt). Die Wahrnehmung »Ich lese dieses Buch« enthält gleichzeitig eine Fülle impliziten Wissens, das sich aus Ihrem bisherigen Leben und Ihrer Lektüre generell herleitet. Dies sind die »**prozeduralen**« und »**semantischen**« Aspekte des Gedächtnisses, die uns normalerweise nicht bewusst werden. Es ist jedoch möglich, sich bestimmte Sonderfälle solcher früheren Erfahrungen explizit bewusst zu machen (indem Sie sich zum Beispiel an ein anderes Buch mit ähnlicher Thematik erinnern, das Sie vor einigen Jahren gelesen haben). Die Aktivierung solcher Erinnerungen beruht auf einem Aspekt des erweiterten Bewusstseins, den die Neurologen als »**episodisches Gedächtnis**« bezeichnen (Erinnerungen an frühere Situationen des »Selbst in Beziehung zu Objekten«). Diese Art des Gedächtnisses wird durch Läsionen des Hippokampus zerstört, die jene Form der Amnesie hervorrufen, die wir in diesem Kapitel bereits erörtert haben. (Ausführlicher werden diese Themen im 5. Kapitel dargestellt.)

Die Möglichkeit, auf ein reiches Arsenal von Erinnerungen zugreifen zu können, ist die Voraussetzung für die Entwicklung dessen, was Damasio (1999b) als »**autobiografisches Selbst**« bezeichnet. Dieser Aspekt des »Selbstsinns« liegt dem flüchtigen »Selbst«-Gewahrsein zugrunde – und erweitert es maßgeblich –, das die Basis des Kernbewusstseins konstituiert. Psychoanalytisch formuliert könnte man das Kern»selbst« als eine Wahrnehmung des augenblicklichen Zustands des »Es« beschreiben, während das erweiterte, autobiografische »Selbst« mit dem »Ich« in eins fällt. Das »autobiografische Selbst« beruht auf den Erfahrungen der Vergangenheit, aber diese Manifestation des erweiterten Bewusstseins ermöglicht es auch, sich die *Zukunft* vorzustellen (und sie zu planen). Dieser (Feedforward-) Aspekt des erweiterten Bewusstseins hängt ebenfalls aufs Engste mit den Funktionen der Präfrontallappen zusammen.

Zu erwähnen ist noch ein letzter, nämlich hierarchischer Aspekt des erweiterten Bewusstseins. Wenn das Kernbewusstsein zerstört wird, geht zwangsläufig auch das erweiterte Bewusstsein verloren. Dies wissen wir aus Untersuchungen des Komas, der Narkose und bestimmter Formen von Epilepsie. Somit stellt das Kernbewusstsein zwar eine Voraussetzung des erweiterten Bewusstseins dar, das Gegenteil aber trifft nicht zu. Aspekte des erweiterten Bewusstseins können zerstört werden, ohne dass das Kernbewusstsein mit betroffen ist. Unter solchen Umständen ist das erweiterte Bewusstsein auf diese oder jene Weise »verzerrt«, da die intakt gebliebenen Systeme den Ausfall eines wichtigen psychischen Prozesses zu bewältigen versuchen. Dies kann auf verschiedenerlei Weise geschehen, weil das erweiterte Bewusstsein vielfältige höhere kognitive Prozesse einsetzt, die über zahlreiche Hirnregionen verteilt sind. Die Tatsache, dass das Kernbewusstsein bei einer fokalen Schädigung dieser höheren Regionen intakt bleibt, bestätigt seinen Status als *fundamentale* Grundlage des Bewusstseins.

Das Unbewusste

Was bliebe übrig, wenn wir *all* die Strukturen abtragen könnten, die neuronale Korrelate des Bewusstseins bilden? Rein *deskriptiv* gesprochen, wäre der Rest »das Unbewusste«. Aber dieses »Unbewusste« würde sich keineswegs wie *das* Unbewusste der Freud'schen Psychologie verhalten. Wir hätten es nicht mit einem Siedekessel von Triebimpulsen zu tun. In *realen* Fällen, in denen das Bewusstsein eines Menschen vollständig ausgelöscht wurde, liegt der Patient im Koma, und es gibt keinerlei Anzeichen für ein psychisches Leben bewusster *oder* unbewusster Art. Dies ist zum Teil darauf zurückzuführen, dass der Verlust des Bewusstseins in solchen Fällen mit der Zerstörung von tief liegenden Hirnstammnuklei zusammenhängt, die jene Funktionen erfüllen, die Freud dem »Es« zuschrieb. Die fehlende mentale Aktivität resultiert daher aus fehlender »Triebkraft« (siehe 1. Kapitel); dieser Zusammenhang entspricht der soeben skizzierten Hierarchie.

Gibt es überhaupt einen Teil des Gehirns, der das »bewusste« System, wie Freud es verstand, verkörpert und dessen Zerstörung die Funktionen freisetzt, die er dem System »Unbewusst« zuschrieb? Zweifellos, doch bevor wir diesen Teil beschreiben können, müssen wir uns einige Grundlagen der Freud'schen Theorie ins Gedächtnis rufen.

Eine historische Nebenbemerkung über das dynamische Unbewusste

Es ist wichtig, sich vor Augen zu führen, dass Freud seine ursprüngliche Überlegung, die psychischen Funktionen in das System Bewusst (*Bw*, Bewusst und *Vbw*, Vorbewusst[6]) und das System Unbewusst (*Ubw*) zu unterteilen, *fallen ließ*. 1923 wurde ihm klar, dass der rationale, realitätsorientierte, ausführende Teil des psychischen Apparats keineswegs zwangsläufig bewusst, ja noch nicht einmal zwangsläufig bewusstseinsfähig ist (Freud, 1923b). Aus diesem Grund betrachtete er das Bewusstsein nicht als fundamentales Organisationsprinzip der funktionellen Architektur der Psyche. 1923 modifizierte er seine Karte des psychischen Apparats (siehe Abbildung 3.3) und schrieb die funktionellen Eigenschaften, die er zuvor mit dem »System *Bw-Vbw*« in Verbindung gebracht hatte, dem »Ich« zu – und lediglich ein geringer Teil der Ich-Aktivitäten ist diesem Modell zufolge bewusst (oder bewusstseinsfähig): Das Freud'sche Ich ist vorwiegend unbewusst. Seine zentrale funktionelle Eigenschaft ist die Fähigkeit der *Hemmung*, nicht die Bewusstseinsfähigkeit. Freud betrachtete diese Fähigkeit (die Triebenergien zu hemmen) als Grundlage all der rationalen, realitätsorientierten und ausführenden Funktionen. Die inhibitorische Fähigkeit dient als Grundlage dessen, was Freud als das Denken des »Sekundärprozesses« bezeichnete; ihm stellte er die ungehemmte mentale Aktivität gegenüber, die für den »Primärprozess« charakteristisch ist.

Diese Eigenschaft (und nicht etwa das Bewusstsein) verlieh dem Freud'schen Ich – dem »autobiografischen Ich« Damasios – die ausführende Kontrolle über die ansonsten automatischen, biologisch determinierten Funktionen des psychischen Apparats.

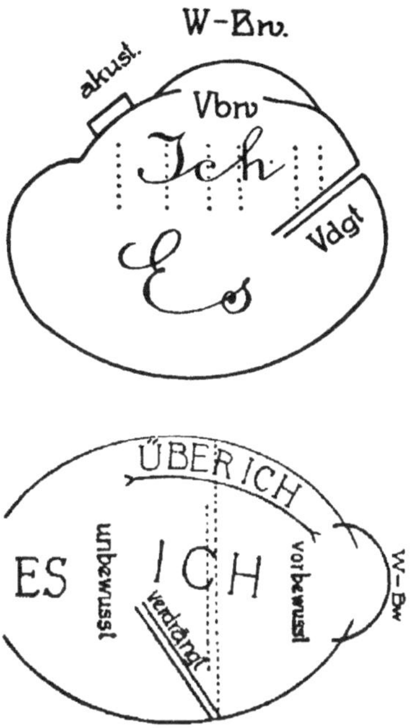

Abbildung 3.3: Freuds Strukturmodell des psychischen Apparats (oben: Freud, 1923b, S. 252; unten: Freud, 1933a, S. 85)

Wenn wir also nach einem Teil des Gehirns suchen, dessen Zerstörung die Funktionen freisetzt, die Freud dem »System *Unbewusst*« zuschrieb, suchen wir letztlich (1) eine Hirnregion, die nicht zwangsläufig (oder nicht zentral) mit den bewusstseinserzeugenden Funktionen der Psyche, aber (2) zentral mit ihren *hemmenden* Funktionen verbunden ist.

Noch einmal zu Phineas Gage

Der *ventromesiale Quadrant der Stirnlappen* wird diesen Kriterien mehr als jede andere Hirnregion gerecht (Abbildung 3.4). Eine bilaterale Schädigung in diesem Teil des Gehirns ruft tatsächlich einen mentalen Zustand hervor, der etliche Merkmale aufweist, die Freud als die »besonderen Eigenschaften des Systems *Ubw*« charakterisierte. Zu diesen funktionellen Eigenschaften zählte er: »*Widerspruchslosigkeit, Primärvorgang* (Beweglichkeit der Besetzungen), *Zeitlosigkeit* und *Ersetzung der äußeren Realität durch die psychische*« (Freud, 1915e, S. 286). Phineas Gage (siehe 1. Kapitel) erlitt eine *einseitige* Verletzung im ventromesialen Quadranten des linken Stirnlappens, und sein Verhalten wies infolgedessen mehrere dieser Besonderheiten auf. Eine Reihe schwererer Fälle mit *doppelseitiger* Schädigung in diesem Bereich wurde von Kaplan-Solms und Solms (2000) beschrieben.

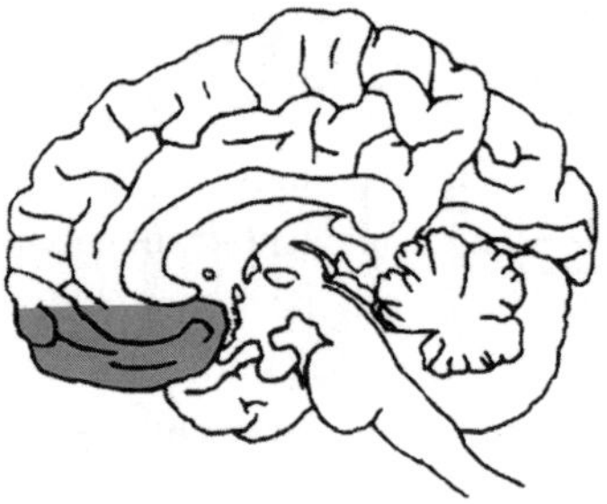

Abbildung 3.4: Der ventromesiale Quadrant der Stirnlappen

Widerspruchslosigkeit. Einer der Fälle, über die Kaplan-Solms und Solms berichten, betraf einen Engländer, der vor seinem Behandlung in einer neurologischen Rehabilitationsklinik mehrere Jahre lang im Ausland gelebt hatte. Zwanzig oder dreißig Jahre zuvor war ein naher Freund von ihm gestorben, als sich beide zusammen in Kenia aufhielten. Eines Tages berichtete der Patient den Stationsmitarbeitern aufgeregt, dass er einem seiner Freunde im Krankenhaus begegnet sei. »Es ist kaum zu glauben«, sagte er. »Phil Adams[7] ist hier, im selben Krankenhaus wie ich. Wissen Sie, der Kerl, von dem ich Ihnen erzählt habe – der vor zwanzig Jahren in Kenia gestorben ist; es ist wunderbar, ihn wiederzusehen.« Als man ihn fragte, wie Phil Adams in der Klinik sein könne, wenn er seit zwanzig Jahren tot sei, überlegte der Patient kurz und antwortete dann: »Ja, das wirft wahrscheinlich hochinteressante juristische Probleme auf – in dem einen Land ist er tot, und in einem anderen ist er am Leben.« Dieser Mann war durchaus in der Lage, zwei einander ausschließende Fakten für wahr zu halten.

Zeitlosigkeit. Eine weitere Patientin mit einer Läsion in der gleichen Hirnregion war vor dem Schlaganfall, mit dem man sie in die Klinik eingeliefert hatte, mehrmals stationär behandelt worden, unter anderem wegen einer Venenthrombose (im Bein). Außerdem war ihr Uterus entfernt worden. Diese Frau sah zwischen der aktuellen Klinikeinweisung und ihren früheren Krankenhausaufenthalten keinerlei Unterschied. Sie sprach, als sei sie wegen der Hysterektomie auf der neurologischen Station, um im nächsten Satz die Ansicht zu äußern, dass sie wegen einer Venenthrombose eingeliefert worden sei oder, alternativ, wegen eines Schlaganfalls. Ja, sie schien tatsächlich anzunehmen, dass sie sich in all den Krankenhäusern, in denen sie schon einmal gelegen hatte, gleichzeitig aufhielt – im King's College Hospital, im Royal Free Hospital und im Royal London Hospital. Eine Abfolge zeitlicher Ereignisse verschmolz zu einer einzigen Erfahrung.

Der Patient, dessen Freund Jahrzehnte zuvor gestorben war, entwickelte eine andere Art der Zeitlosigkeit. Seine Frau kam täglich um 17 Uhr zu Besuch, und aus diesem Grund glaubte der Patient ständig, dass es 17 Uhr sei – sogar unmittelbar nach dem Frühstück oder vor dem Mittagessen. Als ihn einer der Pfleger eines Morgens nach dem Frühstück zum xten Mal korrigierte, erblickte der Patient ein Hinweisschild an der Wand, auf dem »Rauchen verboten« stand. Das Schild zeigte einen roten Kreis mit einer diagonalen Linie. Der Patient hielt es für eine Uhr und gab zurück: »Sehen Sie doch … es ist *wirklich* 17 Uhr!«

Ersetzung der äußeren Realität durch die psychische Realität. In Fällen wie jenen, die wir soeben vorgestellt haben, behaupten sich die Erfordernisse der inneren Triebwelt gegenüber den durch die äußere Realität gesetzten Grenzen, sodass innere Wünsche an die Stelle äußerer Wahrnehmungen treten. Ein Beispiel für einen solchen Irrtum ist der Fall, in dem das »Rauchen verboten«-Schild zu einer Uhr *wurde*, die 17 Uhr zeigte, weil ebendies den Wünschen des Patienten entsprach. Seine innere Realität beherrschte seine äußere Wahrnehmung auf eine Weise, die wir unter normalen Umständen nicht zulassen. Ebenso verzerrte sein *Wunsch*, den toten Freund zu sehen (oder unter Freunden zu sein), seine *Wahrnehmung* eines fremden Menschen im Krankenhaus (dessen Gesichtszüge ihn wahrscheinlich an seinen Freund erinnert hatten). Selbst als ihm wieder einfiel, dass der Freund gestorben war, gelang es ihm, die äußere Evidenz beiseite zu schieben, um seinen Wunsch aufrechterhalten zu können.

Primärprozess (Beweglichkeit der Besetzungen). Wir können die für den Primärprozess charakteristische »Beweglichkeit der Besetzungen« als eine Situation definieren, in der Gefühle, die jemand für ein Objekt empfindet, ohne die angemessene Hemmung auf andere Objekte übertragen werden – gewöhnlich in Fällen, in denen die Objekte irgendein Merkmal (mitunter allerdings ein sehr oberflächliches) gemeinsam haben. Diese »Beweglichkeit der Besetzungen« wird in dem Beispiel deutlich, in dem der Patient einen Fremden mit einem vor langer Zeit verstorbenen Freund in eins setzt. Ein vielleicht noch besseres Beispiel stammt von einer Patientin, die ihren Ehemann klar erkannte, wenn er sie im Krankenhaus besuchte, und sich ihm gegenüber auch entsprechend verhielt. In seiner Abwesenheit aber bezeichnete sie regelmäßig ihren Zimmernachbarn als ihren Mann und behandelte ihn entsprechend. Auch hier ist die Wunscherfüllung klar erkennbar. Sie wünschte sich ihren Mann an ihre Seite. Wenn er sie besuchte, war alles in Ordnung; war er nicht bei ihr, konnte sie die äußere Realität mühelos ignorieren oder ihren Wünschen anpassen.

Abschließende Bemerkungen

Diese klinischen Phänomene lehren uns eine Reihe wichtiger Dinge über die Psyche und ihre Arbeitsweise. Vor allem aber demonstrieren sie, dass es im Prinzip *möglich* ist, die neurologischen Korrelate bestimmter traditioneller psychoanalytischer Konzepte zu finden und diese dadurch auf eine solide, organische Grundlage zu stellen. Die oben geschilderten Fälle zeigen, dass die Fähigkeit des »Ichs«, Triebstrebungen zu hemmen – die Grundlage vernünftigen, realitätsangepassten Verhaltens –, sehr eng mit den Funktionen der ventromesialen Frontallappen zusammenhängt. In den folgenden Kapiteln werden wir wiederholt auf Fragen eingehen, die diese Fälle aufwerfen, und gründlicher untersuchen, was das Verhalten solcher Patienten über die funktionelle Organisation des psychischen Apparats offenbart. Vorerst haben wir eine provisorische, grobe Karte von den neurologischen Korrelaten des *Bewusstseins* und des *Unbewussten* skizziert. Auf dieser Grundlage können wir uns im folgenden Kapitel genauer ansehen, was die moderne Neurowissenschaft über die »Triebe« zu berichten weiß.

4. Kapitel
Emotion und Motivation

Die eigentliche Antriebskraft unseres zielgerichteten Handelns ist die biologische Notwendigkeit, unsere Bedürfnisse in der Außenwelt zu befriedigen. Die Funktion des Bewusstseins, die wir im vorangegangenen Kapitel beschrieben haben, ist maßgeblich an der Erfüllung dieser Aufgabe beteiligt. Das »Kernbewusstsein« setzt Informationen über den augenblicklichen Zustand des Selbst zu den Gegebenheiten der äußeren Umwelt in Beziehung – der Quelle aller Objekte, die das Selbst benötigt, um seine inneren Bedürfnisse befriedigen zu können. Diese Information ist *bewusst*, weil sie *intrinsisch bewertend* ist; sie sagt uns, wie wir uns den Dingen gegenüber *fühlen*. Dies gilt insbesondere für den aus dem Innern hergeleiteten Aspekt des Bewusstseins – den bewussten »Zustand« –, der unser Hintergrundgewahrsein bildet. Dieses Hintergrundgewahrsein ist nicht nur quantitativer Art; es enthält immer auch ein spezifisches qualitatives »Gefühl«. Bewusstes Gewahrsein gründet daher in *emotionalem* Gewahrsein.

Was ist Emotion?

Emotion ähnelt einer Sinnesmodalität – einer nach innen gerichteten sensorischen Modalität, die als solche nicht über den Zustand der Objektwelt, sondern über den augenblicklichen Zustand des körperlichen Selbst informiert. Sie erweitert unsere bewusste Existenz um einen sechsten Sinn (eine sechste Modalität der »Qualia«). Emotion ist jener Aspekt des Bewusstseins, der übrig bliebe, wenn man alle aus der äußeren Welt stammenden Inhalte entfernte. Das heißt, wenn

Ihnen alle (aus aktuellen und früheren Wahrnehmungen hergeleiteten) sensorischen Eindrücke fehlten, wären Sie gleichwohl immer noch bewusst. Sie wären sich weiterhin Ihres inneren Zustandes gewahr – Ihres Kern*selbst.* Aristoteles war der Meinung, dass uns nur fünf Möglichkeiten zur Verfügung stünden, um die Welt wahrzunehmen – die klassischen fünf Sinne –, in Wirklichkeit aber umfasst die Welt mehr als die *äußere* Umwelt.

Emotion als nach innen gerichtete Wahrnehmungsmodalität

Der Emotions»sinn« ist anders organisiert als die nach außen gerichteten Sinnesmodalitäten. Dies liegt zum Teil daran, dass er keine kanalabhängige, sondern eine zustandsabhängige Funktion darstellt. Er spiegelt Veränderungen in Ihrem Körper wider, die den somatischen Kontrollstrukturen Ihres Gehirns mitgeteilt werden, und zwar nicht nur über diskrete informationsverarbeitende Kanäle, sondern auch über den allgemeinen Transport chemischer Substanzen, die durch den Blutkreislauf und die Zirkulation der Gehirn-Rückenmark-Flüssigkeit ins Hirn gelangen. Diese somatischen Kontrollstrukturen wiederum verteilen ihre Outputs in weiträumigen Bereichen des gesamten Vorderhirns, wobei sie eine globale »Massenwirkung« auf die informationsverarbeitenden Kanäle des Bewusstseins ausüben. (Im 3. Kapitel haben wir bereits erwähnt, dass diese Outputs nicht nur durch *tatsächliche* körperliche Vorgänge determiniert werden; die Hirnstrukturen, die den Körper abbilden, erzeugen einen *virtuellen* Körper, der jeder Art chemischer und anderer Einflüsse unterliegt.)

Emotion unterscheidet sich von den übrigen Sinnesmodalitäten auch deshalb, weil sie *nach innen gerichtet* ist. Nur *Sie selbst* können Ihre Emotionen empfinden. Dies gilt auch für das Bewusstsein im Allgemeinen (vgl. »Das Problem der anderen Psychen«, 2. Kapitel), auf unsere Emotionen aber trifft es in besonderer Weise zu. Und nicht allein die *Wahrnehmung* der Emotion ist subjektiv, sondern auch *das, was* sie wahrnimmt. Was Sie wahrnehmen, wenn Sie eine Emotion empfinden, ist Ihre *eigene subjektive Reaktion* auf einen Vorgang – nicht der Vorgang selbst. Emotion ist eine Wahrnehmung *des Zustands des Subjekts*, nicht der Objektwelt. Wenn Sie durch einen Blitz oder einen Donnerschlag erschreckt werden, haben Sie nicht den Blitz oder Donner emotional wahrgenommen (diese haben Sie mit Ihrem Gesichts- beziehungsweise Hörsinn *gesehen* und *gehört*); emotional wahrgenommen haben Sie vielmehr Ihre viszerale *Reaktion* auf diese Vorgänge. Das ist der Grund, weshalb ein und dasselbe Geschehen einen Menschen erschrecken kann und den anderen nicht.

Die Tatsache, dass bestimmte Vorgänge in nahezu *allen* Menschen ganz ähnliche Gefühle wecken, ist für unser Verständnis der neurobiologischen Mechanismen der Emotionen von größter Bedeutung. Auf diesen Punkt werden wir in Kürze noch einmal zurückkommen.

Karten des Körpers

Die Strukturen, die den *Kern* der emotionserzeugenden Systeme des Gehirns bilden, sind mit jenen identisch, die den Hintergrundzustand des Bewusstseins hervorbringen (siehe 3. Kapitel). Diese phylogenetisch alten Strukturen befinden sich in tief gelegenen Hirnregionen, nämlich in den mittleren und oberen Bereichen des Hirnstamms (siehe Abbildung 4.1). Zu ihnen zählen der Hypothalamus, das ventro-tegmentale Areal, die parabrachialen Kerne, das periaquäduktale Grau, die Raphe-Kerne, der gesamte Komplex des Nucleus locus coeruleus sowie die klassische retikuläre Formation. Wie im 3. Kapitel erläutert, sind all diese Strukturen an der Monitorierung und Regulierung der viszeralen Zustände beteiligt.

Was die Emotion betrifft, so ist die wichtigste dieser Strukturen möglicherweise das **periaquäduktale Grau** (PAG). Dieser Bereich, der aus grauer Hirnsubstanz besteht, befindet sich tief im Innern des Hirnstamms; er umgibt das zerebrale Aquädukt (daher sein Name) und hat eine vertikale, säulenähnliche Formation (siehe Abbildung 3.2). Die Säulen sind in zwei Arten unterteilt: Manche (im ventralen [d.h. unteren] PAG) erzeugen *lustvolle* Empfindungen, andere (im dorsalen [d.h. oberen] PAG) unlustvolle. Die Lust- und Unlustgrade kalibrieren die basale qualitative Bandbreite, innerhalb deren der Emotions»sinn« wahrgenommen wird. Daher könnte man sagen, dass Lust und Unlust, auf die visuelle Sensation übertragen, in etwa Hell und Dunkel entsprechen oder den hohen und tiefen Tönen im akustischen Erleben. Es ist wichtig festzuhalten, dass *Schmerz* (in dem von uns verwendeten Sinn) nicht synonym mit *Unlust* ist. »Unlust« bezeichnet ein *emotionales* Gefühl (das sich letztlich vom Zustand des inneren Milieus herleitet), während »Schmerz« eine Submodalität der *somatischen Sensationen* ist – eine der *nach außen* gerichteten Sinnesmodalitäten (siehe 1. Kapitel).[1] Gleichwohl ist es interessant, dass das periaquäduktale Grau eine wichtige Rolle bei der Erzeugung von Unlust *und* somatosensorischem Schmerz spielt. Dies lässt vermuten, dass unser exterozeptives Schmerzbewusstein, evolutionär gesehen, auf den bestehenden Mechanismen aufbaut, die Unlust erzeugen (oder umgekehrt).

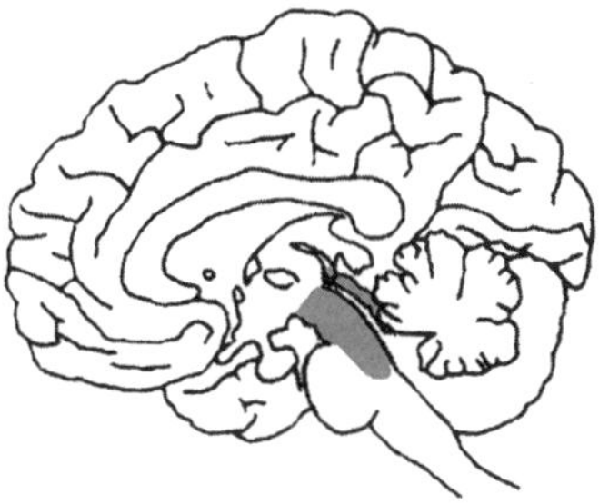

Abbildung 4.1: Emotionserzeugende Strukturen im Hirnstamm

Der Unterschied zwischen Unlust und Schmerz erinnert uns an die Tatsache, dass wir unser Wissen über den Körper aus zwei Quellen beziehen, denen unsere innere beziehungsweise äußere Anatomie zugrunde liegt (siehe 1. Kapitel). Die erste Informationsquelle ist der »viszerale« Körper – das heißt, das innere Milieu. Es wird von verschiedenen homöostatischen Mechanismen reguliert, die sicherstellen, dass Blutzucker, Temperatur, Sauerstoffversorgung usw. im

Sollwertbereich bleiben. Der Zustand dieser Systeme wird von den Hirnstammstrukturen überwacht, die wir oben genannt haben. Diese Strukturen erzeugen folglich eine Karte der körperlichen *Funktionen.* Die zweite Quelle des körperlichen Gewahrseins hängt mit dem muskuloskelettalen System zusammen. Es ist der sensomotorische Apparat, der den Körper in der Außenwelt umher bewegt und auf die kortikale Oberfläche des Vorderhirns projiziert wird – in ganz ähnlicher Weise, wie andere Objekte der Außenwelt auf kleine Karten des visuellen, auditorischen usw. Kortex projiziert werden. So entsteht eine Karte der *Bewegungen* (oder potenziellen Bewegungen) des Körpers.

Diese beiden Gruppen von Repräsentationen sind keine »Karten« im strengen topografischen Sinn – das heißt, keine maßstabgetreuen Modelle der Körperanatomie.[2] Die Karte des inneren Milieus ist alles andere als eine topografische Körperrepräsentation, denn sie bildet nicht die muskuloskelettale *Anatomie* des Körpers ab. Vielmehr sammelt sie die relevanten Informationen über die homöostatische *Physiologie* und repräsentiert sie.

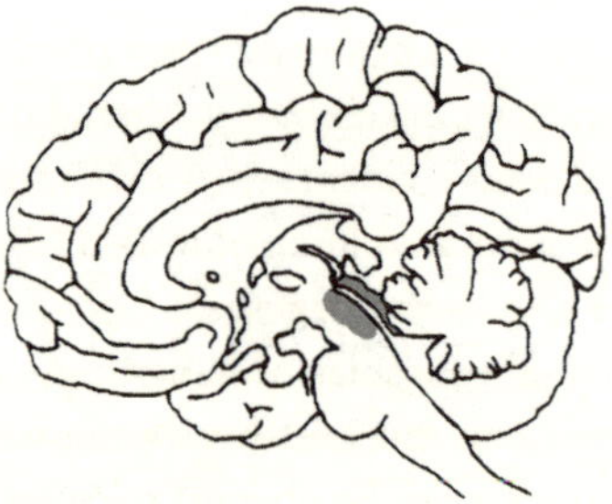

Abbildung 4.2: Tectum und dorsales Tegmentum

Wir haben die Strukturen, welche die physiologischen Funktionen des Körpers kartieren, bereits genannt. Karten des Körpers im zweiten (topografischen) Sinn befinden sich an verschiedenen Orten im Gehirn. Eine von ihnen ist, wie schon bald deutlich wird, für uns von besonderem Interesse. Diese Karte befindet sich im **Tectum** und **dorsalen Tegmentum** des oberen Hirnstamms (Abbildung 4.2) – das heißt, dicht hinter dem *ventralen* tegmentalen Bereich, der in Abbildung 4.1 hervorgehoben ist. Diese Hirnregion empfängt Informationen aus sämtlichen sensomotorischen Modalitäten und bildet daher eine der »Konvergenzzonen«, die wir im 2. Kapitel im Zusammenhang mit dem »Bindungsproblem« erwähnt haben. Die Nähe dieser Karte des muskuloskelettalen Körpers zu den Bereichen, auf welche die viszeralen Zustände projizieren, ist aus zwei Gründen wichtig.

Erstens erzeugen diese beiden Karten zusammen eine rudimentäre Repräsentation des *ganzen* Menschen, der Verbindung von innerem und äußerem »virtuellen Körper«. Jaak Panksepp – ein führender Neurobiologe, dessen Konzeptualisierung der funktionellen Anatomie der Emotion der Theorie Antonio Damasios ähnelt – nennt diese Region daher (ein wenig kühn) das SELF (»Simple *Ego*-like *Life* Form«; Panksepp, 1998; Panksepp schreibt SELF mit Großbuchstaben, um die fachliche von der Alltagsbedeutung des Wortes [Selbst] zu unterscheiden.) Dieses primäre SELF bildet das fundamentale »Ich«, auf dem all unsere komplexeren Repräsentationen unserer Selbste aufbauen (vgl. das im 3. Kapitel beschriebene »autobiografische Selbst«).

Zweitens ist die Nähe der beiden Körperkarten zueinander deshalb wichtig, weil sie dem Teil des Gehirns, an dem die Emotionen erzeugt werden, direkten Zugang zu einem seiner *aktions*erzeugenden Mechanismen gewährt. Der Homunkulus im dorsalen Tegmentum bildet eine kombinierte senso*motorische* Körperkarte, die primitive Verhaltenstendenzen erzeugt (zum Beispiel Annäherungs- und Vermeidungsverhalten, das jeweils eng mit Lust beziehungsweise Unlust zusammenhängt). Dies erinnert an die überaus wichtige Tatsache, dass wir unsere Emotionen nicht nur *empfinden*, sondern sie auch *ausdrücken*. Emotion ist nicht nur eine nach innen gerichtete Wahrnehmungsmodalität, sondern zudem eine Form der motorischen Abfuhr.

Emotionsausdruck

Der Wahrnehmungsaspekt der Emotion übt einen unwiderstehlichen Einfluss auf uns aus. Wir können uns nicht einfach zurücklehnen und unsere Emotionen empfinden. Sie bewirken, dass wir etwas *tun* wollen. Hier kommt erneut der Innen-Außen-Unterschied ins Spiel, von dem nun schon so häufig die Rede war. Der motorische Aspekt der Emotion beinhaltet sowohl nach innen als auch nach außen gerichtete Abfuhrprozesse. Im Innern geht die emotionale Wahrnehmung mit der Ausschüttung von Hormonen, mit Veränderungen der Herz- und Atmungsfrequenz, mit Gefäßerweiterung und -verengung, Veränderungen der regionalen Durchblutung usw. einher. Äußerlich manifestiert sich die Emotion auf verschiedenerlei Weise: durch Veränderungen des Gesichtsausdrucks, durch das Zeigen der Zähne, durch Weinen, Erröten und dergleichen; komplexere Emotionsäußerungen sind Verhaltensweisen wie Schreien, Wegrennen und Um-sich-Schlagen. In manchen Fällen ist es schwierig, zwischen nach innen und nach außen gerichteten Abfuhrmethoden zu unterscheiden (zum Beispiel beim Lachen, Weinen und Erröten). Auch der Unterschied zwischen den perzeptuellen und den motorischen Aspekten der Emotion ist nicht immer eindeutig; der rasende Herzschlag etwa ist ebenso wie das Bedürfnis, wegzurennen oder sich zu verstecken, ein wichtiger Bestandteil des *Wahrnehmungs*komplexes von Angst.

Es ist, wie bereits erwähnt, von größter Bedeutung, dass bestimmte Vorgänge in fast *allen Menschen* ganz ähnliche Gefühle hervorrufen. Dies gilt gleichermaßen für die perzeptuellen *und* die motorischen Aspekte der Emotion. Bestimmte Situationen sind dazu angetan, in uns allen bestimmte Gefühle und den Impuls zu wecken, auf ganz bestimmte, stereotype Weise zu handeln. Der Anblick einer Schlange beispielsweise, die blitzschnell auf uns zu gleitet, wird vermutlich in beinahe jedem Menschen Angst erzeugen und sämtliche Körperbewegungen lähmen. Solche Situationen besitzen eine universale Signifikanz. Unsere Fähigkeit, sie zu erkennen, und unsere Reaktionen auf sie sind offenbar weitgehend angeboren.[3]

Neurobiologen bezeichnen diese universalen Affektreaktionen als **Basisemotionen.** Die Basisemotionen bestehen vermutlich aus »fest verdrahteten« *Verknüpfungen* zwischen bestimmten äußeren, biologisch signifikanten Situationen und den subjektiven Reaktionen, die diese hervorrufen. Das bedeutet, dass bestimmte Muster äußerer

Wahrnehmungsstimuli von Natur aus mit spezifischen inneren Wahrnehmungsstimuli verknüpft sind und dass diese Wahrnehmungsverknüpfungen automatisch angeborene (sowohl innere als auch äußere) motorische Reaktionen auslösen. An der Orchestrierung dieser unterschiedlichen Elemente der »Basisemotionen« sind konkrete anatomische Bahnen und spezifische physiologische Mechanismen beteiligt. In Anbetracht dessen, was wir zuvor über die Anatomie und Physiologie der Emotion gesagt haben, ahnt der Leser vielleicht schon, welche Strukturen hier relevant sind. Wir können beispielsweise mit Sicherheit davon ausgehen, dass an der Orchestrierung äußerer und innerer Wahrnehmungen Verbindungen zwischen dem exterozeptiven Vorderhirn und interozeptiven Hirnstammstrukturen beteiligt sind und dass das periaquäduktale Grau eine zentrale Rolle bei der Erzeugung der meisten (wenn nicht gar aller) Basisemotionen spielt.

Auf Grund dieser festen anatomischen Zusammenhänge sind die Basisemotionen zu einem Forschungsgegenstand geworden, der ungemein wichtige Aufschlüsse über die Hirnmechanismen unseres inneren geistigen Lebens gewährt.

Emotionen des Menschen und anderer Lebewesen

Der Hinweis, dass sich die »basisemotionalen Steuerungssysteme« (wie sie genannt werden) im Laufe von Äonen entwickelt haben, erübrigt sich im Grunde. Die Basisemotionen existieren, weil sie für das Überleben unverzichtbar sind. In biologisch signifikanten Situationen (zum Beispiel Lebensgefahr oder die Nähe eines fortpflanzungsfähigen Artgenossen) ermöglichen diese Emotionen Reaktionsweisen, die die Wahrscheinlichkeit erhöhen, dass der Organismus überleben und sich fortpflanzen und auf diesem Weg auch seine Gene weitergeben wird. Deshalb hat Panksepp (1998) vorgeschlagen, die Basisemotionen als »e-motions« – »evolutionary motions« [evolutionäre Bewegkräfte] – zu verstehen. Gerade weil diese Mechanismen eine so lange Zeit benötigten, um sich zu entwickeln, und weil sie zudem für das Überleben derart wichtig sind, wurden sie im Genotyp der Säugetiere konserviert. Sie haben sich zweifellos lange bevor *Homo sapiens* auf dem Stammbaum der Evolution auftauchte, entwickelt und werden noch lange erhalten bleiben.

Mit allen anderen Säugetieren teilen wir folglich die basisemotionalen Steuerungssysteme (und die ihnen entsprechenden Gefühle), die wir in den nächsten Abschnitten dieses Kapitels beschreiben werden. Hunde, Katzen, Delfine, Wale, Ratten, Mäuse – sie alle besitzen die anatomische und physiologische Ausstattung, der wir uns sogleich zuwenden werden. Dieses gemeinsame evolutionäre Erbe verkörpert im wörtlichen Sinn die Urerfahrungen unserer Ahnen, die – selbst wenn wir sie nicht nacherleben können – Spuren im System unseres »prozeduralen Gedächtnisses« (siehe 5. Kapitel) hinterlassen haben.[4] Daher definieren die Basisemotionen ein Set gemeinsamer biologischer »Bewertungen«, die uns alle im Kampf mit den Aufgaben des Lebens vereinen. (Die Frage, inwieweit andere Lebewesen über Bewusstsein verfügen, wurde im 3. Kapitel behandelt.)

Die Basisemotionen

Die wissenschaftlichen Daten, auf denen diese Kenntnisse beruhen, wurden durch die Beobachtung der anatomischen Strukturen gewonnen, die regelmäßige emotionale Effekte produzieren, wenn sie in dieser oder jener Weise *modifiziert* werden. Die Daten stammen aus neurowissenschaftlichen Untersuchungen an Tieren und Menschen sowie aus der biologischen Psychiatrie.

In der Tierforschung beispielsweise kann man eine solche »Modifizierung« herbeiführen, indem man die Aktivität einer Struktur erhöht. Dies geschieht entweder durch elektrische Stimulation oder durch die Verabreichung des charakteristischen chemischen Botenstoffs, der an der Erregung eines Systems beteiligt ist. Die neurologischen Ergebnisse werden aufgezeichnet und mit Beobachtungen des Verhaltens der untersuchten Tiere verglichen. (Es ist unmöglich, den subjektiven Zustand eines Tieres zu monitorieren.) Die Aktivierung einer Struktur kann auch *reduziert* werden, indem man eine chemische Substanz verabreicht, die ihre normale Aktivität hemmt; und schließlich kann man Strukturen völlig ausschalten, indem man sie chirurgisch oder chemisch entfernt.

Wenn man dieselben Hirnregionen beim Menschen untersucht, stimmen die Ergebnisse regelmäßig in einem hohen Maße mit denen der Tierforschung überein. Untersuchungen am Menschen sind jedoch zwangsläufig weniger präzise, weil es unmöglich ist, selektiv umgrenzte Bereiche des Hirngewebes zu entfernen. Daher müssen wir Menschen untersuchen, bei denen ähnliche Auswirkungen durch natürliche Vorgänge (zum Beispiel Schlaganfälle oder Tumore) hervorgerufen wurden. Diese Läsionen sind gewöhnlich nicht auf eine einzelne Struktur begrenzt. In ähnlicher Weise wirkt die chemische Manipulation des menschlichen Gehirns, wie man sie beispielsweise an Drogenkonsumenten und psychiatrischen Patienten beobachten kann, gewöhnlich weniger spezifisch und selektiv, als wenn Tierforscher das Hirngewebe direkt manipulieren. Allerdings haben wir, wenn wir mit Menschen arbeiten, Zugang zu verbalen Berichten über die *subjektiven Zustände*, die auftreten, sobald die emotionalen Teile des Gehirns modifiziert werden. Es gibt zudem mehrere Studien über die subjektiven Folgen lokaler Hirnstimulationen bei chirurgischen Eingriffen sowie bei Patienten mit fokaler Epilepsie.

Diese Literatur sei Lesern empfohlen, die nicht recht glauben mögen, dass man eine Emotion einfach »anschalten« oder »ausschalten« kann.[5] Dieses Forschungsfeld hat unser Verständnis der Neurobiologie der Emotionen in weit höherem Maße verbessert, als man hoffen konnte. Auch wenn etliche Aspekte – vor allem in den Grenzgebieten – nach wie vor umstritten sind, besteht an den Ergebnissen, denen wir uns sogleich zuwenden werden, kein Zweifel; sie repräsentieren die konservativen »Basics«, auf die sich die Mehrheit der heute auf diesem Gebiet forschenden Neurowissenschaftler geeinigt hat.

Im Gehirn gibt es demnach vier »basisemotionale Steuerungssysteme«. In den folgenden Abschnitten beschreiben wir diese Systeme auf der Grundlage der von Panksepp (1998) entwickelten Terminologie: SEEKING (SUCHE), RAGE (WUT), FEAR (FURCHT) und PANIC (PANIK). Einige Begriffe, die andere Autoren zur Bezeichnung dieser

Emotionssysteme verwenden, werden ebenfalls berücksichtigt. Indem wir diese alternativen Begriffe auf einen gemeinsamen Nenner zu bringen versuchen, möchten wir dem Leser eine möglichst überzeugende Vorstellung von jeder dieser beschriebenen Emotionen vermitteln.

Das SUCH-System

Das SUCH-System, das lange Zeit als »Belohnungs«system bezeichnet wurde, hängt auch mit »Neugierde«, »Interesse« und »Erwartung« zusammen. Dieses System erzeugt die Erregung und Energie, die unser Interesse an der uns umgebenden Welt weckt. Was den Wahrnehmungsaspekt angeht, so ruft es das Gefühl hervor, dass etwas »Gutes« geschehen wird, wenn wir die Umwelt erforschen oder mit Objekten interagieren. Unter dem motorischen Aspekt betrachtet unterstützt es das Explorationsverhalten, zum Beispiel die Nahrungssuche. Das Explorationsverhalten unterscheidet sich je nach Spezies und hängt auch von dem jeweiligen Bedürfnis ab, durch welches das System gerade aktiviert wird; normalerweise aber geht es mit Schnüffeln, Berühren und oraler Exploration einher. Hochgradig aktiviert wird dieses System bei sexueller Erregung und anderen **Appetenz**zuständen (zum Beispiel wenn wir Hunger oder Durst empfinden und sogar dann, wenn es uns nach einer Zigarette gelüstet).[6] Es hängt auch mit dem Spiel zusammen, vor allem dem Raufen und Balgen, sowie mit bestimmten Formen der Aggression (insbesondere der Beutejagd, die als »kalte« Aggression bezeichnet wird).

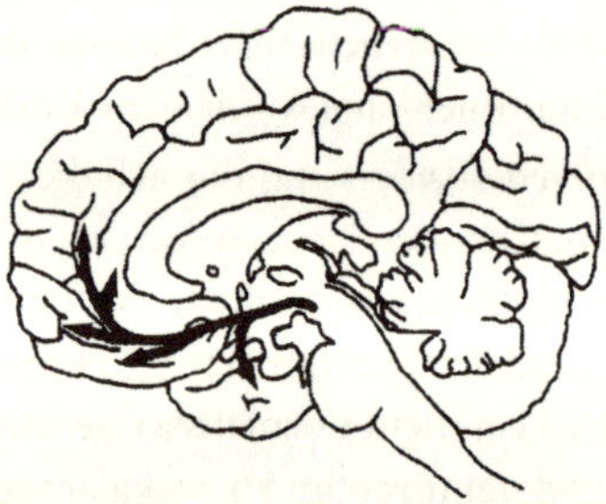

Abbildung 4.3: Das SUCH-System

Die Quellzellen des SUCH-Systems befinden sich im ventro-tegmentalen Areal (Abbildung 4.3). Die Axone dieser Zellen projizieren durch den dorsolateralen Hypothalamus (das heißt, sie bilden dort Synapsen) und weiter zum Nucleus accumbens, wo sie mehrheitlich enden. Sie projizieren außerdem aufwärts zum anterioren Gyrus cinguli und zu weiteren Rindenfeldern in den Frontallappen sowie abwärts zur Amydala (im Schläfenlappen).

Der Steuerungstransmitter dieses Systems ist das *Dopamin.* (Das SUCH-System bildet einen Teil des mesokortikal-mesolimbischen Dopamin-Systems, das im 1. Kapitel erläutert wurde.)

Die Neurobiologie des »libidinösen Triebs«. Der Begriff **Trieb** ist in der heutigen Psychoanalyse aus der Mode gekommen. Die Gründe für diese Entwicklung sind nicht ganz klar, eine nachteilige Folge aber war die strikte Trennung zwischen dem psychoanalytischen Verständnis der menschlichen Psyche und den Kenntnissen, die wir über alle anderen Lebewesen besitzen. Auch wir Menschen wurden von den evolutionären biologischen Kräften geprägt, die anderen Lebewesen ihren Stempel aufdrückten. Daher ist es schwierig, sich ohne ein Konzept, das zumindest eine gewisse Ähnlichkeit mit Freuds Verständnis des »Triebs« aufweist, ein genaues Bild von der Arbeitsweise unseres psychischen Apparats zu machen. Schauen wir uns an, wie Freud den »Trieb« definierte:

> »[…] so erscheint uns der ›Trieb‹ als psychischer Repräsentant der aus dem Körperinnern stammenden, in die Seele gelangenden Reize, als ein Maß der Arbeitsanforderung, die dem Seelischen infolge seines Zusammenhanges mit dem Körperlichen auferlegt ist.« (Freud, 1915c, S. 214)

Diese Definition vermittelt anschaulich, welchen Platz das SUCH-System in unserer mentalen Welt als Ganzer einnimmt.

Wie wird das SUCH-System normalerweise aktiviert? Es gibt eine Reihe von **Bedürfnisdetektoren** im Hypothalamus (insbesondere die lateralen und ventromedialen Kerne mit ihren weit reichenden Verbindungen zu anderen Hirnregionen). Diese Detektoren »sampeln« unentwegt das innere Milieu, um seine überaus sensible Ökonomie aufrechtzuerhalten. Für die Aktivierung und Deaktivierung dieser Detektorensysteme, die sich daraufhin wie »Beschleuniger« beziehungsweise »Bremsen« verhalten, sind unterschiedliche Regionen des Hypothalamus zuständig. Eines der Detektorensysteme reguliert zum Beispiel Ihre Körpertemperatur und stellt sicher, dass sie innerhalb des (sehr engen) Sollbereichs bleibt. Des Weiteren gibt es einen Durstdetektor, einen Hungerdetektor, ja sogar einen Detektor für »sexuelles Verlangen«. Schauen wir uns an, wie diese Systeme funktionieren: Wenn bei einem Tier das für die Hunger»bremse« zuständige System geschädigt oder zerstört wird, steigt das Nahrungsinteresse dramatisch an. Solange man dem Tier ungehinderten Zugang zum Futter gewährt, wird es fressen – und das Interesse an sämtlichen anderen Vorgängen in der Welt fast vollständig verlieren. Es wird sehr rasch ungemein fettleibig werden, und erst zu diesem Zeitpunkt verringert sich die Futteraufnahme. Umgekehrt führen Läsionen des »Beschleunigungs«systems zu einem fast vollständigen Verlust des Interesses an jeglicher Nahrung. Das Tier wird sehr rasch anorektisch, nimmt aber gelegentlich ein wenig Nahrung auf – gerade genug, um am Leben zu bleiben.

Es ist unklar, wie spezifisch die einzelnen Detektorensysteme auf ihr Zielbedürfnis zugeschnitten sind – ob zum Beispiel der »Durstdetektor« lediglich für den Durst zuständig ist. Wahrscheinlich sind sie nicht restlos spezifisch, wichtig aber ist, dass diese hypothalamischen Systeme »Bedürfnisse« erzeugen und dass diese »Bedürfnisse« das SUCH-System aktivieren. Mit anderen Worten: Wenn die Systeme, die als Bedürfnisdetektoren dienen, registrieren, dass einer der von ihnen überwachten homöostatischen Mechanismen nicht mehr im »Normbereich« ist, aktivieren sie Such- oder Appetenzverhalten, um ihn zu korrigieren. Diese Aktivierung kann über eine lange Zeitdauer aufrechterhalten werden. Das SUCH-System kann auch durch andere Inputs aktiviert werden, zum Beispiel durch perzeptuelle und kognitive Eindrücke; der einfache »Detektoren«mechanismus aber illustriert am anschaulichsten, wie dieses System funktioniert.

Was tut das SUCH-System? Es sucht, wie sein Name sagt. Schwieriger zu beantworten ist die Frage: *Was* sucht es? Man könnte vermuten, dass es nach dem spezifischen Objekt des Bedürfnisses, das von den Bedürfnisdetektoren entdeckt wurde, suche. In Wirklichkeit aber ist die Angelegenheit komplizierter. Das SUCH-System selbst scheint nicht zu wissen, was es sucht. (Im psychoanalytischen Jargon würde man sagen, dass es »objektlos« sei.) Es wird offenbar durch *jeden beliebigen* Auslöser auf dieselbe Art und Weise »angeschaltet« und sucht, sobald es aktiviert wurde, auf unspezifische Weise nach »*etwas*«. Es scheint lediglich zu wissen, dass sich dieses »Etwas«, das es haben möchte, »da draußen« befindet. Ein solches unspezifisches System kann die Bedürfnisse eines Tieres nicht aus eigener Kraft befriedigen. Es muss mit anderen Systemen interagieren. Der Operationsmodus des SUCH-Systems ist daher ohne Bezug auf die *Gedächtnis*systeme, mit denen es aufs Engste verbunden ist, nicht zu begreifen. Diese Systeme nämlich stellen die *Repräsentationen* von Objekten (und von früheren Interaktionen zwischen dem Selbst und jenen Objekten) zur Verfügung, die es dem Organismus ermöglichen, aus Erfahrung zu *lernen*. Wenn ein spezifischer Bedürfnisdetektor »angeschaltet« wird, besteht eine der elementaren Aufgaben dieser kombinierten Systeme darin, zu erkennen, welche Objekte in der Außenwelt die spezifischen Eigenschaften besitzen, die dem inneren Milieu fehlen. Ebenso wie jedes andere Lernsystem setzt dies einen »Belohnungs«mechanismus voraus. Panksepp bezeichnet diese Erweiterung des SUCH-Systems als LUST-System.

Das LUST-Subsystem. Das LUST-Subsystem wurde lange Zeit als »Belohnungs«- oder »Verstärkungs«system bezeichnet. Diese Begriffe bringen zum Ausdruck, dass die Funktion des Systems etwas mit *Gratifikation* zu tun hat – das heißt, mit der *Befriedigung* der Bedürfnisse, die das SUCH-System aktivieren. Unter dem Aspekt der Wahrnehmung betrachtet, erzeugt dieses System höchst angenehme, lustvolle Gefühle: »Das fühlt sich *gut* an!« Was den motorischen Aspekt betrifft, so schaltet das LUST-System das Appetenzverhalten aus und ersetzt es durch **Befriedigungs**verhalten. (Zwischen der Aktivierung des SUCH-

und des LUST-Systems besteht eine reziproke Beziehung.) Ebenso wie das Explorationsverhalten stellen auch die Verhaltensweisen, die der Bedürfnisbefriedigung dienen, komplexe Reflexverhaltensprogramme dar, die sich je nach Spezies und je nach Bedürfnis (sowie geschlechtsabhängig) ein wenig voneinander unterscheiden. Diese instinktiven Verhaltensmuster werden automatisch freigesetzt, sobald das Objekt, das das biologische Bedürfnis befriedigen kann, zugänglich wird. Die durstige Katze schlürft Milch; der sexuell erregte Rüde bewegt seinen Penis in rhythmischen Stößen.

Das LUST-System besteht aus einer komplexen Gruppe von Strukturen, die vom Hypothalamus aufsteigen und vorwiegend im basalen Vorderhirn liegen, ganz in der Nähe der Stelle, an der die aufsteigenden Projektionen des SUCH-Systems enden (siehe Abbildung 4.4). Die wichtigsten dieser Strukturen sind offenbar Teile des septalen Region und der hypothalamischen Kerne (vorwiegend das präoptische Areal). Die Stimulierung dieser Strukturen erzeugt (beim Menschen) orgasmische Gefühle. Das System endet im periaquäduktalen Grau, in dem die lustvollen Empfindungen wahrscheinlich erzeugt oder »wahrgenommen« werden (das heißt, in dem die Lustzentren ihren Einfluss auf den virtuellen Körper des primären SELF ausüben). Der Neuromodulator (ein Neuropeptid, um genau zu sein), der dieses System steuert, ist das **Endorphin.**

Auf den ersten Blick wird der psychoanalytisch denkende Leser, der mit der Komplexität menschlichen Verlangens vertraut ist, das gesamte Konzept der »basisemotionalen Steuerungssysteme« sowie die Vorstellung, dass unser Gehirn »Lustzentren« in sich berge, wahrscheinlich für eine übertriebene Vereinfachung halten. Daher ist der Hinweis wichtig, dass diese primitiven Mechanismen (deren Existenz nicht bezweifelt werden kann und die wir mit allen Säugetieren teilen) mannigfaltigen höheren kognitiven Einflüssen unterliegen, durch die sie selbst sowie die mit ihnen assoziierten Verhaltensweisen auf mannigfaltige Weise moduliert, modifiziert und gehemmt werden können (siehe unten).

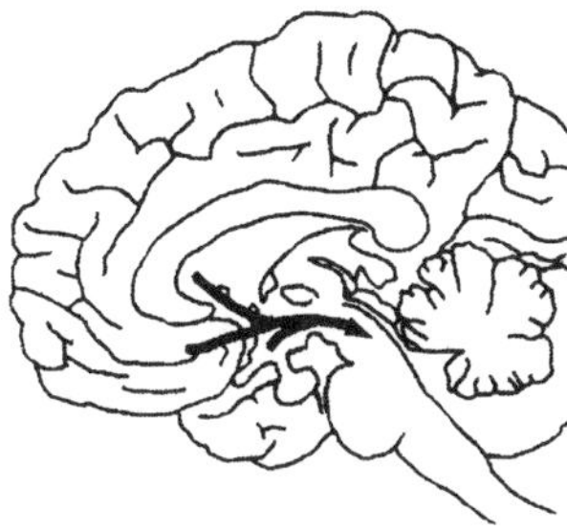

Abbildung 4.4: Das LUST-System

Die entscheidende Entdeckung dieser Lustzentren geht zurück auf die fünfziger Jahre des 20. Jahrhunderts. Damals gelang James Olds (Olds und Milner, 1954) in einer Reihe von Experimenten der (zunächst rein zufällige) Nachweis, dass Tiere zu extrem harter Arbeit bereit sind, um eine elektrische Stimulierung dieser Hirnregionen zu erleben – insbesondere wenn die Elektroden in den Septumkernen angebracht sind. Das Verhalten, das diese Tiere im Experiment zeigten, wird als **Selbststimulierung** bezeichnet. Wenn die Elektroden in diesen Regionen platziert werden, lernen Tiere sehr rasch, mit welchen Bewegungen sie einen Neurostimulator einschalten können; auf Kosten nahezu aller anderen Verhaltensweisen stimulieren sie sich bis zur Erschöpfung. Selbst wenn sie die Wahl haben zwischen Verhalten, das Nahrung, Wasser, Sex oder Selbststimulierung produziert (gewöhnlich geht es darum, einen Hebel zu betätigen), entscheiden sie sich fast ausnahmslos für die Selbststimulierung. Typischerweise setzt sich dieses Verhalten über eine lange Zeitspanne fort; gelegentlich nehmen sie ein wenig Nahrung zu sich, um dann rasch zur Selbststimulierung zurückzukehren. Natürlich verlieren die Tiere sehr rasch an Gewicht. Die Parallele zum *Sucht*verhalten der Menschen ist unübersehbar.

Drogensucht. Das SUCH- und das LUST-System sind so beschaffen, dass sie das Lernen fördern; sie motivieren uns, die Fähigkeiten zu erwerben, auf die wir angewiesen sind, um unsere inneren Bedürfnisse in der Außenwelt befriedigen zu können. Die Bedürfnisdetektoren des Hypothalamus aktivieren das SUCH-System, sodass es Verhaltensweisen erzeugt, die geeignet sind, *unsere augenblicklichen biologischen Bedürfnisse zu befriedigen* (unser Bedürfnis nach Nahrung, das Fortpflanzungsbedürfnis usw.). In ähnlicher Weise übertragen die Lustzentren des basalen Vorderhirns lustvolle Sensationen, um dem Hirnstamm-SELF zu signalisieren, dass das zur Befriedigung seiner körperlichen Bedürfnisse erforderliche Objekt zur Verfügung steht. Die »belohnende« Eigenschaft dieser Sensationen *motiviert* auch das Tier, die *Arbeit* zu leisten, die notwendig ist, um diese biologischen Ziele zu realisieren. Die Erzeugung von Lust *um der Lust willen* erfüllt keinen biologischen Zweck. Ebenso wie das selbststimulierende Verhalten, das die Tiere im Experiment zeigten, schließen so genannte Freizeitdrogen – wie **Kokain** und **Amphetamine** (die das SUCH-System anregen und dadurch künstlich positive Erwartungen wecken) sowie **Heroin** und andere **Opiate** (die die Lustzentren direkt stimulieren) – diese adaptiven Mechanismen kurz. Diese Drogen erzeugen Pseudoappetenzverhalten (und entsprechendes Verlangen) und pseudobefriedigende Verhaltensweisen (und entsprechende lustvolle Sensationen), die *keinen sinnvollen biologischen Zweck* erfüllen.[7]

Andere Psychopathologien. Das SUCH-System eines neu geborenen Babys wird aktiviert, sobald ein Bedürfnis auftaucht, und zwar ohne dass das Baby weiß, was es benötigt. Bliebe es sich selbst überlassen, wäre es auf Grund seiner Hilflosigkeit niemals in der Lage, die Objekte zu finden, die zur Befriedigung seiner Bedürfnisse notwendig sind – es müsste sterben. Aus diesem Grund hat es Betreuungspersonen, die als »Vermittler« zwischen seinen Bedürfnissen (die es durch den Ausdruck seiner Gefühle kommuniziert) und den Objekten in der Außenwelt dienen. Die Maßnahmen, die diese »Vermittler« stellvertretend für das Baby ergreifen (und ihre Folgen), werden vom Kind nach und nach erlernt (»internalisiert«), bis es selbst für sich zu sorgen vermag. Deshalb sind Eltern, wie wir alle wissen, so wichtig. Frühe Befriedigungserfahrungen bilden die Schablonen, an denen sich unser Verständnis des Lebens orientiert; wie das Kind lernen wird, seine eigenen Bedürfnisse zu erkennen und sie in der Welt zu befriedigen, hängt aufs Engste mit der Qualität der frühen elterlichen Betreuung zusammen. Dieser Prozess kann auf subtile Weise beeinträchtigt oder verzerrt werden (wenn die Bedürfnisse des Babys zum Beispiel regelmäßig vernachlässigt oder falsch verstanden oder auch voreilig, noch bevor das Kind selbst sie wahrzunehmen vermag, befriedigt werden). So werden die Grundlagen für spätere Psychopathologien geschaffen – in Kombination mit einer Reihe biologischer »Risikofaktoren«, etwa bestimmten Abweichungen der angeborenen Aktivierungsniveaus der basisemotionalen Systeme.

Selbst im Ruhezustand bleibt das SUCH-System zu einem gewissen Grad tonisch aktiv – solange der Mensch am Leben ist, tauchen unentwegt Bedürfnisse auf. Eine permanente Untererregung des SUCH-Systems geht mit einem pathologischen Fehlen (oder mit dem Verlust) des Interesses an der Umwelt einher. In entsprechender Weise kann eine unregulierte Übererregung dieses Systems zu unkontrollierbaren Erregungszuständen oder zu einem exzessiven Interesse an unangemessenen Objekten und Aktivitäten führen. Was auch immer ihr Grund sein mag – Fehlregulationen dieser Art können psychopharmakologisch behandelt werden. Medikamente, die auf komplexe Weise die mesokortikal-mesolimbische Dopamintransmission modifizieren, bilden daher die Grundlage für ganze Klassen psychiatrischer Medikamente, die nicht nur zur Behandlung schizophrener Erkrankungen eingesetzt werden, sondern auch bei Aufmerksamkeitsdefizit- und Hyperaktivitätsstörungen (ADHS), Tic- und Affektstörungen. Dies unterstreicht, welch überaus wichtige Rolle dieses System für unsere Motivation und Emotion spielt. (Wir werden einige Aspekte im 6. Kapitel im Zusammenhang mit Träumen und Halluzinationen noch einmal aufgreifen.)

Die Aktivierung des LUST-Systems schaltet das SUCH-System »aus«, denn sie signalisiert, dass ein inneres Bedürfnis befriedigt wurde. Die anderen basisemotionalen Steuerungssysteme werden aktiviert, wenn unsere Triebe auf diese oder jene Weise *unbefriedigt* bleiben. Die Aktivierung dieser anderen Systeme geht infolgedessen mit verschiedenen Arten der *Unlust* einher. Die spezifische Form der

Unlust (und der damit verbundenen Triebabfuhr) beruht auf der Art der biologisch unerwünschten Erfahrung, durch die sie hervorgerufen wurde.

Das WUT-System

In höherem Maße als jedes andere System wird das WUT- (oder auch »ÄRGER-WUT«-)System durch *Frustrations*zustände aktiviert – das heißt, durch die *Vereitelung* zielgerichteten Verhaltens. Der Begriff »Ärger-Wut« wird benutzt, um den *Gefühlszustand* zu charakterisieren, der mit der Erregung dieses Systems verbunden ist. Notwendig ist dieser Begriff, weil nicht alle aggressiven Verhaltensweisen durch das WUT-System ausgelöst werden. Neurobiologen unterscheiden zwischen zwei (manchmal auch drei) verschiedenen Typen der **Aggression**. Das WUT-System ist nur mit einem einzigen von ihnen assoziiert: der so genannten »heißen« Aggression. Die »kalte« Aggression, die in erster Linie mit Beutejagdverhalten einhergeht, hat kaum etwas mit Ärger- oder Wutgefühlen zu tun; sie hängt vielmehr mit dem *Suchen* nach Bedürfnisbefriedigung zusammen und wird daher durch das oben beschriebene dopaminerge System ausgelöst. (Die dritte Variante der Aggression hängt mit dem *männlichen Dominanzverhalten* zusammen. Neurobiologen ordnen diese Art der Aggression den »sozialen Emotionen« zu, von denen wir einige an späterer Stelle erläutern werden.) Die Tatsache, dass der Aggression mindestens zwei unterschiedliche neurale Substrate entsprechen, besitzt deshalb wichtige Implikationen für die Psychopathologie (genauer: für die forensische Psychologie und die Psychiatrie). Hier eröffnet sich der kooperativen Forschung also ein weiteres, viel versprechendes Gebiet (siehe 10. Kapitel).

Ärger-Wut-Gefühle (der perzeptuelle Aspekt dieses Systems) setzen stereotype motorische Programme in Gang, die mit der »Kampf«reaktion (ihr Gegenteil ist die »Flucht«reaktion) verbunden sind. Die Kampfreaktion wird auch als »affektives Angriffs«verhalten bezeichnet. Äußerlich erkennen wir sie am Zeigen oder Blecken der Zähne, das normalerweise von einem aggressiv klingenden Geräusch begleitet wird (zum Beispiel einem Knurren). Auch die Körperhaltung ist charakteristisch: Das Tier (oder der Mensch) sichert sich einen stabilen Stand und zeigt die Krallen (oder die Fäuste!). Innerlich, im vegetativen Nervensystem, erfolgt eine ganze Serie von Modifizierungen – der Herzschlag beschleunigt sich und die Muskulatur, die für gewalttätige »Aktion« erforderlich ist, wird besser durchblutet (auf Kosten des »aktionsirrelevanten« Verdauungssystems) – dies alles erhöht die Chancen des Tieres, erfolgreich gegenüber seinem Feind zu bestehen.

Diese Veränderungen werden durch Projektionen der Amygdala zum periaquäduktalen Grau orchestriert. Wie bereits erläutert, bildet die aus zahlreichen unterschiedlichen Kernen bestehende Amygdala (im Schläfenlappen) eine der Endprojektionen des SUCH-Systems. Die Struktur, die entscheidend an der Auslösung von Ärger-Wut beteiligt ist, ist der *mediale* Kern des amygdaloiden Komplexes. Dieses System verläuft durch die Stria terminalis und den (anterioren, ventromedialen und perifornikalen) Hypothalamus, bevor es ebenso wie alle übrigen basisemotionalen Steuerungssysteme hinunter ins (dorsale) periaquäduktale Grau projiziert (siehe Abbildung 4.5).

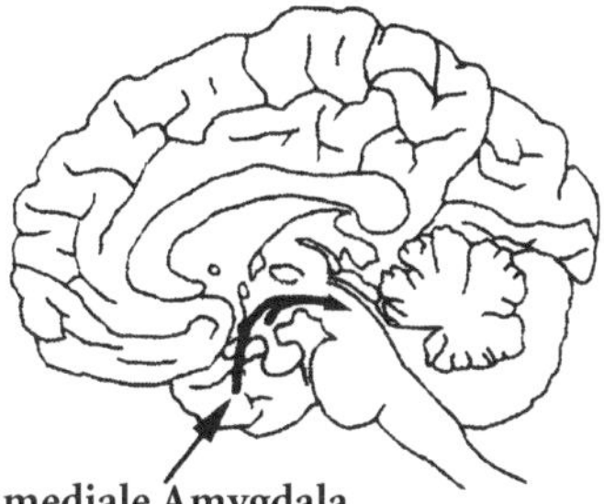

Abbildung 4.5: Das WUT-System

Im Unterschied zum SUCH-System wird dieses System nur gelegentlich aktiviert. Wenn es jedoch auf niedrigem Niveau tonisch aktiviert ist, bezeichnen wir seine charakteristischen Auswirkungen als »Gereiztheit«. Ebenso wie Ärger-Wut wird auch Gereiztheit gewöhnlich durch die Frustration zielgerichteter Aktivitäten hervorgerufen. Man empfindet ein Hintergrundgefühl der Verärgerung, und der residuale motorische Output des Systems manifestiert sich in einer finsteren Miene und/oder einer Anspannung der Muskeln – vor allem der Hände. Diese Form einer permanenten, niedrigen Aktivierung des Wut-Ärger-Systems, die es auf den voll entwickelten affektiven Angriff vorbereitet, ist offenbar eine häufige Begleiterscheinung des modernen Lebens (möglicherweise vor allem in Großstädten).

Es ist unschwer zu erkennen, welche evolutionären Vorteile es mit sich bringt, dass dieses System fest in unser Gehirn »eingebaut« ist. Dank dieses neurobiologischen Schaltkreises, der ein ganzes Set automatischer »Output«-Routineaktionen vorprogrammiert, erübrigt es sich, dass jede Generation aufs Neue die notwendigen Mechanismen erlernen muss, um sich gegen Angreifer zu behaupten. Das Tier, das über ein solches System verfügt, wird aus seinem ersten Kampf weit eher erfolgreich hervorgehen als ein Lebewesen, das all diese Routinen von Grund auf erlernen muss. Die Programme, die solche Systeme enkodieren, wurden durch die Evolution selektiert und konserviert, weil sie multifunktionelle Wahrnehmungs- und Aktionssysteme darstellen, die auf eine breite Vielfalt der für das Leben von Säugetieren typischen Ereignisse anwendbar sind – vom Rivalisieren um Nahrung und Geschlechtspartner bis zur Vermeidung der Gefahr, von Räubern gefressen zu werden.

Das FURCHT-System

Am gründlichsten erforscht ist wahrscheinlich das zweite *negative* emotionale Steuerungssystem (einen Überblick über die relevante Forschung enthält LeDoux, 1996). Dieses System erzeugt (auf der Wahrnehmungsseite) Gefühle der Furcht-Angst und (auf der motorischen Seite) die »Flucht«-Reaktion. Ebenso wie die unterschiedlichen Substrate der »heißen« oder »kalten« Aggression uns gelehrt haben, zwischen verschiedenen Formen der Gewalt zu unterscheiden, haben Neurowissenschaftler auch gelernt, zwischen *Furcht-Angst* und *Panik-Angst* zu unterscheiden. (Zu einem gewissen Grad entsprechen diese beiden Angstvarianten der psychoanalytischen Unterscheidung zwischen »paranoider« und »depressiver« Angst.) Die **Benzodia-**

zepine (leichte Tranquilizer wie Diazepam) können Furcht-Angst erfolgreich reduzieren, indem sie die GABA-Hemmung an bestimmten Rezeptoren verstärken. Panik-Angst hingegen spricht vor allem auf *Antidepressiva* an.

Ebenso wie das WUT-System ist auch das FURCHT-System in der Amygdala und ihren Verbindungen zentriert (siehe Abbildung 4.6). Die *lateralen* und *zentralen* Kerne des amygdaloiden Komplexes bilden den Mittelpunkt dieses Systems. (Die Balance zwischen »Flucht«-versus »Kampf«-Reaktion beruht offenbar auf Interaktionen zwischen den lateral-zentralen und den medialen Teilen der Amygdala.) Von dort aus projiziert der Schaltkreis durch den (medialen und anterioren) Hypothalamus, bevor er im (dorsalen) periaquäduktalen Grau des Hirnstamms endet – und genau dort werden die Gefühle, um die es uns hier geht, erzeugt (vom SELF »wahrgenommen«) und die motorischen Programme in Gang gesetzt.

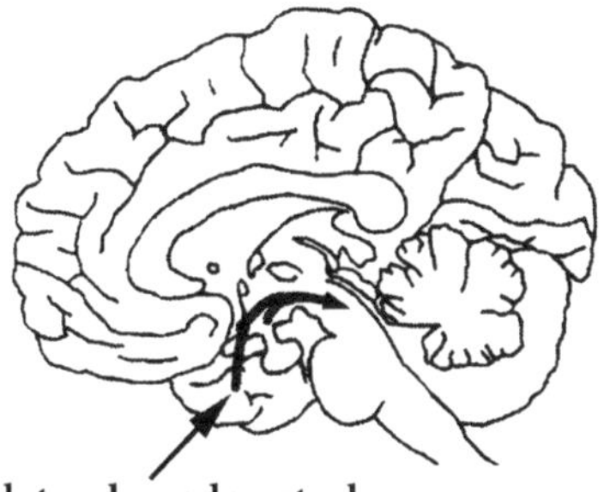

Abbildung 4.6: Das FURCHT-System

Die evolutionären Vorteile dieses Systems bestehen darin, dass es uns befähigt, gefährlichen Situationen möglichst rasch zu entkommen und solche Situationen fürderhin zu meiden. Was die Wahrnehmung betrifft, so löst die Stimulation der oben genannten Hirnbereiche (beim Menschen) extreme Angstgefühle und Panik aus. Motorisch bewirkt die Stimulation dieser Stellen beim Tier, dass dieses wegrennt und nach einem Versteck sucht. Eine leichte Stimulation hingegen führt zur »Erstarrungs«reaktion – vermutlich deshalb, weil viele Räuber Objekte an ihrer Bewegung erkennen, sodass eine bewegungslose Haltung die Chance erhöht, unentdeckt zu bleiben. Das »Erstarren« ist allerdings nur unter ganz besonderen Umständen von Vorteil. Wenn ein Räuber noch recht weit entfernt ist, kann die Unbeweglichkeit gute Dienste leisten; wenn er sich aber bereits genähert hat, macht es wenig Sinn, zu erstarren; in dieser Situation ist die Flucht die bessere Lösung. Dies sind die äußeren motorischen Manifestationen der Furcht-Angst. Im Innern des Körpers finden zahlreiche viszerale Veränderungen statt, die jenen Modifizierungen entsprechen, die man bei der Aktivierung des WUT-Systems beobachtet: beschleunigter Herzschlag, flacheres und rascheres Atmen und eine Umleitung des Blutes von den Verdauungsorganen in die Muskulatur. Diese Veränderung der Blutzirkulation kann bei extremer Angst Durchfälle auslösen, vor allem wenn der Affekt über eine längere Zeitspanne aufrechterhalten bleibt.

Furchtlosigkeit. Die funktionelle Anatomie des WUT- und des FURCHT-Systems ermöglicht es uns, einige faszinierende Beobachtungen an Patienten mit neurologischen Störungen besser zu verstehen. So wurden einige Patienten mit selektiven beidseitigen Läsionen der Amygdala beschrieben, die gewöhnlich als Folge einer seltenen Stoffwechselerkrankung auftreten. Diese Patienten verhalten sich in beinahe jeder Hinsicht normal. Von anderen Menschen unterscheiden sie sich nur dadurch, dass sie weder Ärger-Wut noch Furcht-Angst kennen – die beiden »negativen« Emotionen, die auf dem Funktionieren der Amygdala beruhen. Ein solcher Fall wurde ausführlich von Adolphs, Tranel und Damasio (1994; siehe auch Damasio, 1999b, S. 81–87) beschrieben. Die Beobachtungen, die sich vorwiegend auf Furcht-Angst konzentrieren, sind wahrhaft faszinierend. Bei der Patientin handelte es sich um eine intelligente Frau, die auf einer kognitiven Ebene durchaus begriff, was der Begriff »Furcht« bedeutet. Auf perzeptuell-motorischer Ebene jedoch konnte sie Angst weder in den Gesichtern anderer Menschen erkennen noch selbst einen ängstlichen Gesichtsausdruck zeigen – nicht einmal dann, wenn der

Untersucher ihn vormachte. Sie erkannte alle übrigen Emotionen wie Freude oder Traurigkeit und konnte sie mimisch entsprechend ausdrücken. Wichtiger noch: ihr *Verhalten* war absolut furchtlos. Sie war außergewöhnlich freundlich und neigte in weit höherem Maße als die anderen Patienten, die sich in den Untersuchungsräumen der Autoren einfanden, zu Berührungen und Umarmungen. Sie interagierte bereitwillig mit jedem, der sie ansprach, und vertraute auch Menschen, die sie gerade erst kennen gelernt hatte. Unglücklicherweise, aber keineswegs überraschend, wurde dieses Vertrauen häufig missbraucht.

Bei schwererem Verlauf dieser Erkrankung, die als **Klüver-Bucy-Syndrom** bezeichnet wird, sind die Patienten nicht nur furchtlos und sanftmütig, sondern entwickeln darüber hinaus (ebenso wie Labortiere, denen die Amygdala entfernt wurde) eine *Hypersexualität.* Die Häufigkeit und Variantenvielfalt ihrer sexuellen Aktivität steigt drastisch an – sodass Objekte, die zuvor für sie nicht attraktiv gewesen wären (beispielsweise Angehörige desselben Geschlechts oder anderer Arten und sogar leblose Gegenstände) nun als Sexualpartner begehrt werden; auch das Masturbieren wird wesentlich häufiger als zuvor praktiziert – selbst in der Öffentlichkeit. Diese Patienten (und Tiere) entwickeln zudem eine *Hyperoralität.* Sie nehmen sämtliche Objekte in den Mund und versuchen gelegentlich, ungenießbare Dinge zu essen. Darüber hinaus zeigen sie ein Symptom, das als *Hypermetamorphose* bezeichnet wird – das heißt, sie werden überaus ablenkbar, weil alles, was ihnen in den Blick kommt, gleichermaßen interessant für sie ist. Bei Tieren (aufgrund der anatomischen visuellen Unterschiede jedoch nicht beim Menschen) zählt das Symptom der *visuellen Agnosie* (Unfähigkeit, Objekte visuell zu erkennen) zu diesem Syndrom.

Die Persönlichkeit dieser Patienten ist durch ihre neurologische Beeinträchtigung augenscheinlich dramatisch verändert. Sie illustrieren, dass die »negativen« Funktionen des WUT- und des FURCHT-Systems für das normale psychische Leben ungemein wichtig sind. Wissenschaftliche Erkenntnisse dieser Art helfen uns, die neuronalen Korrelate bestimmter Persönlichkeitsaspekte nachzuweisen (siehe

Kaplan-Solms und Solms, 2000); sie können auch unser Verständnis der Art und Weise, wie genetische und Umweltfaktoren die für die Kontrolle der Persönlichkeit zuständigen biologischen Systeme modifizieren, vertiefen.

Das PANIK-System

Das PANIK-System (oder *Verlassenheitspanik*-System) ist nicht nur mit Panik-Angst, sondern auch mit Verlust- und Kummergefühlen assoziiert. Dadurch wird die Verbindung, die Psychoanalytiker seit langem zwischen Panikattacken, Trennungsangst und depressivem Affekt erkannt haben, neurowissenschaftlich bestätigt. Die Aktivität dieses Systems steht offenbar in einem direkten Zusammenhang mit der *sozialen Bindung* und der *mütterlichen Versorgung* – die Ursachen dafür finden sich in der Neurochemie des Systems und seiner Operationsweise.

Das Zentrum des Verlassenheitspanik-Systems bildet der *anteriore Gyrus cinguli* mit seinen weitläufigen Verbindungen zu verschiedenen thalamischen, hypothalamischen und anderen Kernen (siehe Abbildung 4.7) – einschließlich des Nucleus interstitialis der Stria terminalis, des präoptischen Hypothalamus und des ventrotegmentalen Areals. Wir wissen, dass diese Bereiche bei niederen Säugetieren für das Sexual- und Bemutterungsverhalten eine wichtige Rolle spielen. Ebenso wie alle anderen basisemotionalen Steuerungssysteme führen auch in diesem Fall Verbindungen von diesen Regionen aufwärts zum (ventralen) periaquäduktalen Grau. Die Neurochemie des Systems wird in erster Linie von endogenen **Opioiden** gesteuert. Etliche Untersuchungen lassen vermuten, das **Oxytozin** und **Prolaktin** entscheidend an seiner Aktivität beteiligt sind. Auch dies unterstreicht – wie wir im folgenden Abschnitt sehen werden – den Zusammenhang zwischen PANIK-System und Bemutterungsverhalten.

Die Stimulation mancher dieser Strukturen löst (beim Menschen) plötzliche Panikattacken aus und führte in einem Fall sogar zu einer regelrechten klinischen Depression, die sämtlichen Kriterien des DSM-IV entsprach. Die Depression verschwand vollständig, sobald die Stimulierung endete. Tiere, deren PANIK-System stimuliert wird, produzieren »Distress-Vokalisationen« oder »Trennungsrufe«. Diese Äußerungen unterscheiden sich je nach Spezies, gehen aber immer mit Weinen, Jaulen oder Piepsen einher. Bei frei umherstreifenden Tieren löst die längerfristige Stimulierung dieses Systems eine Abfolge interessanter Verhaltensweisen aus. Zunächst wird, verbunden mit Distress-Vokalisationen, das SUCH-Verhalten intensiviert – dies erhöht die Chance, die Mutter zu finden oder von ihr gefunden zu werden. Nach einer Weile jedoch beginnt das Tier, sich *zurückzuziehen*; es isoliert sich und zeigt eine Art »Winterschlafverhalten«, das für alle Welt wie eine Depression aussieht. Diese Veränderung vom Suchen zum Rückzug hängt wahrscheinlich mit der Tatsache zusammen, dass es gefährlich ist, allzu lange nach der Mutter Ausschau zu halten – das Risiko, die Aufmerksamkeit eines Räubers zu wecken, ist zu hoch. Wenn die Mutter nicht in der Nähe ist, scheint es sicherer zu sein, still liegen zu bleiben und darauf zu warten, *von ihr gefunden zu werden.*

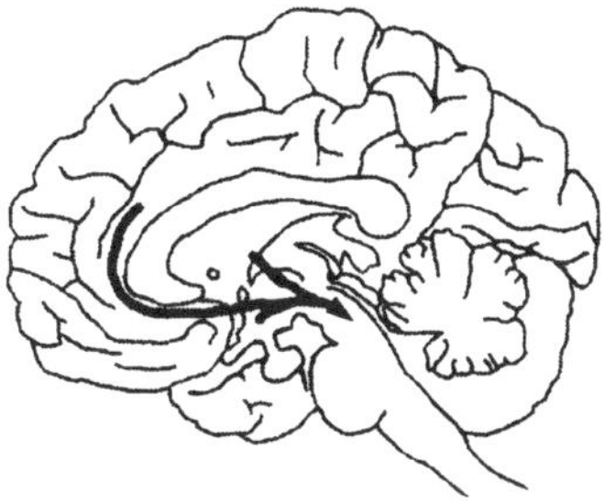

Abbildung 4.7: Das PANIK-System

Die Rolle, die endogene Opioide in diesem System spielen, verrät interessante Details über das Wesen der Bindung. Dies wird besonders deutlich, wenn man sich ansieht, wie unterschiedlich die Verstärkung operieren kann – die mit Tieren arbeitenden Verhaltensforscher haben solche Zusammenhänge seit langem geklärt. Im Experiment kann man Tieren recht leicht beibringen, bestimmte Aufgaben zu lösen, indem man sie belohnt. In der Terminologie der Lerntheorie spricht man in diesem Fall von »positiver« Verstärkung. Es gibt jedoch noch eine andere Art der Verstärkung, die ebenfalls eine sehr erfolgreiche Lernmethode darstellt, nämlich die »negative« Verstärkung. Hierbei wird das Tier *konstant* verstärkt, und unerwünschte Verhaltensweisen werden mit dem *Rückzug* dieser Verstärkung gekoppelt.[8] Einem Schema dieser Art folgt offenbar das Verlassenheitspanik-System. Endogene Opioide reduzieren (ebenso wie äußerlich verabreichte **Morphine**) Schmerzgefühle. Die Trennung von einem Liebesobjekt intensiviert die Aktivierung des PANIK-Systems, das die Wirkung der Opioide in diesem Hirnbereich reduziert. Separation und Verlust sind deshalb »schmerzhaft« im wörtlichen Sinn. Dank dieser Verstärkungsstrategie lernen Jungtiere sehr rasch, in der Nähe ihrer Mütter zu bleiben.

Das FÜRSORGE-Subsystem. Dieses »soziale« Emotionssystem beeinflusst das Verhalten der *Mutter* nicht weniger als das des *Kindes.* Wir wissen, dass die Oxytozin- und Prolaktinausschüttung – zwei der entscheidenden chemischen Substanzen, die dieses System steuern – in der Zeit um die Geburt ansteigt. Dies erleichtert die Herstellung der Mutter-Kind-Bindung in der Phase unmittelbar nach der Geburt – ein weiterer Aspekt des PANIK-Systems mit offenkundigen evolutionären Vorteilen. Von besonderem Interesse ist die Tatsache, dass dieselben Substanzen einen zentralen Einfluss auf das weibliche *Sexual*verhalten ausüben. Dies unterstreicht, wie wichtig die sexuellen Grundlagen der intimen Beziehung zwischen Mutter und Säugling sind, für die sich die Psychoanalyse seit langem interessiert.

Bei einigen Kindern sind im Zusammenhang mit Modifizierungen dieses Systems auch interessante klinische Implikationen zu beobachten. Man hat nämlich festgestellt, dass dieses Opioidsystem bei manchen autistischen Kindern *überaktiv* ist. Infolgedessen empfinden diese Kinder bei Trennungen weit weniger »Schmerz« als ihre Altersgenossen – mit der Folge, dass sie sich an ihre Bezugspersonen und an andere Menschen weniger intensiv binden. Damit übereinstimmend können positive soziale Interaktionen in manchen Fällen von Autismus durch Medikamente erfolgreich unterstützt werden, die die Aktivität der Opiatkanäle blockieren. Es ist jedoch wichtig festzuhalten, dass die Medikamente nur in Kombination mit neuen, unterstützenden Initiativen seitens der sozialen Umwelt erfolgreich wirken. Das Medikament scheint ein Fenster zu öffnen; die Objektbeziehungen dieser Kinder vermag es allein nicht zu verändern (Panksepp, 1998).

SPIEL und andere soziale Emotionen

Wie im vorangegangenen Abschnitt erwähnt, haben Neurowissenschaftler mittlerweile begonnen, das Paradigma der »Basisemotionen« auf weitere, komplexere Aspekte der Ethologie des Menschen zu erweitern. Der vielleicht interessanteste Ansatz in dieser Richtung betrifft einen Aspekt, den Panksepp (1998) als das SPIEL-System bezeichnet. Es ist bemerkenswert, dass alle jungen Säugetiere (einschließlich der Menschenbabys) spielen *müssen* und darauf angewiesen sind, in einem bestimmten *Umfang* spielen zu können. Welche biologische Funktion auch immer damit zusammenhängen mag – das Spiel (und vor allem das wilde Spiel) kleiner Kinder scheint homöostatischen Prinzipien zu gehorchen, die jenen ähneln, die unsere Grundfunktionen, etwa den Schlaf, regulieren. Wenn man einem Rattenjungen die Möglichkeit zum Raufen und Balgen nimmt, produziert man letztlich einen »Jojo-Effekt«: Das Junge holt die verlorene Spielzeit wieder nach, indem es, sobald man ihm eine Gelegenheit dazu gibt, proportional mehr spielt. Die Tatsache, dass dieser Mechanismus so fest in allen Säugetierarten verankert ist, lässt vermuten, dass das Spiel wahrscheinlich Entwicklungsfunktionen von zentraler Bedeutung erfüllt. Panksepp vermutet, dass die geradezu epidemische Verbreitung der Aufmerksamkeitsdefizit-/Hyperaktivitätsstörung in modernen amerikanischen Städten zum Teil darauf zurückzuführen ist, dass Kinder nicht genügend Gelegenheit finden, um sich beim Spiel auszutoben.

Lernen aus Erfahrung

In den vorangegangenen Abschnitten haben wir wiederholt die evolutionären Vorteile dieser ererbten, durch Emotionen freigesetzten Verhaltensstereotypen erwähnt. Wir müssen indes betonen, dass vier emotionale Reaktionen – SUCHEN, WUT, FURCHT, PANIK – und die überschaubare Anzahl der mit ihnen assoziierten automatischen, stereotypen Verhaltensweisen nicht ausreichen, um die Fülle an schwierigen Situationen zu bewältigen, die das Leben der Säugetiere Tag für Tag mit sich bringt. Die Welt ist praktisch völlig unberechenbar, und wir müssen unser Verhalten ständig entsprechend modulieren und regulieren.

Aus diesem Grund können all die basisemotionalen Steuerungssysteme, die wir erläutert haben, durch *Lern*mechanismen beeinflusst werden. Inwieweit sie auf diese Weise modifizierbar sind, ist von Spezies zu Spezies unterschiedlich, beim Menschen indes üben Lernerfahrungen einen sehr tief greifenden Einfluss aus. Anders formuliert: Diese Systeme sind zwar angeboren, aber sie sind keineswegs so »fest verdrahtet«, dass sie *unveränderbar* wären. Im Gegenteil: Ihr Bauplan weist ganz spezifische »Leerstellen« auf, die durch Lebenserfahrung (insbesondere durch frühkindliche Erfahrung) gefüllt werden müssen. Da wir dieses allgemeine Thema im 5. und 7. Kapitel eingehend erläutern werden, beschränken wir uns hier auf einige wenige spezifische Aspekte.

Die wesentlichen Punkte haben wir bereits im Zusammenhang mit der Rolle illustriert, die Lernmechanismen in Bezug auf die »objektlosen« Triebe des SUCH-Systems spielen. Das Jungtier weiß, *dass* es bedürftig ist, aber es weiß nicht, *was* es braucht – es muss aus Erfahrung lernen, welche Objekte in der Welt seine Bedürfnisse befriedigen und welche nicht. Der evolutionäre Vorteil dieses Lernprozesses besteht darin, dem Tier die Anpassung an die spezifische Umwelt zu ermöglichen, in die es hinein geboren wurde und in der es unter Umständen ganz verschiedenartige bedürfnisbefriedigende Objekte vorfindet. Junge Lebewesen (und insbesondere solche, die wie das Menschenbaby lange Zeit motorisch hilflos sind) werden diesen frühen Lernprozess ohne die Vermittlung durch erwachsene Betreuer kaum überleben. Das erwachsene Tier *lehrt* sie aktiv, was sie tun müssen, um ihre inneren Bedürfnisse zu stillen und die damit verbundenen Gefahren zu überleben. Wir haben auch erwähnt, wie leicht dieser Vermittlungsprozess scheitern kann – mit verheerenden Konsequenzen für die weitere psychische und geistige Gesundheit des Kindes.

Ähnliches gilt auch für die übrigen basisemotionalen Steuerungssysteme. Obwohl beispielsweise im FURCHT-System bestimmte Gefahrenobjekte und lebensbedrohliche Situationen tatsächlich »fest verdrahtet« sind (darauf beruht der stereotype Charakter der meisten Phobien), bildet der repräsentationale (oder »Objekt«-)Aspekt des Systems zunächst eine »Leerstelle«, die mit frühen Erfahrungen ausgefüllt werden muss. LeDoux (1996) beschreibt detailliert, wie dies vor sich geht. Zwei Aspekte sind dabei besonders interessant.

Erstens werden die Verbindungen, die den Gefahrenstimulus (das zu fürchtende Objekt) mit den Furcht-Angst-Reaktionen verknüpfen, *extrem schnell* hergestellt und bleiben anschließend *außerhalb des erweiterten Bewusstseins* erhalten. Sobald ein Stimulus (Gegenstand oder Ort) mit einer schmerzhaften Erfahrung assoziiert wurde (mitunter auf der Grundlage lediglich einer *einzigen* Begegnung), wird das FURCHT-System sofort und automatisch aktiviert, wann immer der Stimulus erneut auftaucht, und zwar noch bevor er bewusst als solcher erkannt wird. Daher müssen wir nicht erst *überlegen*, bevor wir in Gefahrensituationen *handeln* (auch wenn wir die Dinge anschließend noch einmal Revue passieren lassen können). Auf dieser Basis unterscheidet LeDoux zwei Aspekte von Furcht-Angst. Der erste, den wir soeben beschrieben haben, wird über eine »*schnelle und ungenaue* Verarbeitungsbahn« vermittelt (LeDoux [1996] 1998, S. 175), die von der Amygdala zum periaquäduktalen Grau verläuft und das kortikale Bewusstsein vollständig ausschließt. Die Existenz einer solchen Leitungsbahn hat wichtige Implikationen für den psychoanalytischen Kliniker, weil sie nämlich erklärt, weshalb sich Patienten in bestimmten Situationen fürchten können, *ohne zu wissen, wovor sie Angst haben* (das heißt, ihrer Furcht liegen »verdrängte« Erfahrungen oder andere unbewusste Assoziationen zugrunde). An der zweiten, langsameren Verarbeitungsbahn sind die kortikalen Gewebe des Hippokampus beteiligt, der für das episodische Gedächtnis von höchster Wichtigkeit ist (siehe 5. Kapitel). Sie ermöglicht es dem autobiografischen Selbst, bewusst zu *erkennen*, was geschehen ist, und bewusst darüber nachzudenken. Diese Verarbeitungsbahn des »erweiterten Bewusstseins« verbindet das FURCHT-System auch mit den *exekutiven Systemen* des Gehirns, und damit kommen wir zum zweiten wichtigen Aspekt, den LeDoux herausgearbeitet hat.

Die Zähmung des Affekts

Sobald Verknüpfungen wie die soeben beschriebenen hergestellt wurden, können sie nicht mehr *gelöscht* werden; nichts kann den Eintrag des lebensbedrohenden Objekts, des gefährlichen Ortes oder der unheilvollen Situation in das vom FURCHT-System angelegte Verzeichnis der »gefährlichen« Dinge (LeDoux, 1996) rückgängig machen. Die Tatsache, dass solche Dinge nicht vergessen werden können, hat ganz offenkundig evolutionäre biologische Vorteile. Ihre Unauslöschbarkeit kann aber auch *fehl*angepasst sein. Ein Objekt (oder ein Ort oder eine Situation), das in der frühen Kindheit für das hilflose und verwundbare Subjekt gefährlich war, ist für einen Erwachsenen möglicherweise weniger gefährlich oder sogar harmlos. Unter diesen Umständen wäre es ausgesprochen unzweckmäßig, wenn die neuerliche Begegnung mit dem einst gefürchteten Objekt jedes Mal eine veritable Angstattacke auslöste (überwältigende Beklommenheit, Erstarren, Fluchtreaktion, Verstecken, Herzklopfen, beschleunigte Atmung usw.).

Aus diesem Grund kann der *Output* des FURCHT-Systems trotz seiner unauslöschbaren Verbindung mit solchen Objekten **gehemmt** werden.[9] Anders formuliert: Obwohl die Assoziation unbewusst weiterhin bestehen bleibt, wird ihr Einfluss auf das erweiterte Bewusstsein und das willkürliche Verhalten begrenzt oder sogar vollständig blockiert. Wie im 1. und 3. Kapitel erwähnt, liegt der Apparat, der für diese inhibitorische Kontrolle zuständig ist, im Stirnlappen – genauer: im ventromesialen und orbito-frontalen Bereich des Stirnlappens (Abbildung 4.8). Wenn man bei Labortieren die *äußeren Manifestationen* von Furcht-Angst-Reaktionen beseitigt (durch verhaltensmodifizierende Techniken), zeigen bildgebende Verfahren, dass das

FURCHT-System des Gehirns *weiterhin* hochaktiv ist – zu einem kaum geringeren Grad als bei Tieren, die vollentwickelte Furcht-Angst-Reaktionen zeigen. Die beiden Gruppen weisen aber insofern einen drastischen Unterschied auf, als bei der furcht-gehemmten Gruppe gleichzeitig auch die Stirnlappen hochaktiv sind. Im 1. Kapitel haben wir erläutert, dass sich der Mensch von allen anderen Säugetieren vor allem durch die Entwicklung der Stirnlappen unterscheidet. Und sie machen auch den größten Unterschied zwischen dem Gehirn eines erwachsenen Menschen und dem eines Kindes aus. Die Reifung der Stirnlappen erfolgt in den ersten Lebensjahren sehr rasch und setzt sich bis in die späte Adoleszenz hinein fort. Diese neuroanatomischen Fakten erklären die gewaltigen Unterschiede, die wir in Bezug auf die Flexibilität und den Grad der emotionalen Kontrolle zwischen dem erwachsenen Menschen einerseits und dem Kind und anderen Säugetieren andererseits beobachten. Auch hier liegen die Implikationen für bestimmte Formen der Psychopathologie auf der Hand.

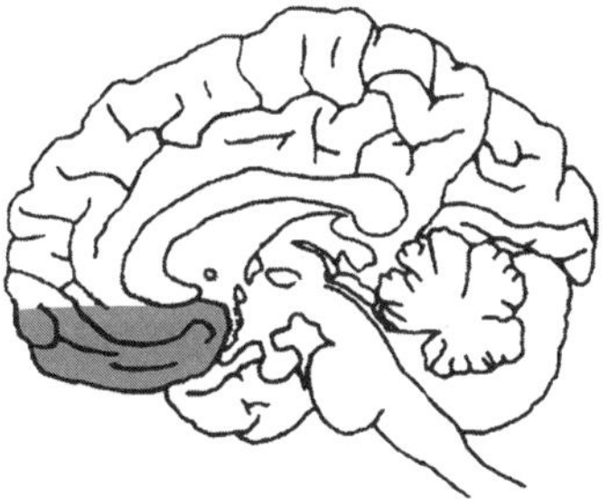

Abbildung 4.8: Ventromesiale und orbitale Frontalbereiche

Ähnliche Mechanismen existieren vermutlich für *alle* basisemotionalen Steuerungssysteme, die bislang freilich weniger gründlich erforscht wurden. Ungezügelte affektive Reaktionen, wie sie durch das SUCH-, WUT- und PANIK-System freigesetzt werden, sind im Prinzip nicht weniger fehlangepasst als überwältigende FURCHT-Reaktionen. Die Balance zwischen diesen primitiven, instinktiven Mechanismen und der willkürlichen Programmierung, Regulierung und Kontrolle des Handelns (siehe 1. Kapitel), die durch die Stirnlappen-Mechanismen ermöglicht wird, weist daher offenbar eine direkte Parallele auf zu der Balance zwischen dem, was Psychoanalytiker gewöhnlich als »Es«- beziehungsweise »Ich«-Mechanismen bezeichnen. Die Auslöschung dieser frontalen Mechanismen veranlasste Harlow (1868) im Fall des Phineas Gage (siehe 1. Kapitel) zu seinem Urteil, dass offenbar »das Gleichgewicht oder die Balance zwischen seinen geistigen Fähigkeiten und seinen animalischen Neigungen« gestört sei. Die inhibitorischen Mechanismen, die wir soeben beschrieben haben, können aber ebenso wohl *über*aktiv sein – und dies bildet möglicherweise die neuronale Basis bestimmter pathologischer Formen der Verdrängung sowie anderer Formen der Hemmung. Auch hier liegen ergiebige Forschungsfelder für die künftige interdisziplinäre Zusammenarbeit.

Damit verlassen wir das Terrain der basisemotionalen Steuerungssysteme und begeben uns tiefer hinein in die funktionelle Architektur der *erfahrungsabhängigen* Systeme des Gehirns.

5. Kapitel
Gedächtnis und Fantasie

In den vorangegangenen zwei Kapiteln haben wir Hirnmechanismen erläutert, die auf die beiden wichtigen Stimulusquellen reagieren, mit denen der psychische Apparat zu ringen hat. Wir haben zudem mehrere Verbindungen beschrieben, die sich zwischen diesen beiden Reizquellen und den motorischen Output-Mechanismen des Gehirns entwickelt haben und wahrscheinlich zum Großteil angeboren sind. In diesem Kapitel nun werden wir uns mit den Beziehungen zwischen zwei Kategorien des Wissens beschäftigen, die im Laufe des *individuellen* Lebens erzeugt werden. Diese Verbindungen ermöglichen es dem Subjekt, seine bedürfnisbefriedigenden Aktivitäten subtil auf die spezifischen Besonderheiten der Umwelt, in die es hineingeboren wurde, abzustimmen. Der Überlebenswert eines solchen Gedächtnissystems liegt auf der Hand. Auch wenn sein *Inhalt* individuell spezifisch ist, erfolgt die Organisation der Erinnerungen gleichwohl nach einem regelmäßigen, standardisierten Muster. Dieses »Standard«muster der Organisation unseres Gedächtnisses und die an ihm mitwirkenden Subsysteme stehen auf den folgenden Seiten im Mittelpunkt. Wir beginnen mit einer einführenden Übersicht über diese Subsysteme, bevor wir uns einigen damit zusammenhängenden Themenkomplexen zuwenden.

Der Begriff »Gedächtnis« bezeichnet zahlreiche unterschiedliche mentale Funktionen. Manchmal haben wir den Akt des *Sich-Erinnerns* im Sinn, wenn wir vom »Gedächtnis« sprechen. Dieser Aspekt betrifft den Abruf eines zuvor gespeicherten Faktums oder eines Ereignisses, das man erlebt hat. Mitunter aber bezeichnet der Begriff »Gedächtnis« nicht den Prozess der Reaktivierung von abgespeichertem Wissen, sondern vielmehr dieses Wissen selbst. In dieser Bedeutung bezieht sich der Begriff auf jenen Teil unseres mentalen Apparats, der die erhalten gebliebenen *Einflussspuren* aus der Vergangenheit enthält. Des Weiteren sprechen wir auch im Zusammenhang mit dem *Prozess* des Erwerbs von Wissen von »Gedächtnis« – das heißt, wenn vom Prozess des Lernens oder Memorierens die Rede ist.

Weil die Funktion des Gedächtnisses derart mannigfaltige Aspekte abdeckt, unterscheiden Kognitionswissenschaftler heutzutage mehrere Teilfunktionen[1], von denen einige in diesem Kapitel beschrieben werden sollen.

Kodierung, Speicherung, Abruf und Konsolidierung

In der Fachliteratur wird häufig zwischen drei Phasen der Verarbeitung von Erinnerungen unterschieden (siehe Abbildung 5.1).[2] Der Erwerb neuer Information wird als **Kodierung** bezeichnet, das »Behalten« der Information als **Speicherung** und die Wiederbewusstmachung als **Abruf.** Die Anordnung dieser Teilfunktionen des Gedächtnisses in der Reihenfolge Kodieren, Speichern und Abrufen ist eine einfache Möglichkeit, um den Gesamtvorgang zu unterteilen. Wir dürfen aber nicht vergessen, dass diese drei Begriffe der komplexen Neurobiologie des Gedächtnisses keineswegs gerecht werden.

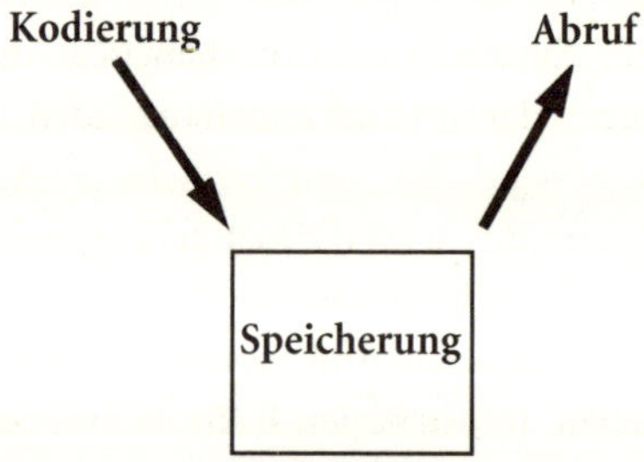

Abbildung 5.1: Kodieren, Speichern, Abrufen

Diese einfache Klassifizierung wird regelmäßig problematisch, sobald das Konzept der **Konsolidierung** ins Spiel kommt (siehe Abbildung 5.2). In der Gedächtnisforschung spielt es eine sehr wichtige Rolle, weil es offenbar wichtige Details zu klären hilft, die mit der Organisation des Gedächtnisses im Gehirn zusammenhängen. Zwingende Beweise für die Existenz der Konsolidierung tauchten erstmals auf, als man systematisch untersuchte, wie das Gedächtnis infolge von Hirnverletzungen zusammenbricht.

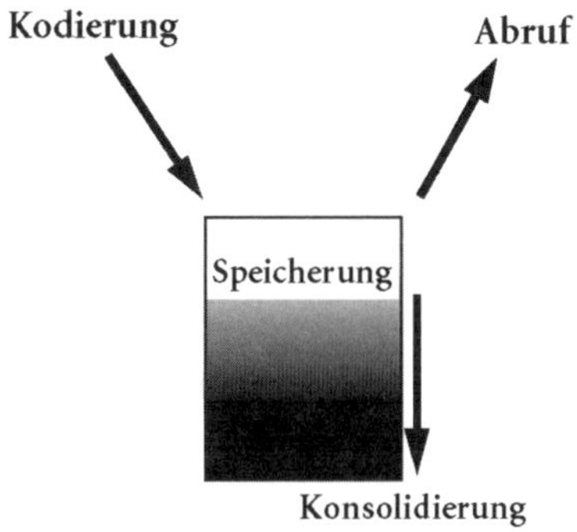

Abbildung 5.2: Kodierung, Speicherung, Abruf und Konsolidierung

Durch Hirnläsionen wird praktisch niemals das gesamte Gedächtnis beeinträchtigt. Das heißt, es kommt im Grunde nie vor, dass jemand sein Gedächtnis vollständig verliert – bei Patienten mit einer vollständigen Amnesie drängt sich der Verdacht auf ein hysterisches Leiden geradezu auf. Die neuropsychologische Realität ist so beschaffen, dass bestimmte *Aspekte* des Gedächtnisses besonders vulnerabel auf Hirnverletzungen oder -erkrankungen reagieren, während andere nahezu unzerstörbar sind. Die empfindlichsten Aspekte sind die jüngsten Erinnerungen, das heißt die Erinnerungen an Ereignisse, die nur wenige Stunden, Tage, Wochen oder Monate vor der Hirnschädigung stattgefunden haben, oder an Fakten, die wir in diesen Zeiträumen gelernt haben. In der Regel ist die Wahrscheinlichkeit einer Beeinträchtigung durch eine neurologische Erkrankung umso geringer, je älter die Erinnerungen sind. Die Entdeckung dieses *Zeitgra-*

dienten (so eine häufig verwandte Bezeichnung) wird Théodule Ribot zugeschrieben; ihm fiel diese Regelmäßigkeit in den achtziger Jahren des 19. Jahrhunderts auf, und seither bezeichnet man sie als Ribot'sches Gesetz. Es mag überraschen, dass die jüngsten Eindrücke – die frischesten Erinnerungen – die anfälligsten sind, während sich die ältesten Erinnerungen als derart dauerhaft erweisen. Dies lässt vermuten, dass die Erinnerungen irgendwie *festgeschrieben* werden, und ebendiesen Prozess bezeichnen wir als Konsolidierung. Erinnerungen werden kontinuierlich auf immer tieferen Speicherebenen konsolidiert. Die Sätze, die Sie gerade lesen, werden jetzt, in diesem Augenblick, kaum konsolidiert; in der nächsten Nacht aber (während Sie schlafen) findet ein beträchtliches Maß an Konsolidierungsarbeit statt. Und in den nächsten Tagen, Wochen, Monaten und Jahren setzt sich dieser Konsolidierungsprozess fort. Vielleicht können wir ihn am besten verstehen, wenn wir ihn als einen Aspekt der Kodierungsphase betrachten, der sich bis in die Speicherungsphase hinein erstreckt.

Kurz- und Langzeitspeicherung

Noch ein wenig komplizierter wird unser Diagramm des Gedächtnisprozesses durch die Tatsache, dass wir den Speicherungsaspekt in eine **Kurzzeit**- und eine **Langzeit**-Komponente unterteilen müssen (Abbildung 5.3). Die Unterscheidung zwischen Kurzzeit- und Langzeitgedächtnis ist wahrscheinlich die wichtigste Unterteilung des Gedächtnissystems überhaupt. Gleichzeitig hat sie immer wieder Anlass zu terminologischem Durcheinander gegeben. Viele Menschen verstehen unter »Kurzzeitgedächtnis« Erinnerungen, die im Laufe der letzten Stunden oder Tage niederlegt wurden. Man sagt zum Beispiel: »Mein Kurzzeitgedächtnis ist so miserabel, ich kann mich nur mit Mühe an das erinnern, was gestern geschah!« Der Spezialist aber würde sagen, dass solche Menschen Schwierigkeiten mit ihren *jüngsten* Erinnerungen haben. Der Fachbegriff »Kurzzeitgedächtnis« (short-term memory, STM) bezeichnet die Information, die Ihnen *in diesem Augenblick* bewusst ist und sich von Ereignissen herleitet, die wahrscheinlich vor nur wenigen Sekunden stattfanden. Sowohl frische als auch alte Erinnerungen sind Aspekte des »Langzeitgedächtnisses« (long-term memory, LTM). Wenn sich ein Patient an die Ereignisse des Vortags nicht erinnern kann, dann ist mit seinem *Langzeitgedächtnis* etwas nicht in Ordnung. Das Langzeitgedächtnis beginnt vor wenigen Sekunden. Unter anderem aufgrund dieser Mehrdeutigkeit wird der Begriff »Kurzzeitgedächtnis« in den Kognitionswissenschaften immer weniger verwendet und durch die Begriffe **unmittelbares Gedächtnis,** vor allem aber **Arbeitsgedächtnis** ersetzt.

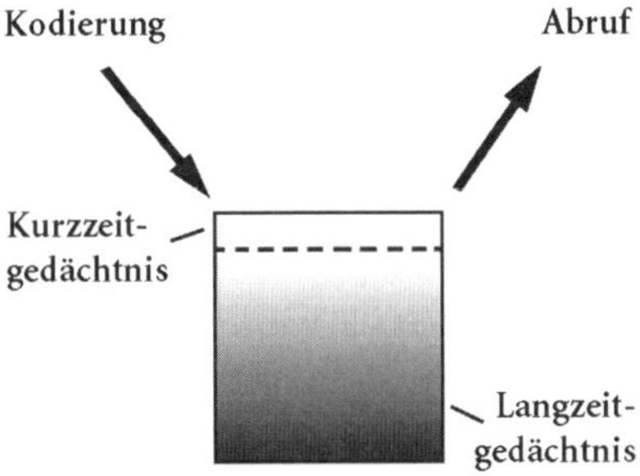

Abbildung 5.3: Kurzzeit- und Langzeitgedächtnis

Das Kurzzeitgedächtnis (oder das unmittelbare oder Arbeitsgedächtnis) enthält also Erinnerungen an Vorgänge oder Fakten, die Ihnen *in diesem Augenblick* gewärtig sind. Sie gehen Ihnen bewusst durch den Sinn, weil Sie sie soeben erlebt oder erfahren haben (weil sie Ihnen gerade erst begegnet sind) und weil sie Ihrem Bewusstsein aus diesem Grund noch nicht wieder entzogen sind. Möglich ist auch, dass sie Ihnen gewärtig sind, weil Sie in Ihren Gedanken *aktiv* an ihnen festhalten und sie nicht vergessen wollen oder weil Sie sie aktiv (aus Ihrem Langzeitgedächtnis) abgerufen haben. Dies macht deutlich, dass das Kurzzeitgedächtnis einen aktiven und einen passiven Aspekt hat. Wir (M. S., O. T.) ziehen den Begriff »unmittelbares Gedächtnis« vor, um den passiven (perzeptuellen) Aspekt des Kurzzeitgedächtnisses zu bezeichnen, und sprechen vom »Arbeitsgedächtnis« nur dann, wenn wir uns auf den aktiven Aspekt (die kognitive Operation) beziehen.

In diesem Sinne kennzeichnen die Begriffe also die äußerlich und innerlich erzeugten *aktuellen Bewusstseinsinhalte.*

Die Inhalte des Bewusstseins werden, kognitionswissenschaftlich gesprochen, in einem »**Puffer**« aufbewahrt, wo wir sie (wenn wir wollen) durch den ständigen Umgang mit ihnen sozusagen frisch halten können. Der Mechanismus des Arbeitsgedächtnisses kann Informationen so lange in diesem Puffer aufbewahren, wie Sie es wünschen (bis Sie einschlafen, das ist der entscheidende Punkt!). Deshalb können wir den Puffer des Kurzzeitgedächtnisses als das Medium unseres *erweiterten Bewusstseins* betrachten (siehe 3. Kapitel). Kognitionswissenschaftler arbeiten mit Begriffen wie »Ultrakurz-Erinnerungen« und »ikonischen« Erinnerungen, um die augenblicklichen Auswirkungen von äußeren Wahrnehmungsstimuli auf das Kernbewusstsein zu beschreiben.

Während Sie diese Zeilen lesen, wird die in ihnen enthaltene Information im Puffer Ihres Kurzzeitgedächtnisses aufbewahrt. Innerhalb weniger Sekunden, in denen Sie weiterlesen und dabei neue Informationen zu kodieren haben, müssen die Zeilen, die Sie vor wenigen Augenblicken gelesen haben, aus dem Puffer des Kurzzeitgedächtnisses heraus transportiert werden, um Platz für neue Information zu schaffen. Der Grund dafür ist die im 3. Kapitel erwähnte Tatsache, dass Sie Informationen zwar über eine längere Zeitdauer »im Kopf« behalten können, der Puffer des Kurzzeitgedächtnisses aber nur über eine sehr begrenzte *Kapazität* verfügt (das heißt, er kann nicht mehr als etwa sieben Informationseinheiten gleichzeitig aufnehmen).[3]

Dies bringt uns zu der Frage, was mit dem Material geschieht, das aus dem Puffer gedrängt wird. Sie können nicht restlos alles, was Sie erleben, kodieren und speichern. Die Mechanismen unserer Aufmerksamkeit schließen selbst in der Wahrnehmungsphase ein gut Teil an Informationen aus. Die Konsolidierungsmechanismen setzen diesen Prozess des Siebens noch in den Speichersystemen des Gedächtnisses fort. Daher stellt die Konsolidierung nicht nur einen Prozess dar, der das, was im Gedächtnis behalten wird, festschreibt; er sondert vielmehr auch die Erinnerungen aus, die Sie *nicht* behalten wollen. Damit kommen wir zu einer wichtigen Unterscheidung zwischen passivem und aktivem Vergessen (Spurenverfall versus »Verdrängung«; siehe die aktuelle Darstellung bei Anderson und Green, 2001). Wir werden auf dieses Thema im weiteren Verlauf dieses Kapitels noch einmal zurückkommen.

Wir haben bereits darauf hingewiesen, dass ein recht großer Teil der Konsolidierung dessen, was Sie hier gerade lesen, in der kommenden Nacht stattfinden wird. Viele Neurowissenschaftler glauben, dass die Funktion des Schlafes (und vor allem des REM- oder Traumschlafes) aufs Engste mit dem Konsolidierungsprozess zusammenhängt. Allerdings ist diese Theorie umstritten. Eine besonders boshafte Gegenbehauptung besagt, dass Träume die »Mülleimer« unserer Erinnerungen seien (Crick und Mitchison, 1983). Dieser Sichtweise zufolge werden Erinnerungen im REM-Schlaf konsolidiert, wobei diejenigen, die zur Auslöschung vorgesehen sind, auf dem Weg ins Vergessen noch einmal kurz in Ihren Träumen auftauchen. Daher kehren die *unwichtigsten* Tageseindrücke in den Träumen wieder, und dies ist der Grund, weshalb wir unsere Träume so rasch *vergessen.* Die meisten Psychotherapeuten vertreten eine absolut konträre Auffassung von der Natur und Funktion des Träumens. Ihr werden wir uns im 6. Kapitel zuwenden.

Die Physiologie der Konsolidierung: Zellen, die gemeinsam feuern …

Auch wenn die Physiologie des Kurzzeitgedächtnisses bislang nicht restlos geklärt ist, sind sich die Neurowissenschaftler darin einig, dass sie sich radikal von der des Langzeitgedächtnisses unterscheidet. Am Kurzzeitgedächtnis sind offenbar reverberierende (zurückwerfende) Schaltkreise beteiligt – Gruppen von miteinander verbundenen Zellen, die in geschlossenen (selbstreaktivierenden) Schleifen miteinander feuern. Solange das Feuerungsmuster bestehen bleibt, behalten wir die betreffende Information »im Kopf«. Sobald ein besonders stark reverberierender Schaltkreis hergestellt wurde, steigt die Wahrscheinlichkeit seiner *erneuten* Aktivierung, denn »Zellen, die gemeinsam feuern, verdrahten sich miteinander«, wie Donald Hebb (1949) es formulierte.[4] Diese Gesetzmäßigkeit wird seither als **Hebb'sche Regel** bezeichnet. Durch den Vorgang der »Verdrahtung« werden Kurzzeiterinnerungen in Langzeiterinnerungen umgewandelt. Daran ist offenbar ein zweiphasiger Prozess beteiligt. Zunächst sind die Zellveränderungen rein *physiologischer* Art: Die Synapsen, die die Zellen in dem Schaltkreis miteinander verbinden, werden »durchlässiger« (das heißt, die Schwelle der Zellen sinkt, und dies erhöht die Wahrscheinlichkeit, dass sie in Reaktion auf Stimuli an Synapsen, die sie zuvor zum Feuern veranlasst haben, feuern werden). Dies wiederum setzt einen zweiten, dauerhafteren *anatomischen* Prozess in Gang. Das kontinuierliche Feuern von Zellen an bestimmten Verbindungen aktiviert in den Zellen selbst genetische Mechanismen, die das Wachstum weiterer Synapsen an diesen Verbindungen fördern. (Detailliert beschrieben werden diese Mechanismen in Kandel, Schwartz und Jessell, 2000.) Die Zellen wachsen also *buchstäblich* und »verdrahten« sich an den ständig aktivierten Verbindungen.

Diese relativ neue Entdeckung, die Eric Kandel im Jahr 2000 den Nobelpreis für Physiologie und Medizin eintrug, hat für unser Verständnis des Gedächtnisses wichtige Implikationen. Sie illustriert, dass temporäre, reverberierende Schaltkreise einen dauerhaften, trophischen Einfluss auf die beteiligten Zellen ausüben und dabei eine erhöhte Dichte des neuralen Gewebes erzeugen. Dieser Wachstumseffekt ist **aktivitätsabhängig** und bleibt lebenslang erhalten.

Vergessen, Verdrängen und infantile Amnesie

Der Prozess der »Verdrahtung« hat zwangsläufig einen Nachteil: Wenn der Prozess aktivitätsabhängig ist, was geschieht dann, wenn ein bestimmter Schaltkreis *nicht* mehr verwendet wird? Was passiert mit Synapsen, die *nicht* aktiv sind? Die Antwort lautet, dass sie *atrophieren*, sie *sterben ab*. Diese »use it or lose it«-Regel spielt in der frühen Gehirnentwicklung eine wichtige Rolle. Wir alle werden mit unendlich viel mehr Synapsen geboren, als wir benötigen. Diese Synapsen repräsentieren die *potenziellen* Verbindungen zwischen Neuronen, die *vielleicht* einmal für die Entwicklung innerer Karten oder Modelle der Welt, in der wir uns bewegen, benötigt werden. In einem gewissen Sinn repräsentieren sie all die möglichen Welten, in denen wir uns potenziell wiederfinden könnten. Die *tatsächliche* Umwelt, in die wir hineingeboren werden, bewirkt, dass lediglich ein Teil dieser Verbindungen aktiviert wird. Diejenigen, die nicht gebraucht werden, bleiben dabei auf der Strecke. Diesen Prozess bezeichnen wir als neuronales »Pruning«.

Der Pruning-Prozess endet indes nicht in der frühen Kindheit. Obwohl in diesem Alter der größte Teil des nicht benötigten neuralen Gewebes eliminiert wird, behält das »use it or lose it«-Prinzip seine Gültigkeit lebenslang bei. Infolgedessen können Verbindungen, die in der Kindheit häufig aktiviert wurden (und daher erhalten blieben), in späteren Entwicklungsphasen wegfallen, weil sie nicht länger benötigt werden. Diese Tatsache bildet die Grundlage eines interessanten Arguments gegen die psychoanalytische Theorie der »infantilen Amnesie«.

Dieses Argument wird gewöhnlich folgendermaßen formuliert: Erwachsene verlassen sich nicht auf die Gedächtnisschaltkreise, die sie in ihrer Kindheit aktivierten, weil ihre Lebensumstände radikal anders beschaffen sind. Da die Kindheitserinnerungen nicht mehr benutzt werden, atrophieren sie. Deshalb handelt es sich bei der infantilen Amnesie schlicht um einen Gedächtnisverlust – um den Zerfall von alten Verbindungen, für die es keine Verwendung mehr gibt. Folglich ist es nicht notwendig, eine aktive »Verdrängungs«kraft zu postulieren, um die universale Unfähigkeit zu erklären, sich an die Ereignisse der frühesten Kindheit zu erinnern – und ebenso wenig ist es diesem Argument zufolge möglich, solche Erinnerungen wieder zu beleben.

Diese Behauptung wirft allerdings etliche schwer wiegende Probleme auf, von denen wir zumindest zwei kurz erwähnen müssen. Erstens handelt es sich beim *bewussten* und *unbewussten* Erinnern um zwei vollkommen unterschiedliche Dinge. Die *Aktivierung einer Erinnerungsspur* ist keineswegs gleichbedeutend mit *bewusstem Erinnern.*

Die Tatsache, dass Ihnen die Ereignisse Ihrer frühen Kindheit nicht bewusst gewärtig und präsent sind, bedeutet daher nicht, dass die Spuren, die sie hinterlassen haben, nicht ständig aktiviert werden. Im Gegenteil: Es ist durchaus wahrscheinlich, dass die Netzwerke, die die gründlichen Pruning-Prozesse der frühen Kindheit überdauert haben, als *Schablonen* dienen, um die herum alle späteren Erinnerungen organisiert werden. Diese tief konsolidierten »Stamm«schaltkreise (»trunk«circuits) würden demnach in großer Regelmäßigkeit aktiviert, selbst wenn die Ereignisse, durch die sie ursprünglich konstruiert wurden, im Laufe des Prozesses nicht ins Bewusstsein gelangen – und selbst wenn diese Ereignisse nicht mehr ins Bewusstsein zurückgeführt werden *können.* Dies verweist auf einige wichtige Aspekte der funktionellen Architektur des menschlichen Gedächtnisses, denen wir uns im folgenden Abschnitt zuwenden werden. Vorab ist festzuhalten, dass die moderne Neurowissenschaft für die Unterscheidung zwischen *bewussten* und *unbewussten* Erinnerungsmechanismen gute Gründe liefert (siehe 3. Kapitel). Niemand bezweifelt mehr, dass eine Erinnerungsspur im Langzeitgedächtnis aktiviert werden kann, ohne dass eine damit verbundene Erfahrung als bewusste Erinnerung wieder auftaucht. Vielmehr nehmen sogar die meisten Erinnerungsprozesse diese Gestalt an. Sie werden deshalb als **implizit** bezeichnet. Wenn eine Langzeiterinnerungsspur aktiviert wird und ins bewusste Gewahrsein gelangt (das heißt, wenn sie über ihre Aktivierung hinaus dem zuvor erwähnten temporären »Puffer« des Arbeitsgedächtnisses zugänglich wird), ist die Erinnerung **explizit** geworden. (Ein aufschlussreiches, das FURCHT-Gedächtnis betreffendes Beispiel für diesen Unterschied enthält der Abschnitt »Die Zähmung des Affekts« im 4. Kapitel.) Die Fachtermini »implizites Gedächtnis« und »explizites Gedächtnis« sind heute in der Neurowissenschaft an die Stelle der älteren Begriffe »unbewusste« beziehungsweise »bewusste« Erinnerung getreten.

Ein zweiter Einwand gegen die Behauptung, dass Erinnerungen an die frühe Kindheit schlicht »vergessen« werden, kann sich auf das Ribot'sche Gesetz berufen, demzufolge die ältesten Erinnerungen zugleich die widerstandsfähigsten sind. Jede Erklärung der infantilen

Amnesie hat daher auch die Frage zu berücksichtigen, weshalb dieses universale Phänomen gegen das Ribot'sche Gesetz verstößt. Die Psychoanalyse nimmt an, dass frühe Erinnerungen *tatsächlich* sehr widerstandsfähig sind; sie werden nur *scheinbar* vergessen, in Wirklichkeit aber sind sie dem bewussten Gewahrsein lediglich nicht zugänglich. Natürlich stellt sich damit die Frage: Warum stehen sie dem bewussten Gewahrsein nicht zur Verfügung? (Die psychoanalytische Antwort lautet: Sie wurden verdrängt.) Es ist nicht klar, wie die alternative Erklärung diesen Verstoß gegen das Ribot'sche Gesetz erklärt.

Gedächtnisvielfalt

Freud soll gesagt haben, dass eine Erinnerung, die einmal niedergelegt wurde, nie wieder in Vergessenheit geraten kann. Wortwörtlich hat er dies nicht gemeint, aber er maß der beachtlichen Dauerhaftigkeit von Erinnerungen zweifellos eine große Bedeutung bei.[5] Und das Langzeitgedächtnis ist in der Tat eine ungemein langlebige Angelegenheit.

Langzeiterinnerungen sind deshalb so dauerhaft, weil sie im Allgemeinen an verschiedenen Orten kodiert werden – Erinnerungen befinden sich sozusagen überall im Gehirn. Angesichts dessen, was wir über die Art der Zellverbindungen bereits gesagt haben, überrascht es nicht, dass Erinnerungen über weite Bereiche anatomisch repräsentiert werden. Aus diesem Grund ist der Gedächtnisprozess ausgesprochen redundant. An unseren Erinnerungen sind Verbindungen zwischen ungemein ausgedehnten Neuronenverbänden beteiligt, sodass die Entfernung eines oder mehrerer Bestandteile nicht zur Auslöschung des Gesamtverbandes führt. Sie wird seine Funktionsweise möglicherweise ein wenig beeinträchtigen, ein ganzes Netzwerk zu zerstören aber ist außerordentlich schwierig. (Dementsprechend können zerfallene Spuren »rekonstruiert« werden, auch wenn die rekonstruierte Version dem Original nicht immer exakt entspricht; siehe unten.) Ein weiterer, damit zusammenhängender Grund für die Robustheit des Langzeitgedächtnisses besteht darin, dass *Erin-*

nerungen auf mehrere unterschiedliche Weisen kodiert werden. Es gibt nicht lediglich einen einzigen »Aktenschrank«, sondern eine Vielzahl von Gedächtnis-Subsystemen. Selbst wenn also eine »Akte« verloren geht oder zerfällt, bleibt ein Großteil der Information an anderen Orten und auf andere Weise, in anderen »Akten«, gespeichert.

Im Folgenden wenden wir uns einigen der relativ gut erforschten »Aktenschränke« des menschlichen Gedächtnisses zu. Ob sie *vollkommen* selbstständige Kategorien repräsentieren, ist unter den Experten umstritten, aber dieses Klassifizierungssystem wird sehr häufig verwendet und wird sich vermutlich auch in Zukunft als nützlich erweisen. Wenn wir uns die Abbildungen 5.1 und 5.2 noch einmal vor Augen führen, können wir uns die Kategorien bildlich als Subsysteme der »Speicher«komponente des Gedächtnisses vorstellen.

Semantisches Gedächtnis

Das **semantische Gedächtnis** ist »ein Netz von Assoziationen und Konzepten, das unserem elementaren *Weltwissen* zugrunde liegt – Wortbedeutungen, Kategorien, Fakten, Aussagen und dergleichen« (Schacter [1996] 1999, S. 248; unsere Hervorhebung). Dieses Wissen wird wie eine Information über eine dritte Person, also wie in einer Enzyklopädie, gespeichert. Es enthält Elemente objektiver Informationen über die Welt und darüber, wie sie »funktioniert« – Fakten wie: »Hunde haben vier Beine«, und »London ist die Hauptstadt von Großbritannien«. Das semantische Gedächtnis hat insofern keinen »persönlichen« Charakter, als es keine *Erfahrungen* repräsentiert. Es speichert Informationen, die wir mit den übrigen Mitgliedern unserer Gesellschaft und insbesondere mit unserer Peer-Gruppe teilen. Aber es speichert auch *objektive* persönliche Informationen wie zum Beispiel: »Ich wurde am 17. Juli 1961 geboren«, und: »Ich lebe in Bangor, Wales«. Ein Großteil unseres semantischen Wissens wird im Grundschulalter kodiert, die meisten Informationen dieser Art aber erwerben wir noch früher. Wir dürfen nicht vergessen, dass das semantische Gedächtnis sehr viel »Allgemeinwissen« enthält, und häufig ist uns nicht einmal bewusst, dass wir es einst *erlernen* mussten. So enthält das semantische Gedächtnis zum Beispiel die grammatischen Sprachregeln, das Wissen, dass Objekte zu Boden fallen, wenn man sie nicht festhält, dass Tassen, die hinfallen, zerbrechen, Bälle aber wieder hoch hüpfen, oder dass Blätter im Wind tanzen. Wenn Ihre Hände blitzschnell zugreifen, um eine zu Boden fallende Tasse aufzufangen, damit sie nicht zerbricht, dann beruht diese Bewegung auf *Erinnerung*: Sie greifen zu, weil Sie immer wieder die Erfahrung gemacht haben, was geschieht, wenn … Die habituellen Handbewegungen an sich gehören (in diesem Beispiel) zur Kategorie des »prozeduralen Gedächtnisses«, eine Art von »körperlichem« Gedächtnis, mit dem wir uns später beschäftigen werden; aber die *abstrakte Regel:* »Tasse kann zerbrechen, wenn sie herunterfällt«, ist im semantischen Gedächtnis kodiert.

Kategorien des Wissens und der Wahrnehmung

Da das semantische Gedächtnis verschiedene Subkomponenten besitzt, können spezifische Aspekte relativ isoliert voneinander beeinträchtigt oder zerstört werden. Diese Eigenschaft unseres semantischen Gedächtnisses wird als **materielle Spezifität** bezeichnet. Die Regeln der Sprache und der Mathematik, die Kenntnis der Formen und der Verhaltensmuster von Objekten unterschiedlicher Art sind in unterschiedlichen Netzwerken des Gehirns gespeichert, sodass im Falle einer Verletzung nicht alle, sondern nur einzelne Komponenten zerstört werden. Der Unterschied zwischen den mentalen Funktionen der linken und der rechten Hirnhemisphäre beruht weitgehend auf materieller Spezifität (siehe 8. Kapitel). Die materielle Spezifität ist zu einem gewissen Grad von der **modalen Spezifität** abhängig.[6] Schaltkreise im medialen okzipito-temporalen Bereich der Hirnrinde, und zwar vor allem der rechtsseitigen, kategorisieren zum Beispiel Informationen, die es uns ermöglichen, individuelle *Gesichter* zu erkennen, während Schaltkreise auf der lateralen Konvexität des linken Schläfenlappens (sowie in angrenzenden Teilen des Scheitel- und Hinterhauptslappens) Information kategorisieren, die uns den Abruf spezifischer *Namen* ermöglicht.[7] Die »Gesichts«schaltkreise kodieren visuell-spezifische Bilder, die »Namen«schaltkreise hingegen auditorisch-spezifische Bilder. Das kategoriale Wissen um Gesichter und Namen aber (und um die zwischen ihnen bestehenden Zusammenhänge) wird zudem auch *abstrakt* gespeichert und klassifiziert. Insoweit Erinnerungsnetzwerke als konkrete, modalitätsspezifische Bilder und nicht als abstrakte, materialspezifische Verbindungen und Kategorien kodiert werden, klassifizieren die meisten Neurowissenschaftler sie nicht als Gedächtnis-, sondern als *Wahrnehmungs*mechanismen (siehe unten). Die abstrakten Zusammenhänge zwischen Objekten (oder deren Eigenschaften) werden im Allgemeinen als semantische Erinnerungen klassifiziert.

Die Anatomie des semantischen Gedächtnisses

Weil das semantische Gedächtnis »objektive« Fakten verarbeitet und die Welt (einschließlich persönlicher Informationen wie: »Ich wurde am 17. Juli 1961 geboren«) aus dem Blickwinkel einer »dritten Person« repräsentiert, wird der Leser mittlerweile nicht mehr überrascht sein zu erfahren, dass es im exterozeptiven *zerebralen Kortex* kodiert ist. Das Netzwerk von Assoziationen und Konzepten, die das semantische Gedächtnis bilden, hat die Form eines »Verzeichnisses« von Verbindungen zwischen den konkreten Bildern, die im modalitätsspezifischen Kortex repräsentiert werden (siehe Mesulam, 1998). Diese Verzeichnisse können daher weitgehend in jenen »Assoziations«feldern der Hirnrinde »lokalisiert« werden, die die verschiedenen unimodalen Kortexregionen miteinander verbinden (Abbildung 5.4). Dies gilt insbesondere für die posterioren temporalen und die inferioren parietalen Regionen, die das Zentrum der funktionellen Einheit bilden, die Lurija (1973) als Einheit für den Empfang, die Analyse *und die Speicherung* von Information bezeichnete. Wir haben aber bereits darauf hingewiesen, dass diese Knotenpunkte in den Assoziationsnetzwerken nicht mit den Netzwerken an sich verwechselt werden dürfen. Die Erinnerungsspuren *selbst* sind weithin über die gesamte Hirnrinde verteilt, weil sie alle konkreten unimodalen Bilder erfassen müssen, die durch die semantischen Verzeichnisse miteinander verbunden werden.

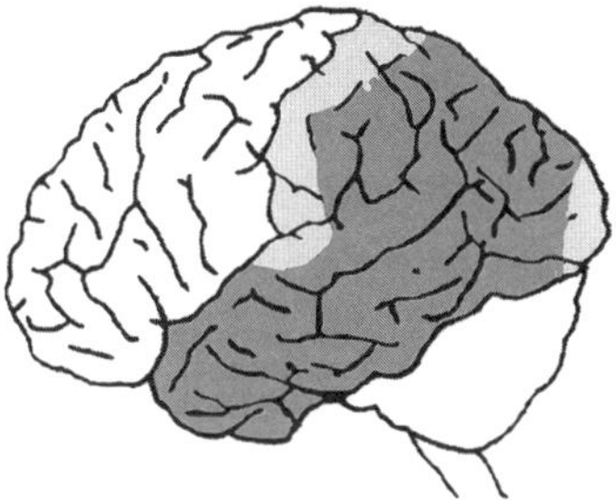

Abbildung 5.4: Posteriorer »Assoziations«kortex

Die erinnerte Gegenwart

Wie unklar die Grenzen zwischen semantischem Gedächtnis und Wahrnehmung sind, zeigt sich in mancherlei sonderbaren Anomalien, die wir beobachten, wenn wir Patienten mit Schädigungen in diesen Hirnregionen klinisch kategorisieren. Auch wenn Patienten, die sich nicht mehr an Namen erinnern können, uns erklären, dass mit ihrem »Gedächtnis« etwas nicht stimme, vertreten wir (Neurologen und Neuropsychologen) die Auffassung, dass mit ihren »Sprach«funktionen etwas nicht in Ordnung ist. Dementsprechend klassifizieren wir diese Patienten nosologisch nicht unter dem Stichwort **»Amnesie«**, sondern diagnostizieren eine **»Aphasie«** (eine »anomische Aphasie«, um genau zu sein). (Das 8. Kapitel enthält eine detaillierte Erläuterung des Aphasie-Begriffs.) In ähnlicher Weise wird die Unfähigkeit, vertraute Gesichter wieder zu erkennen, als Wahrnehmungsstörung klassifiziert (als **»Agnosie«** beziehungsweise, genauer, als »Prosopagnosie« oder Gesichtsagnosie) und nicht als Störung der Erinnerungsfähigkeit (Amnesie). Die Unfähigkeit beispielsweise, sich an die Bewegung zu erinnern, die man ausführen muss, um eine herunterfallende Tasse aufzufangen, ist keine Amnesie, sondern eine Störung von gelernten Bewegungen (»ideomotorische oder ideationale **Apraxie**«). Sämtliche Aphasien, Agnosien und Apraxien sind in Wirklichkeit Störungen des *Gedächtnisses* (im weitesten Sinn), aber wir klassifizieren sie als Störungen des Sprachvermögens, der Wahrnehmung, der gelernten Bewegungsabläufe usw. Dies ist zum Teil darauf zurückzuführen, dass diese Art von Wissen in derart hohem Maße überlernt ist, dass wir die Tatsache, es ursprünglich einmal erworben zu haben, außer Acht lassen.

Infolgedessen ist ein Großteil dessen, was uns als selbstverständlich erscheint – »die Welt, so wie sie nun einmal *ist*« –, in Wirklichkeit das, was wir über die Welt *gelernt* haben – wie wir sie *erinnern*. Dies zeigt am deutlichsten die Tatsache, dass sich die Welt, so wie sie »ist«, urplötzlich – und häufig dramatisch – verändert, wenn Menschen eine Hirnverletzung erleiden. Infolgedessen haben manche Patienten große Schwierigkeiten zu erkennen, dass die Veränderung sie *selbst* und nicht die *Welt* betrifft. Dies kann man experimentell demonstrieren. Es ist möglich, eine Katze zu »entwerfen«, die keine horizontalen Linien *sehen* kann: Man muss ihr diese Art von Erfahrung lediglich in kritischen Entwicklungsphasen vorenthalten. In der Organisation des visuellen Kortex solcher Katzen fehlt dann die horizontale Information. Wenn man eine Katze, deren Gehirn seit ihrer Geburt niemals horizontale Information empfangen hat, später mit einer horizontalen Linie konfrontiert (indem man ihr beispielsweise den Weg durch eine horizontale Stange versperrt), wird sie sich so verhalten, als existierte der Gegenstand gar nicht – sie läuft in ihn hinein. Dies ist eine Möglichkeit nachzuweisen, dass vieles, was wir für Wahrnehmung halten, in Wirklichkeit Erinnerung ist. Ein anderes Beispiel für erinnerungsgestützte Wahrnehmung ist der *Akzent*, in dem Unterschiede zwischen den erlernten charakteristischen Merkmalen verschiedener Sprachen Ausdruck finden. So fällt es Japanern ungemein schwer, zwischen »r« und »l« zu differenzieren, weil diese Unterscheidung in der phonologisch bedeutsamen Umwelt, in der sich ihre Gehirne entwickeln, nicht (auf bedeutsame Weise) existiert. Selbst wenn sie später in eine Umgebung hineinversetzt werden, in der dem Unterschied zwischen diesen beiden Konsonanten eine Bedeutung zukommt, nehmen sie die Welt anders wahr – zumindest, was dieses winzigkleine Detail anlangt.

Der Titel von Gerald Edelmans populärem Buch *The Remembered Present* (*Die erinnerte Gegenwart*, 1989) bringt treffend auf den Punkt, was es mit der Wahrnehmung auf sich hat. Wir alle rekonstruieren die

Realität, die wir wahrnehmen, automatisch mit Hilfe von Modellen, die wir in unseren Gedächtnissystemen gespeichert haben. Wir nehmen die Welt nicht in jedem Augenblick als etwas Neues wahr und versuchen auch nicht, wiedererkennbare Objekte jedes Mal wenn sie uns begegnen, voneinander zu unterscheiden oder bedeutsame Wörter in dem undifferenzierten Wirrwarr von Stimuli, die pausenlos auf uns einwirken, zu identifizieren. Dies ist vermutlich die Aufgabe, mit der neugeborene Babys zu kämpfen haben. Wir Erwachsenen jedoch *projizieren* fortwährend unsere Erwartungen (die Resultate früherer Erfahrungen) auf die Welt, sodass wir unsere Umwelt in weit höherem Maß *konstruieren* als wahrnehmen (im einfachen Sinn). Somit ist die Welt unserer Alltagserfahrungen von der »Realität an sich«, mit der sich die Philosophen beschäftigen (siehe 2. Kapitel), auf zweierlei Weise distanziert – erstens durch die Zwischenstellung, die unser Wahrnehmungsapparat einnimmt (der so beschaffen ist, dass er bestimmte ausgewählte Merkmale der Welt *sampelt* und *repräsentiert*), und zweitens durch unser Gedächtnis (das jene ausgewählten Merkmale auf der Grundlage früherer Erfahrungen zu wiedererkennbaren *Objekten* organisiert und transformiert).

Alexander Lurija (der russische Neurologe, von dem in diesem Buch schon häufiger die Rede war) vertrat gemeinsam mit seinem Kollegen Lew Wygotski die Ansicht, dass der hierarchische Aufbau von Wahrnehmung und Gedächtnis sich während des Reifungsprozesses umkehre (siehe Lurija [1973] 1992, S. 71 f.). Beim Kleinkind hängen sämtliche Wahrnehmungsvorgänge von den Sinnesorganen ab, und seine kognitiven Vorgänge werden durch die konkrete Wahrnehmungsrealität aktiviert. Im Laufe der Entwicklung aber wird die Steuerung unserer Wahrnehmungsprozesse nach und nach von jenem tief kodierten und abstrakten Wissen übernommen, das auf diesen frühen Lernerfahrungen beruht. Daher sehen wir, was wir zu sehen erwarten, und sind entweder überrascht oder sehen nichts, wenn die Realität unseren Erwartungen widerspricht. Experimentell konnte gezeigt werden, dass wir häufig Dinge sehen, die gar nicht da sind, einfach deshalb, weil wir davon ausgehen, sie selbstverständlich zu erblicken. Das bekannteste Beispiel dafür hängt mit dem »blinden

Fleck« zusammen, der sich in jedem Auge an ebenjener Stelle befindet, an welcher der Sehnerv auf die Netzhaut trifft. Aus diesem Grund haben wir, wenn wir ein Auge schließen, objektiv ein Loch im Gesichtsfeld (nicht weit von seiner Mitte entfernt). Subjektiv aber wird diese Region von der Struktur, Farbe, Bewegung usw. »ausgefüllt«, die dem, was wir in jenem Teil unseres Gesichtsfeldes unter den gegebenen Umständen zu sehen erwarten, entspricht. Dies ist ein Beispiel für das Phänomen, das Kognitionswissenschaftler als »**Top-down**«-Einfluss auf die visuelle Wahrnehmung bezeichnen. (Im Grunde verlassen sich nur Babys ausschließlich auf die »**Bottom-up**«-Mechanismen der Wahrnehmung.)

Diese Fakten haben nahe liegende Implikationen für die tagtägliche Arbeit von Psychotherapeuten, die ihren Patienten (vielleicht in erster Linie) dabei zu helfen versuchen, sich der verinnerlichten Modelle bewusst zu werden, die ihre Lebenserfahrungen beherrschen – und die Gegenwart wie die Vergangenheit erscheinen lassen. Es ist nicht sicher, ob die Erkenntnisse, die die Neurowissenschaften über die Top-down-Einflüsse von Erinnerungsmechanismen auf die Wahrnehmung gewonnen haben, auch auf die komplexeren relationalen Phänomene der *Übertragung* und Ähnlichem zutreffen, die für Psychotherapeuten von Belang sind. Als Arbeitshypothese aber scheint die Annahme plausibel, dass diese Mechanismen zumindest einen *Teil* solcher komplexeren Phänomene erklären. (Auch auf diesem Gebiet dürfen wir uns von künftigen interdisziplinären Forschungsprojekten einiges erhoffen; siehe 10. Kapitel.)

Das prozedurale Gedächtnis

Das prozedurale Gedächtnis ist eine Art »körperliches« Gedächtnis. Es speichert unsere Erinnerungen an habituelle *motorische* Fertigkeiten oder, allgemeiner formuliert, an *perzeptomotorische* oder *ideomotorische* Fähigkeiten, sodass wir mit seiner Hilfe »Fertigkeiten lernen« und ihm »entnehmen« können, »wie wir die vielen Tätigkeiten ausführen, auf die wir in unserem Alltag angewiesen sind« (Schacter

[1996] 1999, S. 222): das Wissen, wie man läuft, wie man aus Klötzen Türme baut, wie man schreibt, wie man Klavier spielt. Wir haben an früherer Stelle bereits darauf hingewiesen, dass wir viele dieser Fertigkeiten normalerweise gar nicht für Aspekte unseres *Gedächtnisses* halten, weil sie in so hohem Maße überlernt sind. In Wirklichkeit aber handelt es sich um *erworbene Fähigkeiten, die wir abrufen können, wann immer wir sie benötigen.* Sie setzen die entsprechenden Erfahrungen voraus und müssen zunächst immer wieder geübt werden. Die ständige Wiederholung in der Lernphase ist für das prozedurale Gedächtnis – dessen evolutionäre Wurzeln entschieden tiefer reichen als die des semantischen Gedächtnisses – besonders wichtig. Alle Ebenen ideomotorischer Fähigkeiten, vom Laufen über das Spielen bis zum Musizieren auf dem Klavier, sind Fertigkeiten, die wir nach und nach erlernen. Fähigkeiten wie etwa das Fahrradfahren sind zudem *extrem widerstandsfähig gegen zeitlichen Verfall.* Ein Aphorismus, der häufig im Zusammenhang mit prozeduralen Fertigkeiten zitiert wird, lautet: »Schwer zu erlernen, schwer zu vergessen«.

Zwischen dem prozeduralen und dem semantischen Gedächtnis gibt es gewisse Überschneidungen, weil viele motorische Fertigkeiten sowohl in prozeduraler als auch in semantischer Form kodiert und gespeichert werden. Eine Unterscheidungshilfe besteht darin, sich den Unterschied zwischen den eigenen konkreten Fähigkeiten, ein bestimmtes Spiel zu *spielen,* und den eigenen abstrakten Kenntnissen der Spiel*regeln* vorzustellen.

Wie wichtig es ist, zwischen prozeduralem und semantischem Gedächtnis zu unterscheiden, zeigt die klinische Beobachtung, dass Gehirnverletzungen die Systeme unabhängig voneinander zerstören können. Recht häufig verlieren neurologische Patienten habituelle Fertigkeiten, während ihr abstraktes Wissen um die Fähigkeiten, die sie eingebüßt haben, erhalten bleibt. Bildgebende Verfahren (zum Beispiel PET und fMRI)[8] zeigen in solchen Fällen, dass bei Aufgaben, deren Lösung das prozedurale Gedächtnis voraussetzt, andere Teile des Gehirns aktiviert werden als bei Aufgaben, die mit Hilfe des semantischen Gedächtnisses gelöst werden. Die Hirnregionen indes, die bei Aufgaben aktiviert werden, die das prozedurale Gedächtnis ansprechen, stellen nicht das *gesamte* motorische System dar. Zum Beispiel sind am prozeduralen *Lernen* kortikale (und ideomotorische) Strukturen des Scheitel- und Stirnlappens beteiligt. Sobald eine Fertigkeit aber *habituell* wird (das heißt, im prozeduralen Gedächtnis fester konsolidiert wird), verlagert sich das motorische Programm, das sie repräsentiert, zunehmend in die subkortikalen Strukturen, und zwar vorwiegend in die Basalganglien und ins Kleinhirn (siehe Abbildung 5.5).

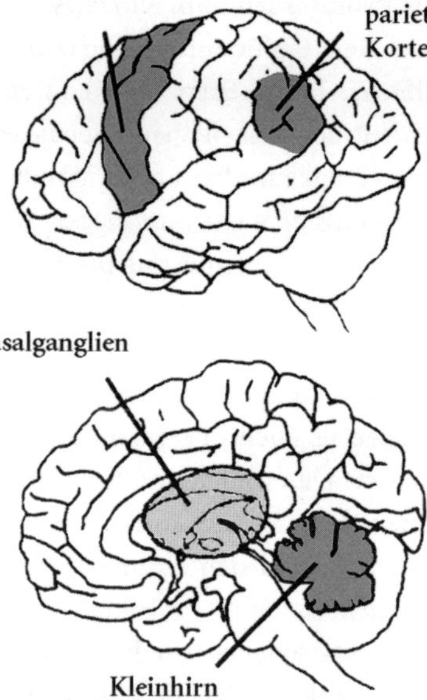

Abbildung 5.5: Am prozeduralen Lernen beteiligte Regionen

Das prozedurale Gedächtnis und das Unbewusste

Ein wichtiges Kennzeichen des prozeduralen Gedächtnisses ist seine *implizite* Funktionsweise. Habituelles Verhalten wird im Grunde *per definitionem* automatisch (und folglich unbewusst) ausgeführt. Sobald eine prozedurale Erinnerung explizit wird, verwandelt sie sich in etwas anderes: Sie wird in eine semantische oder episodische Form übersetzt (das episodische Gedächtnis wird uns im folgenden Abschnitt beschäftigen). Jeder weiß zum Beispiel, dass sich sportliches Geschick auch ohne einen entsprechenden Zuwachs an abstraktem oder explizitem Wissen darüber, wie man sich bei der Ausübung der betreffenden Disziplin bewegen *soll*, verbessern kann. Dieses theoretische Wissen, über das Tennis- oder Golf*trainer* verfügen, wird *nicht* nur durch die Ausübung der prozeduralen Aspekte der Disziplin erworben. Viele außerordentlich kompetente Spieler besitzen kein detailliertes Wissen über die Bewegungen, die nötig sind, um einen bestimmten Schlag auszuführen. Ein beliebter Trick, den Gegner zu verunsichern, besteht sogar darin, ihn zu *fragen*, wie er den Schläger in bestimmten Situationen hält oder in welcher Höhe und welchem Winkel sich der Ellbogen dabei befindet usw. Der erfahrene Spieler weiß, dass das explizite Nachdenken über eine zuvor perfekt eingeübte Bewegung häufig zu einem rapiden Leistungsabfall führt. Und entsprechend berichten Spitzensportler, dass sie ihre besten Leistungen erbringen, wenn sie sich »in der Zone« befinden – einer inneren Verfassung, in der sie vollkommen automatisch handeln und *überhaupt* nicht darüber nachdenken, wie man zum Beispiel einen bestimmten Schlag ausführt –; der Schläger ist einfach zu einer Erweiterung ihres Körpers geworden (siehe Gallwey, 1986).

Prozedurale Erinnerungen sind in der Regel mit semantischen *und* mit episodischen Erinnerungen verbunden. Das heißt, Erfahrungen werden gleichzeitig auf verschiedene Weise kodiert – als ein Set von Erfahrungsepisoden, als Set abstrakter Fakten und als Set habitueller Reaktionen. Dies ist ein Beispiel für die bereits erwähnte Redundanz des Gedächtnisses. Aufgrund dieser Redundanz ist es möglich (ja, sogar völlig normal), dass unser Verhalten von Kräften und Vorgängen, deren wir uns überhaupt nicht bewusst sind, tief greifend beeinflusst wird.

Relevant ist all dies natürlich für bestimmte Phänomene, mit denen sich Psychotherapeuten auseinander setzen. Was wir zum Beispiel im Zusammenhang mit dem Wahrnehmungsgedächtnis über die »Übertragung« gesagt haben, erhält dadurch eine neue Dimension. An der Übertragung sind zweifellos auch Aspekte des prozeduralen Gedächtnisses beteiligt. Wir können nicht genau sagen, inwieweit dies auch auf andere Phänomene, die in den Aufgabenbereich des Psychotherapeuten fallen, zutrifft – zum Beispiel auf die »Körpererinnerungen«, unter denen traumatisierte Patienten häufig leiden. Doch wie zuvor erläutert, scheinen bestimmte automatische emotionale Verhaltensweisen (wie die unbewussten FURCHT-Reaktionen auf konditionierte Gefahrenstimuli) zweifellos ganz ähnlich wie prozedurale Erinnerungen zu funktionieren. Vielleicht wird uns die künftige interdisziplinäre Zusammenarbeit von Psychotherapeuten und Neurowissenschaftlern dabei helfen, die Subsysteme des »prozeduralen« Gedächtnisses präziser voneinander unterscheiden zu können.

Episodisches Gedächtnis und Bewusstsein

Das **episodische Gedächtnis** liegt dem buchstäblichen »*Wiedererleben*« früherer Erfahrungen zugrunde – dem erneuten, bewussten Durchleben von Ereignissen aus der Vergangenheit. Ebendies bezeichnen die meisten Menschen als Gedächtnis. Wenn wir sagen: »*Ich erinnere…*«, sprechen wir gewöhnlich vom episodischen Gedächtnis. Schacter zufolge ermöglicht uns das episodische Gedächtnis, »uns *explizit* persönlicher Erlebnisse« zu entsinnen, »die die *Besonderheit* unseres Lebens ausmachen« (Schacter [1996] 1999, S. 40; unsere Hervorhebungen). Die Betonung liegt hier zum einen auf der *Subjektivität* dieser Erinnerungen und zum zweiten darauf, dass sie *bewusst* sind (daher sagen wir: »*Ich erinnere…*«).

Warum aber sollten unsere Erinnerungen an persönliche Lebensereignisse zwangsläufig bewusst sein? Hier stehen wir in der Tat vor einem gravierenden Problem. Diese Erinnerungen sind bewusst, weil sie mit einem Wiedererleben früherer *Erfahrungsmomente* einhergehen. Im 3. Kapitel haben wir untersucht, woraus diese Erfahrungsmomente bestehen: Es sind momentane Kopplungen von Selbst-Zuständen und gleichzeitigen Ereignissen in der Außenwelt – und wir wissen, dass das *Bewusstsein* (oder »Kernbewusstsein«) das Medium und zugleich die Botschaft solcher Kopplungen darstellt. Das episodische Gedächtnis konstituiert also das entscheidende »Gewebe« des

»autobiografischen Selbst« (siehe 3. Kapitel). Das erweiterte Bewusstsein ist genau deshalb »erweitert«, weil es die Bewusstseinsqualität zeitlich auf frühere, in der Vergangenheit erlebte Selbst-Objekt-Kopplungen ausdehnt. Das Wiedererleben früherer Momente (oder früherer Selbst-Objekt-»Einheiten«) des Kernbewusstseins ist eine seiner charakteristischen Eigenschaften.

Aber bedeutet dies tatsächlich, dass autobiografisches Wissen immer bewusst ist? Psychotherapeuten pflegen zu berichten, dass ihren Patienten Erinnerungen an Ereignisse aus ihrem Leben »wieder in den Sinn kommen«, die zuvor unbewusst waren. Heißt das, dass diese Erinnerungen ursprünglich nicht als »Episoden« kodiert waren? Existierten sie lediglich als semantische Überzeugungen und prozedurale Gewohnheiten? Wenn es sich so verhielte, dann wären tatsächlich alle so genannten *wiedergewonnenen Erinnerungen* in Wirklichkeit *rekonstruierte* Erinnerungen – konstruiert aus Rohmaterial, das selbst nicht »episodisch« ist. Einerseits ist es zweifellos plausibel, dass eine persönliche Episode eine neuronale Spur (eine Selbst-Welt-Verbindung) hinterlassen kann, die zwei wahrheitsgemäße Repräsentationen (einen Zustand des Selbst und gleichzeitige Vorgänge in der Welt) verbindet und nur bewusst wird, sobald die *Verbindung* (nicht die *Repräsentation* an sich) erneut aktiviert wird. Und dennoch erscheint es fraglich, ob ein *Zustand* des Selbst »repräsentiert« werden kann, ohne »reaktiviert« zu werden. Anders formuliert: Zustände des SELF könnten intrinsisch bewusst sein. (Man kann das »Ich« in »Ich erinnere ...« nicht sagen, ohne dieses Ich gleichzeitig zu *sein*.) Das Selbst*gewahrsein* (etwa in der Aussage: »Ich war dort ...«, oder: »Es ist mir passiert ...«) *muss* offenbar bewusst sein. Das bedeutet, dass *äußere Vorgänge* im Gehirn zwar unbewusst kodiert sein können (als semantische, perzeptuelle oder prozedurale Spuren), aber das episodische Er-*leben* dieser Ereignisse nicht. Erfahrungen sind mehr als Spuren früherer Stimuli. Erfahrungen müssen *gelebt* worden sein. Es ist das *Wiedererleben* eines Ereignisses als *Erfahrung* (»Ich erinnere ...«), durch das es automatisch bewusst wird. Zu einer Erfahrung werden die Spuren durch das Selbst*gefühl* (das Gewahrsein, »da zu sein«) verbunden. Im 3. Kapitel haben wir ebendies im Zusammenhang mit dem Bewusstsein ein wenig allgemeiner formuliert, als wir sagten: Das SELF (hier in Panksepps Sinn als »Simple *Ego*-like *Life* Form« verstanden) *verbindet* unsere fragmentierten Repräsentationen der Welt zu einheitlichen, gelebten *Erfahrungen.* Die *Verbindung* in einer Selbst-Welt-Kopplung ist daher nichts anderes als dieses SELF.

Somit haben wir die nahe liegende Tatsache, dass das, was *wir* in Bezug auf unsere Erfahrungen *empfinden*, das ist, was sie anfällig für die »Verdrängung« macht, offenbar unter einem neurowissenschaftlichen Blickwinkel wieder entdeckt. Auch wenn wir über eine perfekte semantische, perzeptuelle oder prozedurale Aufzeichnung eines Ereignisses verfügen, müssen die multiplen exterozeptiven Spuren jenes Ereignisses erneut mit dem fühlenden, empfindenden SELF verbunden werden, damit wir den Vorgang bewusst nacherleben (das heißt, ihn episodisch erinnern) können. Diese Verbindung muss das SELF herstellen, und alles, was sie behindert, kann einer Erinnerung den Zugang zum erweiterten Bewusstsein verwehren.

Wenn also Psychotherapeuten von unbewussten Erinnerungen an persönliche Erfahrungen sprechen, schwebt ihnen offenbar in Wirklichkeit das vor, wozu die gespeicherten Erinnerungen an die fraglichen Ereignisse *würden*, wenn sie nacherlebt werden *könnten.* Unbewusste Erinnerungen an Ereignisse (unbewusste episodische Erinnerungen) sind »Als-ob«-episodische Erinnerungen. Sie existieren nicht als *Erfahrungen*, solange sie nicht durch das *gegenwärtige* SELF reaktiviert werden. In der Zwischenzeit bleiben sie lediglich in Form prozeduraler und semantischer Spuren (Gewohnheiten und Überzeugungen) erhalten.

Die Anatomie des episodischen Gedächtnisses

Zwischen den Strukturen, die für das episodische Gedächtnis von größter Bedeutung sind, und solchen, die dem semantischen und prozeduralen Gedächtnis zugrunde liegen, besteht ein erheblicher Unterschied. Das episodische Gedächtnis setzt die bewusste Aktivierung von gespeicherten kortikalen Konnektivitätsmustern (das heißt, unterstützten synaptischen Netzwerken) voraus, die frühere Wahrnehmungsvorgänge repräsentieren.[9] Die Verzeichnisse für solche Verbindungen zwischen den gespeicherten Rindenmustern und den unterschiedlichen Zuständen des Hirnstamm-SELF werden offenbar vorwiegend durch den **Hippokampus** kodiert. Dabei handelt es sich um einen gefalteten Teil primitiver Hirnrinde, der auf der inneren Oberfläche des Vorderhirns innerhalb des Schläfenlappens liegt (Abbildung 5.6). Er ist eng mit einer Gruppe weiterer Strukturen verbunden, die ein wenig pauschal als »limbisches System« bezeichnet werden (siehe 1. Kapitel).

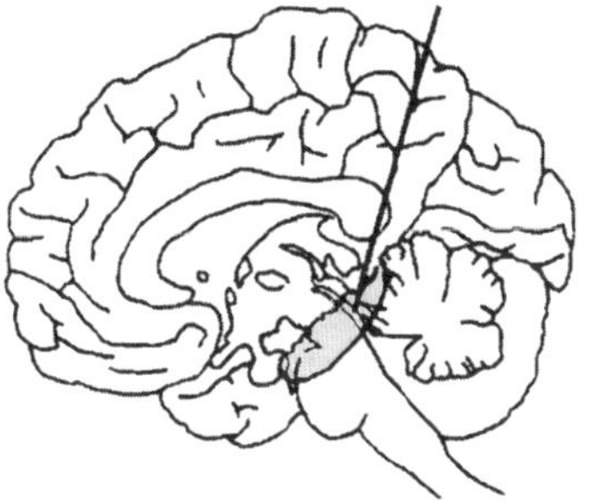

Abbildung 5.6: Der Hippokampus

Für das Verständnis des episodischen Gedächtnisses ist es nicht unwichtig, dass das Netzwerk der Strukturen, die das limbische System bilden, ursprünglich nicht im Zusammenhang mit den Funktionen des *Gedächtnisses*, sondern in Verbindung mit den *Emotionen* entdeckt wurde (von James Papez in den 1930er-Jahren; siehe MacLean, 1949). Dies unterstreicht, dass episodische Erinnerungen nicht einfach gespeichert, sondern *gelebt* werden. Das charakteristische Merkmal des episodischen Gedächtnisses ist seine *Bewusstheit*, und das Charakteristikum von selbstgenerierten Bewusstseinszuständen besteht, wie wir im 3. und 4. Kapitel sahen, darin, dass sie ihrem Wesen nach *emotional* sind. Aus diesem Grund sagen wir, dass das Bewusstsein ebenso das Medium wie auch die Botschaft des episodischen Gedächtnisses darstellt: Wir rufen Ereignisse in einer episodischen Form ab, um uns daran zu erinnern, wie sie sich *angefühlt haben.*

Die Auswirkungen von hippokampalen Läsionen. Patienten mit beidseitiger Schädigung des Hippokampus sind nicht bewusstlos. Das Kernbewusstsein bleibt in diesen Fällen vollständig erhalten. Verloren aber geht den Patienten ein entscheidendes Element des *erweiterten* Bewusstseins, nämlich die Fähigkeit, das Bewusstsein auf die neuronalen Spuren vergangener Ereignisse auszudehnen (siehe 3. Kapitel). *Die Spuren selbst sind erhalten geblieben* (implizit, das heißt in prozeduraler und semantischer Form), aber diese Patienten sind unfähig, sie bewusst (explizit) *wieder zu beleben.* Aus diesem Grund wird ihr Verhalten weiterhin durch frühere Erfahrungen *beeinflusst*; alles, was ihnen fehlt, ist die Fähigkeit, bewusst über solche Erfahrungen nachzudenken. In diesem Zusammenhang wird immer wieder ein berühmtes Experiment des französischen Arztes Claparède zitiert (Claparède, 1911). Claparède hielt eine Heftzwecke in seiner Hand verborgen, mit der er seine Patientin bei der Begrüßung stach. Als er die Patientin wieder sah, weigerte sie sich, ihm die Hand zu geben, *obwohl sie sich nicht bewusst daran erinnern konnte, Claparède jemals gesehen zu haben.* Die Begegnung an sich war ihrem Gedächtnis entschwunden, die Folgen aber waren erhalten geblieben. Dies ist ein Beispiel für die Dissoziation zwischen episodischem und prozeduralem Gedächtnis. Auf die Frage, weshalb sie Claparède nicht die Hand geben wolle, antwortete die Patientin in etwa, dass jeder Mensch das Recht habe, den Händedruck zu verweigern, und gab damit die Dissoziation zwischen episodischem und semantischem Gedächtnis zu erkennen. Sie wusste, was sie *tun* musste (prozedurale Erinnerung), und erinnerte relevante abstrakte Fakten (semantische Erinnerung), aber sie konnte die entsprechende *reale Erfahrung* (episodische Erinnerung) nicht wieder beleben.

In diesem Zusammenhang ist noch eine weitere Unterscheidung wichtig. Claparèdes Patientin hätte sich an den Nadelstich erinnern können, *wenn dieses Ereignis lange Zeit vor dem Beginn ihrer Hirnerkrankung stattgefunden hätte.* Patienten mit hippokampalen Läsionen verlieren (in erster Linie) die Fähigkeit, Vorgänge aus der Zeit *nach* der Erkrankung oder Verletzung zu erinnern. Dies zeigt, dass der Hippokampus weniger für den *Abruf* früherer Erfahrungen als vielmehr für die *Kodierung* von Erfahrung in einer explizit abrufbaren Form eine zentrale Rolle spielt (siehe Abbildung 5.1). Offenbar besteht seine Funktion darin, die oben erwähnten Verbindungen zwischen (Selbst-Objekt-)Verzeichnissen *herzustellen.* Die Unfähigkeit, sich bewusst an persönliche Erfahrungen aus der Zeit nach der Hirnschädigung zu erinnern, wird als **anterograde Amnesie** bezeichnet. Die Schwierigkeit, Ereignisse zu erinnern, die vor der Verletzung stattfanden, nennt man **retrograde Amnesie.** Normalerweise fällt der Zeitpunkt, zu dem das episodische Gedächtnis abbricht, nicht *exakt* mit dem Augenblick zusammen, in dem das Gehirn verletzt wird; die Phase der Amnesie für persönliche Ereignisse erstreckt sich gewöhnlich über den Beginn der Schädigung hinaus. Dies ist ein Beispiel für die Ribot'sche Regel; es ist auf die Tatsache zurückzuführen, dass frische Erinnerungen (die unmittelbar vor Beginn der Amnesie kodiert wurden) noch nicht fest genug konsolidiert sind, um die Auswirkungen einer hippokampalen Schädigung unbeschadet zu überdauern. Die retrospektive Auslöschung früherer Erinnerungen bestätigt auf eindrückliche Weise die Existenz (und Wichtigkeit) der *Konsolidierung* sowie die Beteiligung des Hippokampus an diesem fortlaufenden dynamischen Prozess.

Die Rolle des Hippokampus für das episodische Gedächtnis wird auch durch die Folgen einer hippokampalen *Stimulierung* veranschaulicht. Ebenso wie hippokampale Läsionen den Wahrnehmungsspuren das Selbstgewahrsein (»Ich war dort«, oder »Das ist mir passiert«) *rauben,* kann eine hippokampale Stimulation künstlich das Gefühl von »Ich war dort« oder »Das ist mir passiert« *produzieren.* Dies ist vermutlich die physiologische Grundlage des Déjà-vu-Phänomens, bestimmter Formen der Halluzination (die zum Beispiel bei komplex-partiellen epileptischen Anfällen auftreten können, siehe 6. Kapitel) und wahrscheinlich auch bestimmter Formen der »falschen Erinnerungen«.

»HM«. Jede Darstellung der Neurophysiologie des episodischen Gedächtnisses bleibt unvollständig, wenn sie nicht zumindest am Rande den vielbeschriebenen Patienten »HM« erwähnt. Neben Phineas Gage ist er der berühmteste klinische Fall in der Geschichte der Ver-

haltens-Neurowissenschaft. HM litt unter einer unbehandelbaren epileptischen Störung, deren Epizentrum im Hippokampus lag (dies ist bei Anfallsleiden häufig der Fall, und zwar aufgrund der niedrigen Feuerungsschwelle der limbischen Neuronen). In den 1950er-Jahren fasste ein kanadischer Neurochirurg namens Scoville den durchaus vernünftigen Entschluss, das erkrankte hippokampale Gewebe, das die Anfälle hervorrief, zu entfernen. Diese Operation wird auch heute noch mit großem Erfolg bei epileptischen Erkrankungen durchgeführt, die auf medikamentöse Behandlungen nicht ansprechen – allerdings in einer modifizierten Form, denn die Methode, die Scoville bei HM anwandte, hatte einen gravierenden unerwünschten Nebeneffekt. Scoville entfernte HMs linken *und* rechten Hippokampus – und fortan bildete der Patient nie wieder episodische Erinnerungen. Der Fall wurde später von Brenda Milner dokumentiert, einer Neuropsychologin und Kollegin von Scoville (Scoville und Milner, 1957). Durch ihn wurden die Neurowissenschaftler auf die entscheidende Rolle, die der Hippokampus für unser Gedächtnis spielt, aufmerksam.

HM hat nach wie vor Zugang zu seinen prämorbiden Erinnerungen. Das bedeutet, dass er sich an das Leben erinnern kann, das er bis kurz vor der Operation führte, einschließlich seiner Kindheit und des frühen Erwachsenenalters. Da er nach dem Eingriff keinerlei episodischen Erinnerungen mehr bildete, lebt er weiterhin in den vierziger Jahren des 20. Jahrhunderts. Er besitzt auch ein normales unmittelbares Gedächtnis und kann sich zum Beispiel etwa sieben Informationseinheiten gleichzeitig merken; sobald die Information jedoch aus dem Puffer seines Kurzzeitgedächtnisses ins Langzeitgedächtnis gedrängt und durch ein neues Konglomerat bewusster Information ersetzt wird, ist sie für ihn nie wieder abrufbar. HM ist von Neuropsychologen sehr oft und sehr gründlich untersucht worden. Dies gab ihm immer wieder Gelegenheit, die Integrität seines semantischen und prozeduralen Gedächtnisses unter Beweis zu stellen. So hat sich sein Abschneiden bei mannigfaltigen psychologischen Standardtests erheblich verbessert, obwohl ihm die Tests *nicht vertraut* vorkommen und obwohl er keinen einzigen der Ärzte und Psychologen, die über all die Jahrzehnte hin eng mit ihm zusammen gearbeitet haben, wieder erkennt.[10]

Wenn heutzutage zur Behandlung einer komplex-partiellen Epilepsie der Hippokampus entfernt wird, entnehmen Neurochirurgen lediglich *einen* Hippokampus. Und sie geben sich größte Mühe, sicherzustellen, dass der erkrankte und nicht der gesunde entfernt wird. Wenn beide Hippokampi geschädigt sind, ist die Operation absolut kontraindiziert (weil man davon ausgeht, dass die epileptischen Anfälle für den Patienten immer noch erträglicher sind als die Unfähigkeit, jemals wieder eine episodische Erinnerung bilden zu können). Es gibt auch verschiedene andere Erkrankungsprozesse, die vorwiegend diese Region in Mitleidenschaft ziehen. So tritt diese Art der Amnesie zum Beispiel häufig nach einer *Herpes-simplex-Enzephalitis* auf, einer Viruserkrankung, die selektiv hippokampales Gewebe angreift, sowie infolge einer *Hypoxie* (einer Sauerstoffunterversorgung aufgrund von Rauchinhalation, Narkoseunfällen, Beinahe-Ertrinken und dergleichen). Die bekannteste Ursache dieser Art von Amnesie ist die *Alzheimer-Krankheit;* hier setzt der pathologische Prozess zumeist in der Region des Hippokampus ein, der dann im weiteren Krankheitsverlauf massiver als die meisten übrigen Hirnstrukturen zerstört wird.

Noch einmal zum Vergessen, zur Verdrängung und zur infantilen Amnesie

Weil sich unser Langzeitgedächtnis auf eine Vielfalt von Speicherungssystemen stützt, können Erfahrungen, an die wir uns *bewusst* nicht *erinnern* können, unser Verhalten und unsere Überzeugungen beeinflussen. Dieser Punkt ist ebenso einleuchtend wie wichtig. Die Tatsache, dass Sie sich etwas nicht explizit vergegenwärtigen können, bedeutet nicht, dass Sie nicht (unbewusst, implizit) wissen, was geschehen ist, oder dass Sie nicht auf der Grundlage dieses Wissens handeln werden. Was Sie bewusst oder unbewusst erinnern können, ist einzig und allein davon abhängig, welche Gedächtnissysteme bei der Kodierung und beim Abruf von Erinnerungen in Anspruch genommen werden. Nur wenn das episodische Gedächtnissystem an der

Kodierung (und frühen Konsolidierung) einer Erfahrung beteiligt ist, können wir uns explizit an sie erinnern. Ohne die Beteiligung dieses Systems wird der Vorgang aus dem Bewusstsein entschwinden – seine impliziten Auswirkungen auf Verhalten und Überzeugungen aber bleiben erhalten.

Dies legt die Vermutung nahe, dass ein physiologischer Mechanismus für die Verdrängung (oder zumindest für manche ihrer Formen) zuständig sein könnte. In den vergangenen Jahren kamen Fakten über das Vergessen belastender Erfahrungen ans Licht, deren Relevanz für die psychotherapeutische Arbeit auf der Hand liegt. Erstens können belastende Erfahrungen die Funktionsfähigkeit des Hippokampus (und infolgedessen das episodische Gedächtnis) beeinträchtigen. In Stresssituationen (zum Beispiel bei Aktivierung des FURCHT-Systems; siehe 4. Kapitel) setzt der Körper eine Kaskade von Abläufen in Gang, die darin kulminieren, dass die Drüsen der Nebennierenrinde steroide Hormone (**Glukokortikoide**) ausschütten. Diese Hormone helfen uns, Energie dort zu mobilisieren, wo wir sie benötigen (zum Beispiel zur Erhöhung der kardiovaskulären Aktivität), und Prozesse zu verlangsamen, die in Stresssituationen gehemmt werden müssen. Doch so nützlich die Glukokortikoide sind – sie können Neuronen auch zerstören, und zwar insbesondere in den hippokampalen Regionen, weil diese eine ungewöhnlich hohe Konzentration von Glukokortikoid-Rezeptoren enthalten. Schacter (1996) zeigt anhand überzeugender Untersuchungen, dass fortdauernder Stress (zum Beispiel bei Kriegsveteranen und Opfern von sexuellem Kindesmissbrauch) zu einer ständigen Erhöhung der Glukokortikoid-Ausschüttung führt. Damit verbunden sind verschiedenartige Gedächtnisanomalien, die möglicherweise Dysfunktionen des Hippokampus widerspiegeln. Darüber hinaus zeigen Untersuchungen mit bildgebenden Verfahren, dass das Volumen des Hippokampus bei solchen Patientenpopulationen signifikant reduziert ist. Experimente mit gesunden Probanden ergaben, dass die medikamentöse Manipulation der Steroidausschüttung zu vorübergehenden Beeinträchtigungen des episodischen Gedächtnisses führen kann. Diese Fakten lassen vermuten, dass eine Abkopplung der hippokampalen Region an der Verdrängung traumatischer Erinnerungen (das heißt ihrer Nicht-Bewusstseinsfähigkeit) maßgeblich beteiligt sein kann. Weil der Hippokampus in der traumatischen Situation nicht oder nur beeinträchtigt funktionsfähig ist, werden diese Erinnerungen nicht in einer Form kodiert, die sie für einen späteren bewussten Abruf zugänglich macht.

Eine ähnliche Überlegung gilt auch für die infantile Amnesie. Der Hippokampus ist in den ersten beiden Lebensjahren noch nicht voll funktionsfähig. Dies lässt vermuten, dass es nicht *möglich* ist, in diesem Alter episodische Erinnerungen zu kodieren. Das bedeutet freilich keineswegs, dass diese frühen Jahre unwichtig wären oder dass wir *keinerlei Erinnerungen* an sie hätten. Es bedeutet lediglich, dass Erinnerungen in dieser Entwicklungsphase nicht in Form von expliziten, episodischen Erinnerungen, sondern in Form von Gewohnheiten und Überzeugungen (prozeduralem und semantischem Wissen) niedergelegt werden. Das frühkindliche Wissen wird als »Körpererinnerung« und als implizites Wissen darüber, wie die Welt »funktioniert«, gespeichert. Deshalb dürfen wir mit gutem Grund annehmen, dass frühe Erfahrungen einen entscheidenden Einfluss auf die Persönlichkeitsentwicklung ausüben (denken wir nur an das »neuronale Pruning« usw., das wir an früherer Stelle erläutert haben). Es ist jedoch ausgesprochen unwahrscheinlich, dass sich jemand explizit an irgendein Ereignis zu erinnern vermag, das in seinen ersten achtzehn bis vierundzwanzig Lebensmonaten stattfand. Wenn im psychotherapeutischen Setting eine episodische Erinnerung aus diesen ersten Lebensjahren auftaucht, sollte man sie vernünftigerweise als »Rekonstruktion« betrachten, die sich nicht auf das episodische Gedächtnis stützt, sondern auf andere Quellen; unter Umständen handelt es sich auch um eine Konstruktion auf der Basis *späterer* Episoden, die auf die beiden ersten Lebensjahre zurückprojiziert wurden.[11] Damit könnten zahlreiche Besonderheiten zu erklären sein, die Freud als charakteristische Merkmale der »Deckerinnerungen« ansah.

Für die »Wiederbelebung« verdrängter und frühkindlicher Erinnerungen ergeben sich hier wichtige Überlegungen. Beim gegenwärtigen Stand des Wissens scheint es vernünftig anzunehmen, dass *episodische* frühkindliche Erinnerungen grundsätzlich nicht »originalgetreu« reaktiviert werden können. Wir können unsere frühen Erfahrungen lediglich durch Rückschlüsse auf der Grundlage von implizitem (unbewusstem) semantischem und prozeduralem Wissen *rekonstruieren.* Das Gleiche gilt, wenn auch mit Einschränkungen, für traumatische Erinnerungen. Wir dürfen vermuten, dass traumatische Ereignisse in manchen extremen Fällen nicht im episodischen Gedächtnis kodiert werden; aus diesem Grund können sie nie wieder erinnert werden (ebenso wie Ereignisse bei strukturellen Hippokampusläsionen aus dem Gedächtnis entschwinden). Wahrscheinlich werden solche Vorgänge jedoch in einer *degenerierten* episodischen Form kodiert – sodass größere Anstrengungen nötig sind, um sie wieder zu beleben, und das Resultat darüber hinaus mehr oder weniger unzuverlässig ist (weil es aus vagen episodischen Erinnerungsspuren konstruiert wird und zudem auch andere Quellen in Anspruch nimmt).

Abrufstörungen

Bislang haben wir uns fast ausschließlich auf die Kodierungs- und Speicherungsstufen des Gedächtnisses konzentriert (siehe Abbildung 5.1). Doch obwohl sich die mit Hippokampusläsionen verbundene Amnesie in einer Unfähigkeit manifestiert, postmorbide episodische Erinnerungen zu reaktivieren, ist diese Störung nicht auf Anomalien der Abrufmechanismen an sich zurückzuführen. Diese Erinnerungen können nicht wieder belebt werden, weil keine *Kodierung* in einer angemessenen episodischen Form stattgefunden hat. Die Erinnerungsstörungen, die mit Anomalien des *Abrufprozesses* einhergehen, äußern sich auf eine völlig andere Weise.

Abbildung 5.7 führt uns noch einmal vor Augen, dass der Hippokampus in einen komplexen Schaltkreis limbischer Strukturen integriert ist. Eingebettet in den Schläfenlappen, einem Bestandteil der funktionellen Einheit für die Aufnahme, Analyse und Speicherung von Information (siehe 1. Kapitel), kann der Hippokampus als *perzeptuelles* Ende des limbischen Systems bezeichnet werden. Durch einen dicken Strang von Axonen (den Fornix), die das Zwischenhirn umgeben, projiziert er auf eine Gruppe von Strukturen, die im »motorischen« Teil des Gehirns liegen – die Funktionseinheit für die Programmierung, Steuerung und Kontrolle von Tätigkeiten (siehe 1. Kapitel).

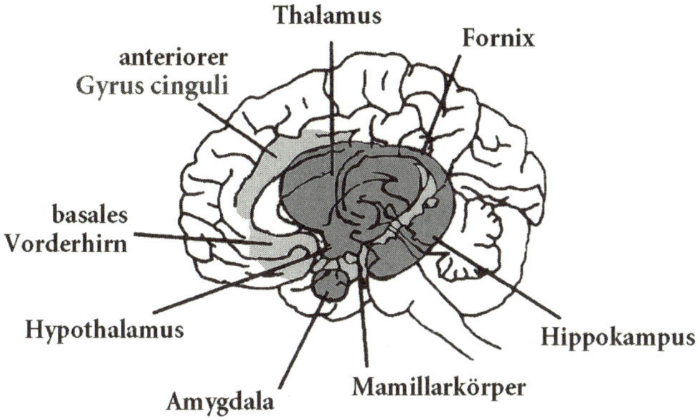

Abbildung 5.7: Der Hippokampus und seine Verbindungen

Zu diesen eng miteinander verbundenen Strukturen gehören der *dorso-mediale Kern des Thalamus*, die *Mamillarkörper*, die *Kerne des basalen Vorderhirns* sowie der *ventromesiale Frontalkortex* an sich, der all diese Kerne umgibt. Diese Strukturen werden durch vielfältige Krankheitsprozesse beeinträchtigt, am häufigsten vielleicht durch den Vitamin-B-Mangel, der bei *chronischem Alkoholismus* auftritt (Wernicke-Syndrom oder Pseudoencephalitis haemorrhagica superior), und durch geplatzte *Aneurysmen der anterioren kommunizierenden Arterie (Arteria communicans anterior)*. Diese Pathologien rufen einen verblüffenden neuropsychologischen Zustand hervor, der als **Korsakow-Psychose** bezeichnet wird. Die Tatsache, dass man in diesen Fällen von »Psychose« spricht, verweist auf einen grundlegenden Unterschied zu der durch Läsionen des Hippokampus hervorgerufenen Amnesie. Wenn Sie einen Patienten wie HM fragen, wo er Ihnen zum ersten Mal begegnet ist, wird er sehr wahrscheinlich antworten, dass er es nicht »wisse« oder sich nicht »erinnern« könne. Ein Patient mit dem Korsakow-Syndrom jedoch gibt Ihnen auf dieselbe Frage –

und zwar selbst dann, wenn er Ihnen noch nie zuvor begegnet ist – vermutlich zur Antwort: »Was meinen Sie … Wo soll ich Sie denn zum ersten Mal gesehen haben … wir kennen uns doch seit Jahren. Gestern erst haben Sie hier gesessen und einen Drink mit mir genommen!« Diese Patienten *vergessen* nicht – sie *erinnern falsch.* Diese Art von »falschen Erinnerungen« wird als **Konfabulation** bezeichnet.

Die Konfabulation ist das ausschlaggebende Unterscheidungsmerkmal zwischen den Kodierungsstörungen und den Abrufstörungen beim amnestischen Syndrom. Korsakow-Patienten vergessen nicht und leiden auch nicht unter Gedächtnislücken. Ihre Erinnerungen enthalten vielmehr Material, das dort nicht hingehört. Gründliche Untersuchungen solcher Patienten haben gezeigt, dass ihre falschen Erinnerungen nicht »vom Himmel fallen«. Sie sind vielmehr Fragmente realer Erinnerungen, die sozusagen bunt zusammengewürfelt werden. (Einige wichtige Implikationen dieser Untersuchungen für die Tiefenpsychologie werden wir an späterer Stelle erläutern.) Mitunter benutzt man den Begriff **Achronogenese** – die Störung der zeitlichen Sequenz – zur Beschreibung dieser Erinnerungstäuschungen. Ein Patient, der unter Achronogenese leidet, wird Ihnen unter Umständen ein Ereignis, das vor zehn Jahren stattfand, so erzählen, als habe es sich erst gestern abgespielt. Allerdings ist die Schwierigkeit, Vorgänge in die korrekte zeitliche Abfolge zu bringen, nicht das einzige Charakteristikum dieser Konfabulationen. Ein weiteres interessantes Merkmal ist die Unfähigkeit der Patienten, zwischen Erinnerungen und Nicht-Erinnerungen zu unterscheiden. Träume, Erinnerungen an tatsächliche Erlebnisse sowie Gedanken aus dem Wachleben werden miteinander verschmolzen (siehe Solms, 1997a).

Ein Beispiel für dieses Phänomen illustriert die Schwierigkeit ein wenig anschaulicher. Bei einer klinischen Standarduntersuchung seines Gedächtnisses wurde einem Korsakow-Patienten folgende Geschichte vorgelesen:

> »In der vergangenen Woche trat am 6. Dezember ein Fluss in einer Kleinstadt 10 Meilen von Oxford entfernt über die Ufer. Das Wasser floss in die Straßen und drang in die Häuser ein. Dreizehn Per-

sonen ertranken, und 600 Menschen zogen sich aufgrund der Feuchtigkeit und Kälte einen Schnupfen zu. Bei dem Versuch, einen Jungen zu retten, der unter einer Brücke eingeklemmt war, erlitt ein Mann Schnittwunden an der Hand.«

Auf die Bitte, die Geschichte nachzuerzählen, berichtete der Patient:

> »Es gab eine Flut, ich glaube in Streatham [seinem Wohnort] ... war es in der High Street? Was ist mit Jack und seinem Laden in der High Street passiert? Ich erinnere mich nicht ... aber ich erinnere mich an den Tag, als ich dort bei ihm war. Und ein Arzt war auch da, der mir dumme Fragen über mein Gedächtnis stellte – er wollte einfach nicht einsehen, dass man sich nach einem Schlaganfall an nichts mehr erinnern kann!«

Zunächst sind einige Elemente der ursprünglichen Geschichte erkennbar, doch dann wird das Ganze rasch verworren. Der Patient berichtet beiläufige Assoziationen und verwechselt, wie seine Bemerkung über den Arzt und seine dummen Fragen zeigt, Erinnerungen an die Vergangenheit mit seinen aktuellen Eindrücken.

Die *Inhalte* der Konfabulationen und die *Art* der typischen Fehler sind im Hinblick auf die Tiefenpsychologie höchst aufschlussreich. Unter den Stichworten »Widerspruchslosigkeit«, »Zeitlosigkeit«, »Ersetzung der äußeren Realität durch die psychische Realität« sowie »Primärprozess (Beweglichkeit der Besetzungen)« haben wir im 3. Kapitel eine Reihe beeindruckender Beispiele beschrieben und darauf hingewiesen, dass diese charakteristischen Merkmale des Konfabulierens mit jenen spezifischen funktionellen Merkmalen identisch sind, die Freud dem System Unbewusst zuschrieb (Freud, 1915e, S. 286). Wenn wir sie erneut im Kontext der Abrufmechanismen des Gedächtnisses betrachten, zeichnen sich interessante Schlussfolgerungen über die Organisation des Gedächtnisses ab.

Eine zweite Kategorie der Gedächtnisorganisation?

Wir haben gesagt, dass der Hippokampus entscheidend an der *Kodierung* episodischer Erinnerungen beteiligt ist, sodass diese (als solche) infolge seiner Zerstörung buchstäblich verschwinden. Wenn jedoch die Zwischenhirn- und ventromesialen Frontalstrukturen, die den *Abruf* episodischer Erinnerungen unterstützen, geschädigt werden, bleiben die Erinnerungen erhalten – sie verlieren aber ihre wahrheitsgemäße und rationale Organisation. Dies ist auf die Schädigung jener Strukturen zurückzuführen, die den Abrufprozess normalerweise im Einklang mit den Erfordernissen der Realität und Vernunft systematisieren (Freuds »Realitätsprinzip« und »Sekundärprozess«). Hier ergibt sich eine sehr interessante Überlegung, die das Langzeitgedächtnis und die unbewussten Erinnerungssysteme im Allgemeinen betrifft: Die Art, in der Langzeiterinnerungen unbewusst organisiert und miteinander verbunden werden, unterscheidet sich möglicherweise radikal von der Art, wie wir sie normalerweise bewusst reaktivieren. Die assoziativen Verknüpfungen, die sich zwischen ihnen bilden, könnten daher ganz anders beschaffen sein, als wir es unter dem Blickwinkel des gesunden, reflektierenden Ichs vermuten würden. Die Merkmale der Wahrheitsentsprechung und Rationalität, denen wir gewöhnlich eine so hohe Bedeutung beimessen, erwiesen sich dann als zusätzliche Merkmale, die erst während des Abrufvorgangs, unter der zielgerichteten Kontrolle der für die Programmierung, Steuerung und Kontrolle von Aktivität zuständigen Funktionseinheit, auftauchen (siehe 1. Kapitel). Im folgenden Kapitel werden wir sehen, dass diese Funktionseinheit ihren Einfluss auf unsere Gedächtnisprozesse auch nachts, wenn wir schlafen, verliert.

Psychoanalytiker vermuten bereits seit langem, dass sich die Organisationsprinzipien der unbewussten Kognition grundlegend von denen des bewussten (und vorbewussten) mentalen Lebens unterscheiden. Die Erinnerungsfehler neurologischer Patienten könnten es uns ermöglichen, diese Organisationsprinzipien unter einem Blickwinkel zu erforschen, der sich von den Umständen ihrer Entdeckung erheblich unterscheidet: Auf ihre Spur gebracht wurde Freud nämlich durch die freien Assoziationen, die neurologisch normale Patienten auf der Psychoanalysecouch produzierten (siehe Kaplan-Solms und Solms, 2000). Wenngleich die hier (und im 3. Kapitel) beschriebenen Daten keineswegs unproblematisch und über Kritik und Neuinterpretation erhaben sind, kann dieses Vorgehen als eine neue Möglichkeit dienen, unbewusste Erinnerungssysteme zu untersuchen. Unter diesem Blickwinkel und mit Hilfe verschiedenartiger neuropsychologischer Techniken führen wir (M. S., O. T.) derzeit eine systematische Untersuchungsreihe mit konfabulierenden amnestischen Patienten durch.

Uns geht es hier lediglich darum, dass es einen großen Unterschied gibt zwischen dem Abruf von Information (dem bewussten Erinnern) und der Art und Weise, wie die Information tatsächlich unbewusst gespeichert und organisiert wird. Die impliziten Auswirkungen unbewusster Erinnerungsassoziationen auf unsere täglichen kognitiven Prozesse und unser Verhalten könnten unter dem Blickwinkel des expliziten Ich-Funktionierens gleichermaßen überraschend sein. Es ist wichtig, dass wir uns an einen Punkt erinnern, den wir zu Beginn dieses Kapitels erwähnt haben: Gedächtnisspuren können unbewusst ständig aktiviert werden; man muss eine Erinnerung nicht explizit abrufen, damit sie aktiv wird und unser Denken und Verhalten beeinflusst.

Vergessen, Verdrängen und infantile Amnesie, noch einmal im Rückblick

Die Intaktheit des Frontalkortex ist, wie wir soeben gesehen haben, die Voraussetzung dafür, dass eine Erinnerung in *realistischer, rationaler* und *geordneter* Form abgerufen werden kann. Zu beachten ist hierbei, dass der Frontalkortex ebenso wie der Hippokampus in den beiden ersten Lebensjahren kaum entwickelt ist. Ein beträchtlicher Entwicklungsschub des Frontalkortex findet erst im Alter von etwa zwei Jahren statt, ein weiterer im Alter von etwa fünf Jahren, und noch während der gesamten Adoleszenz nimmt der Frontalkortex an

Volumen zu. Weil das Frontalsystem (die Funktionseinheit für die Programmierung, Steuerung und Kontrolle von Tätigkeiten) in den ersten Lebensjahren auf einem so niedrigen Niveau organisiert ist, stehen die oben erläuterten organisierten Abrufprozesse dem Kleinkind praktisch nicht zur Verfügung. Die zielgerichtete, rationale, realistische, selektive und chronologisch sequenzierte Form des Erinnerns, auf die wir uns als Erwachsene stützen, ist für diese frühen Lebensjahre also keineswegs charakteristisch. Infolgedessen unterscheiden sich die Erinnerungen kleiner Kindern nicht allzu sehr von denen erwachsener Korsakow-Patienten. Weil das zielgerichtete Frontalsystem auch eine so große Bedeutung für die *Kontrolle* der Kodierungs- und Konsolidierungsprozesse hat, werden die Erinnerungsspuren im Gehirn kleiner Kinder mit hoher Wahrscheinlichkeit anders *abgespeichert* als im Hirn des Erwachsenen. Und es ist schwierig, etwas in einer anderen Form als der, in der es kodiert wurde, präzise abzurufen – auch dies ein Grund für den Rekonstruktionscharakter unserer Kindheitserinnerungen. Ebenso wie die für die Reifung des Hippokampus relevanten Fakten gewähren auch diese Zusammenhänge wichtige Aufschlüsse über das Phänomen der infantilen Amnesie.

All diese Überlegungen lassen es möglich erscheinen, dass die Vorgänge, die Freud als »primäre Verdrängung« oder »biologische Verdrängung« bezeichnete (das heißt, die natürliche Entwicklung einer Verdrängungsschranke etwa im fünften Lebensjahr), eng mit der normalen Entwicklung der Stirnlappen zusammenhängen. Infolgedessen wäre es vermutlich falsch, die Verdrängung lediglich mit *Kodierungs*mechanismen zu erklären (das heißt mit dem unzulänglichen Funktionieren der hippokampalen Erinnerungsmechanismen). Auch die *Abruf*mechanismen und die Stirnlappen spielen eine wichtige Rolle für die entwicklungspsychologischen und klinischen Phänomene, die Freud als »Verdrängung« beschrieb. Bei bestimmten Individuen und in bestimmten Situationen können die von den Stirnlappen gestützten Abrufmechanismen zudem durchaus ein selektives *Bias* in Bezug auf das Material zeigen, das im episodischen Gedächtnissystem bewusst repräsentiert werden soll. Aber auch hier ist zu nicht vergessen, was wir an früherer Stelle über die Irrtümer des episodischen

Gedächtnisses gesagt haben: Die Tatsache, dass etwas nicht *bewusst* erinnert wird, bedeutet keineswegs, dass es überhaupt nicht erinnert wird. Mutmaßlich »verdrängte« Erinnerungen üben ebenso wie andere Formen des impliziten Gedächtnisses lebenslang einen entscheidenden – durch die Systeme des prozeduralen und des semantischen Gedächtnisses vermittelten – Einfluss auf Kognition und Verhalten aus.

Stirnlappen, Emotion und Gedächtnis

Im 4. Kapitel haben wir die Neurobiologie verschiedener basisemotionaler Systeme untersucht. Diese Systeme sind daran beteiligt, uns mit den *Konsequenzen* unseres Verhaltens vertraut zu machen, damit wir fürderhin besser in der Lage sind, sie vorherzusehen. Wir wissen mittlerweile auch mehr darüber, wie der Output dieser Systeme mit unseren kognitiven Prozessen interagiert und wie er Teil des bewussten Erlebens wird. Die anatomische Grundlage für diese Interaktion bilden offenbar die ventromesialen Stirnlappen, die wir an früherer Stelle, insbesondere im Zusammenhang mit dem Schicksal des Phineas Gage, erläutert haben (1. Kapitel). In ebendieser Hirnregion beginnen die Faserbahnen aus den verschiedenen subkortikalen Emotionssystemen, mit den kortikalen (und stärker kognitiv orientierten) Systemen der Stirnlappen zu interagieren. Dank dieses Mechanismus können emotionale Informationen aus dem Hirnstamm den höchstrangigen und am weitesten entwickelten Teilen des mentalen Apparats zugeleitet werden.

Das Verständnis dieser Zusammenhänge wirft möglicherweise Licht auf ein altes Problem der Neuropsychologie. Neurologische Patienten wie Phineas Gage gaben der neuropsychologischen Community bislang Rätsel auf. Solche Patienten verfügen über eine relativ normale Intelligenz und schneiden bei einer ganzen Bandbreite von Aufgaben, die speziell auf die »Stirnlappen«funktionen abzielen, annähernd normal ab. Trotz dieser scheinbaren Normalität aber suchen sie sich Freunde, die ihnen schaden, nehmen Beziehungen auf, von denen man ihnen eigentlich abraten müsste, und lassen sich auf Aktivitäten ein, denen sie nicht gewachsen sind oder durch die sie sich in Gefahr bringen (Bechara, Damasio und Damasio, 2000). Dieses Verhalten hat unweigerlich finanzielle Einbußen, das Ende der beruflichen Laufbahn und den Rückzug von Angehörigen und Freunden zur Folge. Die Rolle der Emotionen – und insbesondere des *Erlernens* von Emotionen – hat unser Verständnis des Verhaltens solcher Patienten seit einigen Jahren verändert. Offenbar beruhen die miserablen Urteils- und Entscheidungsfindungsfähigkeiten dieser Patienten auf einem Unvermögen, emotionale Lernsysteme zu benutzen, die Information über das wahrscheinliche Ergebnis künftiger Entscheidungen liefern (siehe Damasio, 1994, 1996).

Die in der oben zitierten Literatur beschriebenen Beobachtungen lassen vermuten, dass die überaus wichtige Rolle, die unsere Emotionen für kognitive Vorgänge spielen, eine biologische Grundlage hat. Dieser Aspekt des mentalen Lebens kann mit Hilfe des »Iowa Gambling Task« zuverlässig überprüft werden (Bechara, Damasio, Damasio und Anderson, 1994). Bei dieser Aufgabe werden die Probanden gebeten, so lange, bis der Versuchsleiter das Spiel beendet, in beliebiger Reihenfolge aus insgesamt vier Kartenstapeln nacheinander jeweils eine Karte aufzudecken. Mit jeder Karte, die sie ziehen, gewinnen oder verlieren sie Geld. In zwei Stapeln befinden sich viele Karten mit hohen Gewinnen sowie Karten mit bedeutenden Verlusten; unter dem Strich käme bei der Bevorzugung dieser Stapel ein finanzieller Verlust heraus. Die beiden anderen Stapel enthalten Karten mit bescheideneren Gewinnen und nur geringfügigen und seltenen Verlusten, sodass deren Bevorzugung insgesamt auf einen bescheidenen Gewinn hinausläuft. Die Probanden werden über die spezifischen Unterschiede zwischen den Stapeln nicht informiert; man sagt ihnen lediglich, dass manche »besser« sind als die anderen – das heißt, dass die Wahrscheinlichkeit, zu gewinnen, unterschiedlich hoch ist. Für die Probanden ist es unmöglich, ihre Gewinne und Verluste während des Spiels zu bilanzieren; *subjektiv* scheinen sie seine Kontingenzen nicht zu verstehen. Gleichwohl entwickeln sie ziemlich rasch ein »Gespür« dafür, welche Kartenstapel »gut« beziehungsweise »schlecht« sind.

Dies beruht vermutlich auf leichten Emotionsaktivierungen in den Sekunden, *bevor* sie sich für eine Karte aus einem Stapel mit »hohem Risiko« entscheiden – wenn sich der Teilnehmer *vorstellt*, diesen oder jenen Stapel zu wählen (Damasio, 1994, 1996). Das physiologische Korrelat dieses emotionalen Erlebens ist die Aktivierung des vegetativen Nervensystems, die man direkt messen kann, indem man die Veränderungen der Hautleitfähigkeitsreaktion untersucht (siehe Damasio, 1994, 1996). Mit anderen Worten: Die Teilnehmer empfangen eine »Vorwarnung« über die Konsequenzen ihres Verhaltens, die als *Emotion* kodiert ist und es ihnen ermöglicht, negative Konsequenzen zu vermeiden (Bechara et al., 1994).

In der Praxis decken alle Teilnehmer in der Anfangsphase des Spiels überwiegend die riskanten Karten auf; neurologisch normale Teilnehmer aber (sogar jene, die sich selbst als risikofreudig bezeichnen) konzentrieren sich ziemlich rasch auf jene beiden Stapel, in denen sie über eine längere Zeitdauer hin kleinere Gewinne ansammeln können. Neurologische Patienten mit Läsionen der ventromesialen Stirnlappen zeigen eine starke Hautleitfähigkeitsreaktion *nach* einer schlechten Wahl – dies beweist, dass sie nach wie vor ein Gefühl empfinden –, sind aber unfähig, den »Vorwarnungs«effekt zu entwickeln, der ihnen helfen könnte, eine Entscheidung mit potenziell negativem Ergebnis zu vermeiden. Infolgedessen verlieren sie fortlaufend hohe Summen (Bechara et al., 1994). Diese Unfähigkeit, die wahrscheinliche emotionale Konsequenz ihres Verhaltens vorherzusehen, ist vermutlich die Ursache für die zahlreichen Schwierigkeiten, auf die sie im alltäglichen Leben treffen.

Intuition und subjektive Erfahrung

Die erfolgreichen Teilnehmer an diesem »Glücksspielexperiment« schneiden offenbar gut ab, weil sie ein *implizites* Lernsystem benutzen – sie verlassen sich auf ein (emotional vermitteltes) »Gespür« oder eine »Ahnung« bezüglich der Gewinnchancen, weil ihnen das explizite (kognitive, konzeptuelle) Wissen um die Besonderheiten der Kartenstapel fehlt (Bechara et al., 2000). Dieses Verhalten ist gemeint, wenn wir sagen, dass wir uns auf unsere »Intuition« verlassen. Die

Teilnehmer können nicht explizit erklären, *weshalb* sie sich für einen bestimmten Kartenstapel entscheiden – sie sind aber bereit, »ihrem Gefühl zu vertrauen«, wenn sie die Entscheidung treffen. Anders formuliert: Sie müssen ihre Entscheidungen auf ein System stützen, das sich der rationalen Kontrolle zu entziehen *scheint*, weil man sie auffordert, sich bei dieser Aufgabe von ihrem »Gefühl leiten« zu lassen. In Wirklichkeit ist ihr gutes Abschneiden alles andere als rätselhaft – sie achten lediglich auf den Input aus einer zweiten (affektiven) Informationsquelle, die ihnen etwas über die Eigenschaften der Objekte verrät. Entscheidungen fallen daher auf der Grundlage von zwei Informationsarten – kognitiven *und* affektiven.

Die Spielergebnisse der Patienten mit ventromesialen Frontalläsionen illustrieren, dass die affektive Quelle des Wissens für das Lernen und Problemlösen von *zentraler* Bedeutung ist; gleichwohl hat man diesen Aspekt unserer Entscheidungsfindungsprozesse bislang kaum erforscht (Fridja, Manstead und Bem, 2000). Natürlich ist das Phänomen auch für den Psychoanalytiker außerordentlich interessant: Die analytische Situation verlangt regelmäßig vom ihm, Urteile auf der Grundlage solch affektiven Wissens zu fällen. Man könnte vielleicht sogar behaupten, dass ebendieses Wissen die Grundlage der Gegenübertragung (wie man sie heute versteht und verwendet) bildet. Das bedeutet, dass die von uns beschriebenen Forschungsergebnisse etwas ermöglichen könnten, das man bislang für absolut unwahrscheinlich hielt, nämlich eine neurobiologische Erklärung der Intuition.

Damit kommen wir zum Schluss unserer kurzen Übersicht über die Neuropsychologie des Gedächtnisses, das wir hier unter dem Blickwinkel der »inneren Welt« betrachtet haben. Da das Gedächtnis einen der beliebtesten Forschungsgegenstände der modernen Neurowissenschaft darstellt, blieben zahlreiche Themen zwangsläufig unberücksichtigt. Auch die Implikationen dieser Forschungsbefunde für die Tiefenpsychologie kamen nur am Rande zur Sprache. Doch wie dem auch sei – wir haben die wichtigsten Grundlagen beschrieben und damit die Voraussetzungen geschaffen, um ein weiteres Thema in Angriff zu nehmen: die Träume und Halluzinationen.

6. Kapitel
Träume und Halluzinationen

Im Mittelpunkt dieses Kapitels stehen die Träume – Halluzinationen, die *jeder von uns* kennt und die oft als eine »normale« Form der Psychose betrachtet wurden. Freud hatte ein besonderes Interesse an Träumen, weil er glaubte, durch das Verständnis ihrer Mechanismen Grundlegendes über psychische Erkrankungen in Erfahrung bringen zu können.[1] In den späteren Abschnitten dieses Kapitels werden wir andere Formen der Halluzination und Wahnvorstellungen – insbesondere im Zusammenhang mit der Schizophrenie – erläutern. Dieses Kapitel konzentriert sich erneut auf zahlreiche jener Hirnstrukturen, die uns bereits in den vorangegangenen Kapiteln über das Bewusstsein, die Emotionen und das Gedächtnis beschäftigt haben, und dies ist kein Zufall: Zwischen den Gehirnmechanismen des Träumens und den Mechanismen des Bewusstseins, der Emotionen und des Gedächtnisses gibt es eine Fülle an Überschneidungen.

Schwierigkeiten der Traumforschung

Träume sind bekanntermaßen ein schwieriger Gegenstand der wissenschaftlichen Forschung. Deshalb werden wir uns in diesem Kapitel auch mit methodologischen Aspekten beschäftigen und uns anschauen, *wie* man die Gehirnmechanismen des Träumens untersucht hat. Wir zeigen, welche Gefahren mit unangemessenen Methoden der Erforschung komplexer psychischer Zustände verbunden sind, und beschreiben die Vorteile, die sich aus der Kombination verschiedenartiger wissenschaftlicher Methoden zur Untersuchung eines komplizierten und schwer fassbaren Phänomens ergeben. Eine der Schwächen der Psychoanalyse bestand in der Vergangenheit darin, dass sie sich trotz der enormen Komplexität ihres Forschungsgegenstandes allzu sehr auf eine einzige Methode verließ, um ihre Schlussfolgerungen zu ziehen. Seit einigen Jahren aber zeichnen sich deutliche Veränderungen ab. Indem man die mit der einen Methode gewonnenen Ergebnisse anhand von Resultaten anderer Vorgehensweisen überprüft, kann man die Gefahr einseitiger, unausgewogener Interpretationen verringern. Unsere Darstellung des träumenden Gehirns stützt sich auf neuropsychologische Untersuchungen an Tieren, auf Schlafstudien und Untersuchungen mit bildgebenden Verfahren an neurologisch gesunden Menschen sowie auf klinische und experimentelle Untersuchungen von Patienten mit fokalen Hirnläsionen.

REM-Schlaf

Keine Erläuterung über die Hirnmechanismen des Träumens kommt ohne die Darstellung des Phänomens des **rapid-eye-movement-** oder **REM**-Schlafs aus, weil man häufig annimmt, dass er mit dem »Traumschlaf« identisch sei. Wir werden jedoch sehen, dass die beiden Phänomene keineswegs identisch sind. Der Fehler, sie in eins zu setzen, ist sogar einer der gravierendsten Irrtümer, den methodologische Defizite auf diesem Gebiet hervorgebracht haben.

Als der REM-Zustand in den 1950er-Jahren entdeckt wurde, tauchte augenblicklich die Vermutung auf, dass es sich um das physiologische Korrelat des Träumens handeln könnte (Aserinsky und Kleitman, 1953; Dement und Kleitman, 1957) – schließlich ist der REM-Zustand mit einer Phase der physiologischen Erregung im Kontext eines im Übrigen ruhigen Schlafes verbunden, ebenso wie der Traumzustand mit bewusster mentaler Aktivität im Kontext eines im Übrigen nicht-bewussten Schlafs einhergeht. Während der REM-Phasen sind nicht allein die Augen aktiv. Ein Elektroenzaphalogramm (EEG), mit dem die elektrische Gehirnaktivität gemessen werden kann, würde zeigen, dass sich Ihr Gehirn in diesen Phasen, obwohl Sie schlafen, in einem Zustand erhöhter Aktivierung befindet, fast als ob Sie hellwach wären. Auch andere Körpersysteme sind aktiviert. Sie atmen anders, Ihr Herzschlag ist erhöht und die Genitalien sind (bei Männern und Frauen) stärker durchblutet.[2] Folglich ist man während des REM-Schlafs in verschiedenerlei Hinsicht hoch erregt. Der Muskeltonus hingegen *sinkt* dramatisch (mit Ausnahme der die Augenbewegungen kontrollierenden Muskulatur). Auf diese Weise wird der Schläfer erfolgreich paralysiert und daran gehindert, seine Träume auszuagieren. Dieser Zyklus stellt sich beim Menschen ungefähr alle neunzig Minuten ein, sodass wir etwa 25 % unserer Schlafstunden im REM-Zustand verbringen.

Die einfachste und nächstliegende Methode zur Überprüfung der Hypothese, dass der REM-Zustand die physiologische Entsprechung des Träumens sei, besteht darin, Probanden während der REM-Phasen und Nicht-REM-Phasen zu wecken und zu vergleichen, wie häufig sie beim Aufwachen Träume berichten. Als man diese Hypothese zum ersten Mal testete, stellte sich augenblicklich heraus, dass nach dem Wecken aus dem REM-Schlaf weit mehr Träume geschildert wurden als nach dem Wecken aus einer Nicht-REM-Phase (NREM). Heute, fünfzig lange Jahre nach der ersten Untersuchung dieser Zusammenhänge, ist der genaue Prozentsatz weiterhin umstritten. Die radikalste Behauptung besagt, dass in 90–95 % des Weckens aus dem REM-Schlaf Träume berichtet werden, im Unterschied zu nur 5–10 % beim Wecken aus dem NREM-Schlaf. Die meisten Fachleute würden wahrscheinlich ein eher konservatives Verhältnis von 80 : 20 (REM : NREM) befürworten.

Angesichts der Fehlbarkeit unseres Gedächtnisses, zu schweigen von unseren Erinnerungen an die eigenen *Träume*, konnten die Forschungspioniere vernünftigerweise nicht erwarten, nach dem Wecken aus dem REM-Schlaf in 100 % der Fälle Traumberichte von ihren Probanden zu erhalten beziehungsweise keine Berichte nach dem NREM-Wecken. Unter den gegebenen Umständen wurde das (ungefähre) Verhältnis von 80 : 20, das man tatsächlich feststellen *konnte*, als annähernd perfekte Korrelation interpretiert, und damit galt die Hypothese als bestätigt: Man zog den Schluss, dass REM-Schlaf und Träumen *ein und dasselbe Phänomen* – unter jeweils unterschiedlichem Beobachtungsblickwinkel betrachtet (siehe 2. Kapitel) – darstellen. Mit dieser Gleichsetzung glaubte man eine außerordentlich solide wissenschaftliche Ausgangslage geschaffen zu haben (die sich später allerdings als höchst fragwürdig erweisen sollte): Die Annahme, dass REM-Zustand und Traum-Zustand identisch seien, bewog die Wissenschaftler zu dem Trugschluss, das Auftauchen oder Ausbleiben von Träumen objektiv messen zu können, das heißt, objektive Experimente mit der vielleicht subjektivsten aller psychischen Funktionen durchführen zu können, deren *psychologische* Untersuchung darüber hinaus als theoretisches Fundament einer ganzen Disziplin gedient hatte – der Psychoanalyse, die in der amerikanischen Psychiatrie jener Zeit den Ton angab. Die Tatsache, dass man den REM-Zustand nicht nur bei Menschen, sondern bei *allen Säugetieren* beobachten konnte, ermöglichte es den Neurowissenschaftlern, noch einen Schritt weiterzugehen: Sie konnten die *Hirnmechanismen* identifizieren, die dem REM-Zustand (sprich: Traumzustand) zugrunde lagen, indem sie mit Tieren Experimente durchführten, die sich bei menschlichen Probanden aus ethischen Gründen verboten. An ebendiesem Punkt aber betraten sie unsicheres Gelände, denn gleichgültig, in welchem Maße die REM-Zustände von Menschen und anderen Säugern übereinstimmen mögen, können wir doch nicht wissen, ob dasselbe auch für ihre *Träume* gilt. Sobald die Wissenschaftler von der Erforschung menschlicher Probanden zu Experimenten mit anderen Lebewesen übergingen, schenkten sie den Träumen (an sich) keine Beachtung mehr.

Die biologische Grundlage des REM-Schlafs

Die Studien, die in den folgenden Jahrzehnten durchgeführt wurden, konzentrierten sich vorwiegend auf den Zusammenhang zwischen Hirnläsionen und REM-Schlaf. Der französische Neurowissenschaftler Michel Jouvet (1967) nahm die ersten entscheidenden Untersuchungen vor, indem er eine Serie von Ablationsexperimenten durchführte. Obwohl der REM-Schlaf bei sehr vielen Säugetierarten auftritt, experimentierte er zumeist mit Katzen – zum Teil deshalb, weil ihre Gehirne unserem eigenen so sehr ähneln; ein weiterer Grund aber war zweifellos die Tatsache, dass sie einen Großteil des Tages schlafend verbringen! Jouvet führte mehrere Schnitte durch die Neuraxis der Katze durch: Er begann auf der höchsten Ebene der Stirnlappen und verlagerte die Schnitte dann systematisch tiefer in Richtung Hirnstamm. Daran anschließend untersuchte er deren Auswirkungen auf den Schlafzyklus. Sein Ziel war es, die für die Zerstörung des REM-Schlafs entscheidende Stelle zu identifizieren. Zu seiner Verblüffung stellte er fest, dass der REM-Schlaf selbst dann intakt blieb und den NREM-Schlaf weiterhin regelmäßig unterbrach, wenn er das gesamte Vorderhirn vom Hirnstamm abtrennte. Der entscheidende Schnitt betraf lediglich die mittleren Regionen des primitiven Hirnstamms, und zwar auf der Ebene des *Pons* (siehe 1. Kapitel). Andere Forscher (Johnes, 1979) bestätigten später, dass der REM-Schlaf nur durch sehr weiträumige Läsionen des Pons vollständig zerstört wird (Abbildung 6.1). Kurz, diese Untersuchungen bewiesen, dass der REM-Schlaf – was immer er sein mag – unmittelbar durch Strukturen im pontinen Hirnstamm *erzeugt* wird. Diese Beobachtungen hatten überaus gravierende Implikationen. Da das Vorderhirn der Sitz all unserer höheren mentalen Funktionen (das heißt der repräsentationalen Kognition; siehe 1. und 2. Kapitel) ist, zogen die frühen Forscher den Schluss, dass der REM-Schlaf (sprich: das Träumen) eine vollkommen »geistlose« Aktivität darstelle. Dies ließ sämtliche psychologische Theorien der Traumerzeugung hoch fragwürdig erscheinen, und nicht die unbedeutendste dieser Theorien war die Freud'sche Lehre, dass Träume Wunscherfüllungen darstellen. Das folgende Zitat stammt aus einer der einflussreichsten Publikationen auf diesem Gebiet:

> »Wenn wir annehmen, dass das physiologische Substrat des Bewusstseins das Vorderhirn ist, dann schließen diese Fakten jeden möglichen Beitrag von Vorstellungen (oder ihrem neuronalen Substrat) auf die primäre Antriebskraft des Traumprozesses aus.« (Hobson und McCarley, 1977, S. 1338)

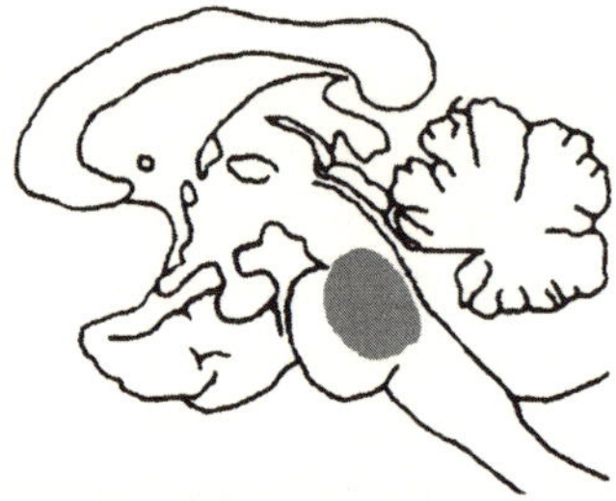

Abbildung 6.1: Lokalisation der Schädigung, die zur Zerstörung des REM-Schlafs führt

Verbindungen zwischen REM-Schlaf, Bewusstsein und Emotionen

Die Rolle, welche der Pons und andere ihm nahe gelegenen Hirnstammstrukturen für die Erzeugung des »Kern«bewusstseins (das wir im 3. Kapitel erläutert haben) spielen, ist mit der Überlegung, dass Träume »geistlos« seien, nicht unvereinbar. Niemand bestritt, dass das Träumen einen *mentalen Zustand* darstellt, dessen wir uns bewusst sind, während wir träumen, und dass viele Träume intensive *emotionale* Erfahrungen darstellen. Dass das periaquäduktale Grau (PAG) an der Erzeugung emotionaler Zustände beteiligt ist, wusste man damals noch nicht, die Rolle der retikulären Formation für die Hervorbringung des Bewusstseins indes *war* bereits bekannt. Ob man diese Verbindungen verstand oder nicht, war aber nicht von Belang: Die frühen Forscher bestritten nicht, dass Träume *die Gestalt* bewusster, emotional besetzter Erfahrungen *annehmen*; sie behaupteten lediglich, dass der mentale Aspekt des Träumens nicht ihre *Ursache* sei. Träume, so ihre These, werden durch eine Aktivität im Pons erzeugt, die ungeachtet der psychischen Verfassung des Schläfers völlig *automatisch* etwa alle neunzig Minuten einsetzt. Da man wusste, dass die nahe gelegenen Hirnstammstrukturen die Augenbewegungen, den Herzschlag und die Atmung steuern, hielt man die REM-Phasen/das Träumen für nichts anderes als einen basalen physiologischen Zustand. Der biologische Grund für diese Präzisionsarbeit des Pons war (und ist) unbekannt; trotzdem glaubte man sich völlig sicher und nahm an, dass Träume lediglich ein Nebenprodukt (oder *Epiphänomen*) dieses kausalen physiologischen Prozesses darstellen.

Philosophisch geneigte Leser haben mit dieser Art von Argumentation möglicherweise Schwierigkeiten. Man könnte (wie wir es im 2. Kapitel getan haben) fragen, ob es überhaupt jemals Sinn macht zu behaupten, dass ein physiologischer Prozess einen mentalen Vorgang *verursacht* und umgekehrt, oder ob es Sinn macht zu behaupten, dass bestimmte neurophysiologische Vorgänge »geistlos« seien, andere hingegen nicht. Vom Standpunkt des Doppelaspekt-Monismus aus betrachtet (siehe 2. Kapitel), ist jeder neurophysiologische Vorgang zugleich ein mentaler Vorgang – wenn auch, letztendlich, ein unbewusster. Mit solchen Fragen hielten sich die frühen neurowissenschaftlichen Erforscher des REM-Träumens nicht weiter auf. Weil die Erzeugung von REM einen automatischen, vorprogrammierten Prozess darstellt, so ihre Behauptung, sei das unbewusste mentale Korrelat des REM-Zustands ebenso »motivational neutral« (Hobson und McCarley, 1977, S. 1338) wie die Hirnstammmechanismen, die den Herzschlag erzeugen. Dies schien über alle Zweifel erhaben.

Die Neurochemie des REM-Schlafs

1975 hatten Hobson und McCarley die Suche nach dem pontinen »Traumzustand-Generator« (so ihre Wortwahl) auf eine Gruppe präzise definierter Kerne im Pons eingegrenzt. In jenem Jahr veröffentlichten sie einen berühmt gewordenen Beitrag, in dem sie die These vertraten, dass der REM-Zustand durch zwei Gruppen reziprok miteinander interagierender Kerne aktiviert und deaktiviert werde: Die eine Gruppe schüttet einen Neurotransmitter aus, der den REM-Zustand erzeugt, während die andere ihn durch Ausschüttung von zwei Neurotransmittern beendet (Hobson, McCarley und Wyzinki, 1975). Auch wenn diese Forscher ihre Meinung bezüglich einiger anatomischer Details später revidierten, besagt ihre These letztlich, dass die für die *Einleitung* des REM-Schlafs entscheidenden Neuronen im **mesopontinen Tegmentum** liegen (siehe Abbildung 6.2). Unmittelbar bevor der REM-Schlaf einsetzt, erhöht sich die Feuerungsrate dieser Neuronen, die während der gesamten REM-Phase hochaktiv bleiben.

Der von ihnen produzierte Neurotransmitter ist das Azetylcholin (siehe 1. Kapitel). Daher werden sie als *cholinerge* Zellen bezeichnet, und entsprechend betrachtet man den REM-Zustand als ein cholinerg verursachtes Phänomen.

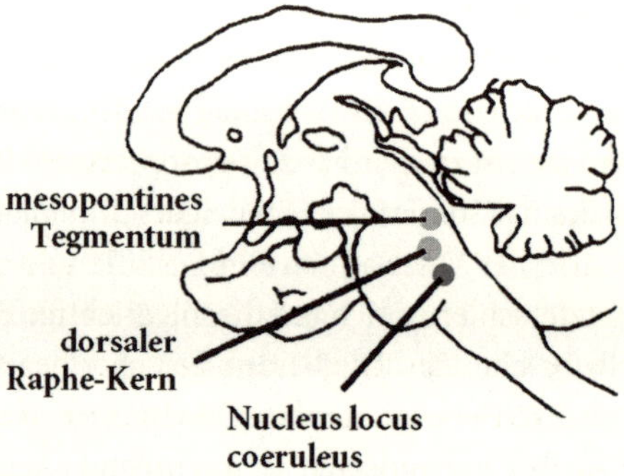

Abbildung 6.2: Der »Traumzustand«-Generator

Beim Übergang vom REM- zum NREM-Schlaf beginnen die beiden anderen Neuronengruppen im **dorsalen Raphe-Kern** und im **Nucleus locus coeruleus** rasch zu feuern (Abbildung 6.2). Der dorsale Raphe-Kern produziert den Neurotransmitter **Serotonin;** der Nucleus locus coeruleus produziert *Norepinephrin.* Sobald diese Kerne aktiv werden, schaltet sich das cholinerge System aus (es wird, um genau zu sein, infolge der reziproken Hemmung *durch* diese Aktivität ausgeschaltet). Der REM-Zustand ist beendet, und der Schläfer fällt erneut in den NREM-Schlaf, in dem ein leichter Überschuss an Serotonin und Norepinephrin das Gehirn durchströmt. Etwa neunzig Minuten später tauschen diese beiden Kerngruppen ihre Funktion erneut – die Serotonin- und Norepinephrinspiegel sinken, während vermehrt Azetylcholin ausgeschüttet wird –, und der mit dem REM-Schlaf verbundene Erregungszustand stellt sich wieder ein.

Diesem Modell zufolge schaltet Azetylcholin den REM-Zustand ein und den NREM-Schlaf aus. Aus nahe liegenden Gründen bezeichnete man dieses Modell deshalb als *das reziproke Interaktionsmodell.* Diese physiologische Erklärung des REM-Schlafs wirkt so schlüssig, dass sie das Feld der REM-Schlafforschung auch heute noch beherrscht – obwohl seit ihrer ersten Publikation ein Vierteljahrhundert vergangen ist. 1975 schienen also einige der großen Rätsel des Schlafs und des Träumens gelöst zu sein.[3]

Träume sind Schäume?

Zwei Jahre nachdem sie ihr Modell der reziproken Aktivierung vorgestellt hatten, veröffentlichten Hobson und McCarley einen weiteren Beitrag, in dem sie ein zweites Modell postulierten – kein Modell des REM-Schlafs diesmal, sondern ein Modell des *Träumens* an sich (Hobson und McCarley, 1977). Da man REM-Schlaf und Träumen praktisch in eins setzte, schien es sich um die folgerichtige Erweiterung des ersten Modells zu handeln. Die beiden Forscher bezeichneten dieses neue Modell als *Aktivierungs-Synthese-Modell.* Der *Aktivierungs*aspekt besagt (vor dem geschilderten Hintergrund keineswegs überraschend), dass das Träumen durch cholinerge Mechanismen im pontinen Hirnstamm aktiviert werde. Wie bereits erwähnt, charakterisierte man diese Aktivierung – die das Träumen tatsächlich *verursacht* – als »motivational neutral«. Dem *Synthese*aspekt des Modells zufolge versucht das auf diese Weise aktivierte Vorderhirn mehr oder weniger notgedrungen, die bedeutungslosen bewussten Repräsentationen (Erinnerungsbilder, Gedanken und Gefühle) zusammenzusetzen (zu synthetisieren), die durch die tieferen Regionen zufällig stimuliert werden. Die Beteiligung des Vorderhirns an diesem Prozess ist gegenüber den durch den Hirnstamm vermittelten Vorgängen erneut sekundär – daher die Überlegung, dass die Träume selbst lediglich Epiphänomene des REM-Zustands darstellen. Unter dem Aspekt des Vorderhirns betrachtet werden Bilder während des REM-Schlafs aktiviert, so als wäre es hellwach und nähme etwas wahr; daher tut es das Einzige, was es tun kann: Es versucht, die Bilder zu einer Selbst-Objekt-*Episode* zusammenzusetzen. Hobson und McCarley prägten die denkwürdige Formulierung, dass das Vorderhirn sozusagen gute Miene zum bösen Spiel mache, indem es aus den »unvollständigen« Bildern, die vom Hirnstamm stimuliert werden, eine sinnvolle Erfahrung zu konstruieren versuche (Hobson und McCarley, 1977, S. 1346).

Freud übersetzte diese Art von Theorie, die in spekulativer Form bereits 1900, vor der Entwicklung der modernen Neurowissenschaft, vertreten wurde, in die Redewendung: »*Träume sind Schäume*« (Freud, 1900a, S. 138).

Diese Formulierung bringt Hobsons und McCarleys Traumverständnis auf den Punkt. Für die Freud'sche Psychoanalyse bedeutete die Arbeit der beiden Wissenschaftler zweifellos eine ernsthafte Herausforderung, und Hobson beeilte sich, dies 1976 auf der Jahrestagung der Amerikanischen Psychiatrischen Vereinigung (APA) kundzutun. Im Anschluss an seinen Vortrag wurde unter den Mitgliedern der APA eine Abstimmung durchgeführt. Die Mitglieder sollten entscheiden, ob Freuds Traumtheorie im Lichte von Hobsons Erkenntnissen weiterhin wissenschaftlich haltbar sei. Zu jener Zeit waren die Befürworter der Psychoanalyse in der APA noch in der Überzahl. Gleichwohl sprach sich eine überwältigende Mehrheit gegen Freud aus – Freuds (1900a) Erklärung der Traummechanismen schien damit wissenschaftlich erledigt zu sein. Da Freud die Träume als »Königsweg« zum Verständnis des Unbewussten betrachtet hatte, ergaben sich auch für die Psychoanalyse im Allgemeinen bedenkliche Implikationen. Es ist nicht übertrieben zu sagen, dass sich die Stimmung auf jener schicksalhaften Tagung von 1976 entschieden gegen die Psychoanalyse zu wenden begann.

Die Träume der Katzen

Der aufmerksame Leser wird sich indes erinnern, dass die Aktivierungs-Synthese-Theorie einen entscheidenden methodologischen Haken hatte. Hobsons und McCarleys Traumtheorie lag die *Annahme* zugrunde, dass Traumschlaf und REM-Zustand identisch seien. Die Beobachtung, dass Menschen im REM-Zustand träumen, und die Tatsache, dass der REM-Zustand auch bei Katzen (und Ratten) auftritt, gab Anlass zu einer Reihe von Experimenten mit den Gehirnen dieser niedrigeren Säugetiere, weil man die Hirnmechanismen, die den REM-Schlaf (sprich: das Träumen) erzeugen, identifizieren wollte. Nachdem man schlüssig gezeigt hatte, dass lediglich massive Läsionen des pontinen Hirnstamms den REM-Schlaf zerstören, bestand der nächste Schritt folgerichtig darin, zu überprüfen, ob diese Läsionen auch die *Träume* auslöschten. Schließlich war das gesamte Thema vor allem aufgrund des Zusammenhangs zwischen REM-Schlaf und Traum-Schlaf so interessant geworden. Das Problem bestand natürlich darin, dass man Katzen (oder Ratten) nicht fragen kann, ob sie träumen oder nicht. Der eine oder andere Katzenliebhaber glaubt vielleicht zu erkennen, wann sein geliebtes Tier träumt, doch selbst Behavioristen wissen, wie gefährlich es ist, vom äußeren Verhalten auf den Inhalt eines mentalen Zustands zu schließen!

Eine verlässliche Methode zur Überprüfung der Annahme, dass REM-Zustand und Träumen identisch seien, wäre die ganze Zeit verfügbar gewesen: Man hätte lediglich die Träume jener Lebewesen untersuchen müssen, die fähig sind, sie aus subjektiver Sicht zu beschreiben. Sobald sich die Neurowissenschaftler aber sicher glaubten, dass REM-Schlaf und Traum-Schlaf in eins fallen, war diese Annahme zu einer Binsenweisheit geworden, deren Überprüfung niemand für notwendig erachtete. Infolgedessen verlagerte sich die Aufmerksamkeit auf die Tierforschung.

Ein verlässliches Vorgehen, um eine psychische Funktion mit einer Hirnstruktur in Verbindung zu bringen, ist die *klinisch-anatomische Methode*, der methodologische Grundpfeiler der Neuropsychologie des Menschen (siehe 2. Kapitel). Dieses bewährte Instrument wurde 1861 von Pierre Paul Broca in die Neuropsychologie eingeführt. Den *klinischen* Aspekt dieser Methode bildet die Beobachtung, dass eine mentale Funktion im Anschluss an eine fokale Hirnverletzung verloren geht. In Brocas berühmtem Fall, den wir im 2. Kapitel beschrieben haben, war das Sprachvermögen betroffen. Den *anatomischen* Aspekt der klinisch-anatomischen Methode bildet die präzise Identifizierung des Umfangs und der Lokalisierung der Hirnverletzung, die den Verlust der mentalen Funktion verursachte. Zu Brocas Zeiten mussten die Forscher »warten«, bis ihre Patienten starben, bevor sie diese Untersuchungen vornehmen konnten. Heute können wir die gleichen Beobachtungen dank der bildgebenden Verfahren an lebenden Menschen durchführen. Als Broca die Autopsie an seinem Patienten Leborgne vornahm, entdeckte er eine Läsion auf der unteren linken Seite des Stirnlappens. Broca zog den Schluss, damit das neurologische Substrat der Fähigkeit zu sprechen gefunden zu haben – denn wenn dieser Bereich zerstört wird, verliert der Patient die Fähigkeit zu sprechen.

Dies erwies sich als übertriebene Vereinfachung. Wir wissen heute, dass weitere Teile des Gehirns an einem komplexen funktionellen System mitwirken, das für das Sprechen und für das Sprachverständnis zuständig ist (siehe 2. Kapitel); aber auch diese Komponenten des neuronalen Substrats der Sprache konnten mit Hilfe der klinisch-anatomischen Methode identifiziert werden. Seit dem Jahr 1861 lautet daher das Leitprinzip der Neuropsychologie unverändert: Um zu zeigen, dass Aktivität in einem bestimmten Teil des Gehirns das neuronale Korrelat einer spezifischen mentalen Funktion darstellt, muss man eine Verletzung in dieser Region mit einem Defizit jener Funktion in Verbindung bringen können.[4] Jones (1979) wies dies für den REM-Schlaf bei Katzen nach; andere Schlafforscher bestätigten später, dass diese klinisch-anatomische Korrelation auch für Menschen (mit Läsionen, die auf natürliche Weise entstanden waren) gilt. Somit ist die Verbindung zwischen dem Pons und dem *REM-Schlaf* bei Menschen und anderen Säugern eindeutig belegt. Doch nur beim Menschen könnte die Verbindung mit dem *Träumen* belegt – oder widerlegt – werden.

REM-Schlaf und Träume sind nicht identisch

So erstaunlich es im Rückblick auch sein mag: die Gleichung »REM-Schlaf = Träumen« wurde erst vierzig Jahre nachdem man den Zusammenhang zwischen REM-Schlaf und Traumschlaf entdeckt hatte, der systematischen klinisch-anatomischen Überprüfung unterzogen, für die es mittlerweile höchste Zeit war. In einer 1997 durchgeführten Studie fragte man sechs Patienten, die beträchtliche Läsionen in den REM-erzeugenden Regionen des Pons erlitten hatten, ob sie nach wie vor träumten, und ihre Antwort war ein klares »Ja«. Im Gegensatz dazu berichteten mehr als vierzig Patienten mit Verletzungen in spezifischen Teilen des *Vorderhirns*, also keineswegs nahe den entscheidenden REM-generierenden Strukturen, dass sie seit ihrer

Hirnverletzung *nicht* mehr träumten – *der REM-Zustand aber stellte sich bei diesen Patienten auch weiterhin ein* (Solms, 1997a; siehe auch Solms, 2000a).

NON-REM-Träume

Die Entdeckung, dass eine Schädigung des pontinen Hirnstamms beim Menschen nicht zum Verlust des Träumens führt, gab den Forschern verspätet Anlass, zuvor ignorierte Beobachtungen zur Kenntnis zu nehmen, die offenbar in die gleiche Richtung wiesen (und auf anderen, für die Traumforschung an Menschen besser als für die Untersuchung des Katzen- und Rattenschlafs geeigneten Methoden beruhten). Das wichtigste »Opfer« dieser Ignoranz war die Arbeit von David Foulkes (einem Chicagoer Psychologen) und seinen Mitarbeitern. Foulkes (1962) konzentrierte sich auf NREM-Träume, die der klassischen Lehre zufolge angeblich extrem selten auftreten. Er stellte indes fest, dass durch eine einfache Umformulierung der Frage, die man den Probanden im Schlaflabor nach dem Wecken stellte, die Befragten in 50 % des Weckens von komplexer mentaler Tätigkeit im NREM-Schlaf berichteten – er fragte sie nicht: »Haben Sie geträumt?«, sondern: »Was ist Ihnen durch den Kopf gegangen?« Die REM = Traum-Theoretiker aber beeilten sich, darauf hinzuweisen, dass Träumen und Denken nicht identisch seien.

Wir konzentrieren uns deshalb auf die Fälle, in denen Probanden nach dem Wecken aus dem NREM-Schlaf »regelrechte« Träume berichten (5–10 %), Träume also, die sich in nichts von denen unterscheiden, die im REM-Schlaf auftreten. Selbst Hobson (der durch solche Ergebnisse am meisten zu verlieren hatte) bestätigte, dass die NREM-Träume von den REM-Träumen »durch nichts zu unterscheiden« seien (Hobson, 1988, S. 143). Manche REM = Traum-Theoretiker glaubten sogar, dass es sich in Wirklichkeit um REM-Träume handelte, die lediglich infolge der bereits erwähnten Grillenhaftigkeit des menschlichen Erinnerungsvermögens dem NREM-Schlaf zugeschrieben worden seien.[5] Foulkes (1962) widerlegte diese Annahme. Er beobachtete nämlich, dass die Wahrscheinlichkeit, im NREM-Schlaf zu träumen, *unmittelbar nach dem Einschlafen* am höchsten ist, das heißt, in der *Schlafbeginn-Phase* des NREM-Schlafs (in der Fachliteratur spricht man von den Einschlafphasen 1 & 2). Beim Wecken innerhalb der ersten Minuten nach dem Einschlafen berichten die Probanden in 70 % der Fälle, dass sie geträumt haben. Aus nahe liegenden Gründen können sich die meisten Menschen an diese Träume nicht erinnern, wenn sie morgens aufwachen. Uns allen aber ist die Erfahrung vertraut, dass wir kurz einnicken und dann (häufig erschreckt) aus einem Traum erwachen. Diese Träume treten auf, bevor man in die erste REM-Phase eingetreten ist (genauer: etwa neunzig Minuten vorher). Bei den 70 % der NREM-Traumberichte aus der Einschlafphase kann es sich daher nicht um falsch erinnerte REM-Träume handeln.

Antrobus und seine Mitarbeiter gelangten in Bezug auf das Ende des Schlafzyklus zu einer ähnlichen Schlussfolgerung (Kondo, Antrobus und Fein, 1989). Sie wiesen nach, dass Berichte über REM-ähnliche NREM-Träume umso wahrscheinlicher sind, je näher nach der letzten REM-Phase das Ende des Nachtschlafs rückt (das heißt, in der frühen Morgenphase des Tagesrhythmus). Dies wird als »late-morning effect« bezeichnet. Diese Beobachtung hat ähnliche Implikationen wie die Erkenntnisse über das Träumen in der Einschlafphase: Je *weiter* sich der Schläfer von der letzten REM-Phase *entfernt*, desto wahrscheinlicher wird er einen NREM-Traum haben. Physiologisch formuliert, weisen diese Übergangsphasen zwischen Wachzustand und Schlaf (Schlafbeginn und später Morgen) dem klassischen »reziproken Interaktionsmodell« zufolge den *größtmöglichen Unterschied zum REM-Zustand* auf: Sie sind durch eine sehr hohe Norepinephrin- und Serotoninausschüttung und sehr geringe Anteile von Azetylcholin charakterisiert. Somit ist das Träumen eindeutig *nicht* kausal abhängig von den typischen physiologischen Charakteristika des REM-Zustandes. Die meisten NREM-Träume jedoch haben ein anderes zentrales Charakteristikum mit dem REM-Zustand gemeinsam, das wahrscheinlich einen wichtigen Aspekt über ihre tatsächliche kausale Physiologie zu klären hilft. Wir werden darauf sogleich noch einmal zurückkommen.

Zuvor lohnt es sich, kurz auf die Frage einzugehen, weshalb die Ergebnisse, die der Doktrin »REM = Träumen« widersprechen, so lange ignoriert wurden. Die Antwort hängt vielleicht mit dem Unterschied zwischen »Gehirn«beobachtungen (die den Zustand eines körperlichen Gewebeteils betreffen) und Beobachtungen der »Psyche« zusammen (die sich auf die Inhalte subjektiver Berichte konzentrieren). Die Reaktion der Wissenschaft auf die Funde der Traumforschung (und vielleicht auch anderer neurowissenschaftlicher Gebiete) wurde häufig deshalb verzerrt, weil wir Beweismaterial, das auf präzise messbaren physiologischen und anatomischen Variablen beruht, eher zu akzeptieren bereit sind als Daten, die auf dem komplizierten Feld klinischer und subjektiver Berichte gesammelt wurden. So verständlich diese Voreingenommenheit auch sein mag, zeigt das Beispiel der Traumforschung doch eines: Moderne Neurowissenschaftler müssen die Daten, die aus *beiden* Beobachtungsperspektiven gewonnen wurden, ernst nehmen.

Träume und Erregung

Das Merkmal, das die meisten NREM- und REM-Träume miteinander teilen, ist die *Erregung*. Dieser Begriff wird hier nicht im engen sexuellen Sinn verwandt, sondern bezieht sich auf das Niveau der Hirnaktivität. Kurz nach dem Einschlafen, im Übergang vom Wachzustand in den Schlaf, ist Ihr Gehirn weiterhin relativ erregt.[6] Wie bereits erwähnt, ist der REM-Zustand vermutlich in erster Linie durch längere Phasen einer (cholinergen) Hirnaktivität charakterisiert, die den im Übrigen ruhigen Schlafzustand unterbrechen.[7] Auch der Schlaf in der Morgendämmerung ist durch relative Erregung charakterisiert (ja, sogar definiert) – allerdings ist diese Erregung hormonell und nicht cholinerg bedingt. Somit weisen nicht alle drei Schlafphasen, in denen Träume am wahrscheinlichsten sind, die typische Physiologie des REM-Zustands auf (diese ist nur für eine von ihnen charakteristisch). Wir beobachten vielmehr *verschiedene Arten* der Erregung. Dies legt die Vermutung nahe, dass nicht eine bestimmte *Art*, sondern ein gewisses *Maß* an Erregung eine notwendige Voraussetzung für das Träumen darstellt.

Der Aktivierung-Synthese-Theorie zufolge ist die mit Träumen einhergehende Erregung nicht nur in jeder Phase identisch (nämlich eine *cholinerge* Erregung); man nahm darüber hinaus auch an, dass sie vom selben Bereich (nämlich dem *Hirnstamm*) ausgehe. Wenn dies zuträfe, bliebe die Behauptung, dass Träume »geistlos« und »motivational neutral« seien, haltbar. In Wirklichkeit aber weist einiges darauf hin, dass Träume durch Mechanismen des *Vorderhirns* erzeugt werden *können.*

Träume und Epilepsie

Es gibt eine bestimmte Form der Epilepsie mit *partiellen* Anfällen, die sich vollständig auf die limbischen Regionen des Vorderhirns beschränken. Partielle Anfälle treten auf, wenn die anomale neuronale Aktivität, die einen Anfall verursacht, sich nicht über das übrige Gehirn verbreitet (normalerweise die Ursache der *generalisierten* Anfälle, die man als »tonisch-klonische Anfälle« oder *Grand-mal-Anfälle* bezeichnet). Partielle Anfälle spiegeln ihre Lokalisierung wider: Wenn die epileptiforme neuronale Feuerung im visuellen Kortex des rechten Hinterhauptslappens auftritt, nimmt der Patient Lichtblitze (oder »Phosphene«) im linken Gesichtsfeld wahr; wenn sich die anomale Aktivität im linken motorischen Kortex abspielt, manifestiert sich der Anfall in Form von Zuckungen im rechten Arm oder Bein. In ähnlicher Weise manifestiert sich der Anfall als *komplexe mentale Erfahrung* (zum Beispiel als eine mit intensiven Gefühlen verbundene Reminiszenz), wenn die epileptiforme Hirnaktivität auf die *limbischen* Teile des Vorderhirns begrenzt bleibt, die die emotionalen und Gedächtnisfunktionen stützen (zum Beispiel Amygdala und Hippokampus; siehe 4. und 5. Kapitel). Diese limbische Form eines partiellen Anfalls wird als *komplex*-partiell bezeichnet, um sie von den elementaren Empfindungen und Bewegungen zu unterscheiden, die für die zuvor beschriebenen, *einfach*-partiellen Anfälle charakteristisch sind.

Recht häufig treten Anfälle im Schlaf auf, und zwar typischerweise während der NREM-Phasen – die durch rhythmische, langsame Wellen elektrischer Aktivität charakterisiert sind. Diese sind besonders geeignet, um Anfälle in prädisponierten Gehirnen auszulösen. Solche Anfälle zeigen sich in unterschiedlicher Form (je nach Lokalisation und Umfang des epileptogenen Herdes), nicht selten aber kommt es zu komplex-partiellen Anfällen. Das bedeutet (per definitionem), dass die den Anfall verursachende anomale Hirnaktivität *vollständig auf die limbischen Regionen des Vorderhirns begrenzt ist.* Genauer: der Anfallsherd verbreitet sich nicht auf die Kernstrukturen des Hirnstamms, die den Schlafzyklus steuern (in diesem Fall nämlich wäre der Anfall weder komplex noch partiell). Daher ist die Beobachtung von erheblichem Interesse, dass diese NREM-Anfälle häufig mit Träumen einhergehen. Ja, sie sind sogar in aller Regel mit hochcharakteristischen Träumen, nämlich wiederkehrenden Albträumen, verbunden (ein Hinweis auf die Beteiligung von limbisch-emotionalen und Gedächtnismechanismen). Angesichts dessen, was wir über die zugrunde liegende Physiologie dieser »Träume« wissen (die in Wirklichkeit Anfälle sind – grundsätzlich *verursacht* durch die fokale Aktivierung spezifischer limbischer Vorderhirnstrukturen während des NREM-Schlafs), dürfen wir getrost den Schluss ziehen, dass der Erregungsmechanismus, der Träume auslöst, keineswegs *zwangsläufig* im Hirnstamm lokalisiert sein muss. Das Träumen kann offenbar durch Erregungszustände jeder Art und jeden Ursprungs ausgelöst werden – einschließlich der emotions- und erinnerungsgenerierenden Strukturen des limbischen Vorderhirns. Auch dies lässt die Behauptungen der REM/Hirnstamm-Traum-Theoretiker, dass die Aktivierung von Vorstellungen, Erinnerungen und Emotionen nicht, um noch einmal Hobson und McCarley (1977) zu zitieren, »die primäre Antriebskraft des Traumvorgangs« bilden könne, in hohem Maße fragwürdig erscheinen.

Was ist die »primäre Antriebskraft« des Traumvorgangs?

Wenn die These, dass der primäre kausale »Generator« des Träumens im pontinen Hirnstamm lokalisiert sei, heute nicht mehr aufrecht gehalten werden kann – wo müssen wir die Antriebskraft unserer Träume dann suchen? Wir haben an früherer Stelle klinisch-anatomische Untersuchungen erwähnt, die nachgewiesen haben, dass das Träumen durch Läsionen des Pons *nicht* zerstört wird (was *gegen* eine ausschließliche verursachende Rolle des Pons spricht). Wir haben aber auch gesagt, das Läsionen in zwei Regionen des Vorderhirns tatsächlich zum Verlust des Träumens führen. Enthalten vielleicht *diese* Regionen den seit langem gesuchten »Traumzustand-Generator«?

Die erste dieser Regionen ist die Übergangszone zwischen dem okzipitalen, temporalen und parietalen Kortex im hinteren Bereich des Vorderhirns, mitten im Zentrum der Funktionseinheit für die Aufnahme, Analyse und Speicherung von Information (siehe 1. Kapitel). Läsionen in diesem Bereich (auf der linken *oder* rechten Seite des Gehirns) haben zur Folge, dass der Patient überhaupt nicht mehr träumt (die präzise Lokalisierung dieser Läsionen ist allerdings nach wie vor ungeklärt; siehe Yu, 2002).

Die zweite Gehirnregion mit dieser Eigenschaft ist die limbische weiße Substanz des ventromesialen Quadranten der Stirnlappen. Auch *(beidseitige)* Verletzungen dieses Bereichs haben einen vollständigen Verlust des Träumens zur Folge. Verletzungen anderer Hirnbereiche führen zu anderen charakteristischen *Veränderungen* des Träumens (zum Beispiel zu einer erhöhten Traumhäufigkeit, häufigeren Albträumen oder einem eingeschränktem visuellen Traumerleben). Dies legt nahe, dass diese Regionen ebenfalls einen Bestandteil des komplexen »Funktionssystems« bilden, das Träume hervorbringt (siehe 2. Kapitel). Die betreffenden Teile des Gehirns umfassen das gesamte *limbische System* (einschließlich all der »limbischen« Komponenten der Stirn- und Schläfenlappen, nicht aber die Mehrzahl ihrer »höheren kognitiven« Komponenten) sowie den Großteil des *visuellen Systems* (mit Ausnahme des visuellen »Projektions«kortex). Es ist jedoch wahrscheinlich, dass eine dieser beiden Strukturen, die für die Erzeugung von Träumen *unverzichtbar* sind (das heißt, entweder die okzipito-temporo-parietale Verbindung oder die limbische weiße Substanz der Stirnlappen), die »primäre Antriebskraft« der Träume verkörpert.

Studien mit bildgebenden Verfahren

Wir haben an früherer Stelle gesagt, dass klinisch-anatomische Erkenntnisse heutzutage gewöhnlich mit Hilfe hoch technisierter Untersuchungsverfahren auf ihre Genauigkeit überprüft werden. Dies steht mit der Auffassung in Einklang, dass wissenschaftliche Schlussfolgerungen über derart komplizierte und experimentell schwer fassbare Phänomene wie das psychische Leben des Menschen nach Möglichkeit durch multiple und einander ergänzende Untersuchungsmethoden bestätigt werden sollten, bevor man sie akzeptiert.

Die bildgebenden Techniken, mit denen wir das »Gehirn in Aktion« untersuchen, ermöglichen es uns, das Gehirn eines gesunden, lebenden Probanden grafisch zu repräsentieren und zu beobachten, wo die neuronale Aktivität in bestimmten mentalen Zuständen am höchsten ist. In den vergangenen Jahren haben mehrere Forschungspioniere mit diesem Verfahren den Schlaf und das Träumen untersucht. Die entscheidenden Studien veröffentlichte Alan Braun von den National Institutes of Health in Washington, D. C. Gemeinsam mit seinen Kollegen untersuchte Braun mit der Positronen-Emissions-Tomografie (PET), wie das Gehirn im REM-Schlaf aussieht – das heißt in den Phasen, in denen die Wahrscheinlichkeit zu träumen am höchsten ist (Braun et al., 1997, 1998).[8]

Wenn man den Gehirnzustand während des REM-Schlafs untersucht, ist die Wahrscheinlichkeit hoch, dass zwei unterschiedliche Zustände – nämlich der REM-Zustand und das Träumen – gleichzeitig abgebildet werden. Die Chance, dass der Proband in der REM-Phase träumt, beträgt 80 %, sodass die durchschnittlichen Daten über mehrere REM-Phasen mit an Sicherheit grenzender Wahrscheinlichkeit auch den Traumzustand erfassen. (Bei der PET-Bildgebung ist es aus technischen Gründen immer erforderlich, das *durchschnittliche* Bild zu untersuchen.) Das Bild, das man erhält, ist daher eine Kombination des träumenden Gehirns und des Gehirns im REM-Zustand. Brauns Ergebnis, dass die pontinen Hirnstammmechanismen, die den REM-Zustand aktivieren, während des REM-Schlafs hochaktiv sind, überrascht uns daher nicht. Interessanter ist eine andere Beobachtung.

Die Aktivierung-Synthese-Theorie hätte vorhergesagt, dass die Hirnstammaktivierung des REM-Zustands global das gesamte Vorderhirn aktiviert – und dadurch die zufälligen sensorischen, motorischen, emotionalen, Erinnerungs- und Gedankenbilder erzeugt, aus denen die mutmaßlichen »Schäume« der Träume bestehen. Gerade dies aber stellte Braun nicht fest. Vielmehr beobachtete er, dass während des REM-Träumens lediglich hochspezifische Teile des Vorderhirns aktiviert waren, andere Teile sich hingegen völlig inaktiv verhielten. Dies verweist auf ein verblüffendes Muster der Dissoziation zwischen den Aktivierungsgraden unterschiedlicher Teile des Vorderhirns im Schlaf und legt nahe, dass die Träume durch hochspezifische Vorderhirnmechanismen verursacht werden. Darüber hinaus waren jene Teile des Vorderhirns, in denen Braun während des Träumens die höchste Aktivität beobachtete, exakt jene, die das Träumen zerstören oder verändern, wenn sie durch Läsionen geschädigt werden – und umgekehrt entsprachen die am wenigsten aktiven Teile exakt denjenigen, deren Verletzung für das Träumen folgenlos bleibt (Solms, 1997a). Braun beobachtete also genau dieselben Dissoziationsmuster, die auch in den Läsionsuntersuchungen aufgedeckt worden waren: Die Teile des Vorderhirns, die an der Traumkonstruktion beteiligt sind, umfassen das gesamte *limbische System* (einschließlich all der »limbischen« Komponenten der Stirn- und Schläfenlappen, aber mit Ausnahme ihrer »höheren kognitiven« Komponenten) sowie den größten Teil des visuellen Systems (mit Ausnahme des visuellen »Projektions«kortex). Dies bedeutet unter anderem, dass die Hirnmechanismen des Träumens mit jenen identisch sind, die die im 4. Kapitel erläuterten Basisemotionen unterstützen.

Das träumende Gehirn und das emotionale Gehirn

Werfen wir einen kurzen Blick zurück auf die basisemotionalen Steuerungssysteme. Da wäre zum einen das SUCH-System, das sich von der Übergangsregion zwischen Hirnstamm und Vorderhirn zu den limbischen Komponenten der Stirn- und Schläfenlappen erstreckt (Abbildung 6.3) – ein unspezifisches Motivationssystem, das nach »etwas« sucht, um Bedürfnisse zu befriedigen. Das SUCH-System ist mit dem Vergnügungs-Lust-Subsystem verbunden, zu dem nahe gelegene Kerne des basalen Vorderhirns zählen – insbesondere der Nucleus accumbens. Das WUT-System umfasst die Amygdala (im limbischen Schläfenlappen) und den Hypothalamus sowie Strukturen des oberen Hirnstamms. Das FURCHT-System nimmt einen ganz ähnlichen Verlauf. Das PANIK-System deckt die Region vom anterioren Gyrus cinguli (im limbischen Stirnlappen) zu denselben Strukturen des oberen Hirnstamms ab. All diese Emotionssysteme sind (zusammen mit dem Hippokampus, der das episodische Gedächtnis unterstützt, und Teilen des visuellen Systems) während des REM-Träumens hochaktiv. Welches von ihnen aber ist die »primäre Antriebskraft« des Träumens?

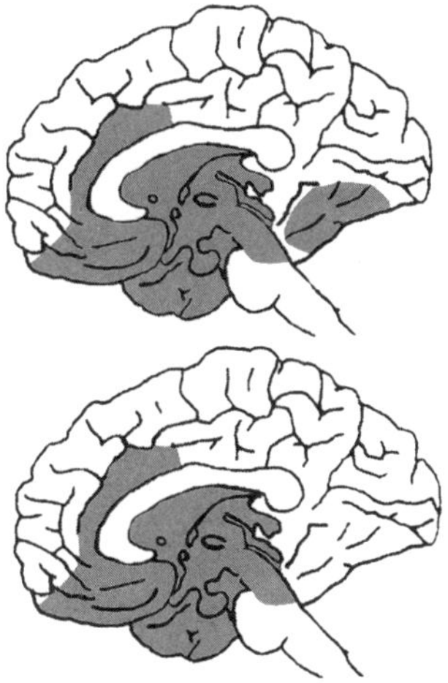

Abbildung 6.3: Oben: Das träumende Gehirn. *Unten:* Das emotionale Gehirn.

Noch einmal zur primären Antriebskraft des Träumens

Wir haben an früherer Stelle gesagt, dass ein gewisser *Erregungs*grad eine notwendige Voraussetzung für das Träumen sei. Wir haben zudem festgestellt, dass zwei *Vorderhirn*strukturen für die Erzeugung von Träumen erforderlich seien (nämlich die okzipito-temporo-parietale Verbindung und die limbische weiße Substanz des Vorderhirns). Eine dieser beiden Regionen, so haben wir behauptet, muss daher die »primäre Antriebskraft« des Träumens in sich bergen.

Die Erregung stellt zwar eine *notwendige* Voraussetzung, aber keine hinreichende Bedingung für das Träumen dar. Dies wird durch die Beobachtung bewiesen, dass Patienten mit Verletzungen in der okzipito-temporo-parietalen Verbindung oder in der limbischen weißen Substanz des Vorderhirns nicht träumen können, gleichgültig, wie erregt sie im Schlaf sein mögen (dies gilt sogar für den REM-Schlaf). Die notwendige und die hinreichende Bedingung für das Träumen sind (1) die Vorderhirnerregung und (2) die Integrität der okzipito-temporo-parietalen Verbindung und der limbischen weißen Substanz des Vorderhirns. Welche dieser beiden Strukturen liefert also die primäre Antriebskraft? Eine Antwort auf diese Frage findet sich vielleicht, wenn wir untersuchen, welche anderen Aufgaben diese beiden Strukturen erfüllen.

Die okzipito-temporo-parietale Verbindung spielt eine überaus wichtige Rolle bei der Erzeugung der visuell-räumlichen Vorstellung (siehe Kosslyn, 1994), sodass es nicht überrascht, dass sie auch am Träumen beteiligt ist – unsere Träume sind schließlich ein spezifischer Ausdruck der visuell-räumlichen Vorstellung. Die weiße Substanz des limbischen Vorderhirns hingegen erfüllt, soweit wir wissen, keine Funktion, die am Träumen erkennbar beteiligt wäre. Ein chirurgischer Eingriff jedoch, der in der Vergangenheit sehr häufig vorgenommen wurde, könnte Hinweise auf einen solchen Zusammenhang liefern.

Frontallobotomie und Träume

Zwischen den vierziger und sechziger Jahren des 20. Jahrhunderts wurde der radikale Eingriff der Frontallobotomie (die chirurgische Durchtrennung der Präfrontallappen) zur Behandlung schwerer geistiger Erkrankungen, insbesondere der Schizophrenie, an Tausenden Patienten durchgeführt.[9] Ursprünglich nahm man eine beinahe vollständige Abtrennung der Präfrontallappen vom Rest des Gehirns vor. Bestimmte psychotische Symptome – insbesondere die so genannten positiven Symptome der Schizophrenie, etwa Wahnvorstellungen und Halluzinationen – schienen sich dadurch zweifellos zu bessern, zugleich aber hatte der Eingriff mannigfaltige unerwünschte Nebenwirkungen. Am häufigsten berichtet wurden Trägheit und Apathie, intellektueller Verfall, Persönlichkeitsveränderungen und postoperative Epilepsie. Die Patienten, die sich diesen Operationen unterzogen, verloren nicht nur ihre psychotischen Symptome, sie büßten zugleich auch einen Großteil dessen ein, was es bedeutet, Mensch zu sein.

Dies veranlasste die beteiligten Chirurgen, das Verfahren zu modifizieren. Sie entwickelten eine begrenztere Methode, die eine weit kleinere Region des Gehirns schädigte und die gleiche therapeutische Wirkung erzielte, aber nicht zu den beschriebenen Nebenwirkungen führte. Man experimentierte mit verschiedenen Methoden, die je unterschiedliche Teile des Frontallappens anzielten. Schließlich konzentrierte man sich auf die dem ventromesialen Quadranten des Stirnlappens zugrunde liegende weiße Substanz (Walsh, 1985, S. 158–168, hat diese Entwicklung beschrieben). Dieses modifizierte Verfahren wurde als *ventromesiale Leukotomie* bezeichnet; mit Hilfe eines speziell entwickelten chirurgischen Instruments, des »Leukotoms«, wurden bilaterale Läsionen unter der ventromesialen Oberfläche der Stirnlappen erzeugt (Abbildung 6.4).

Die Zielregion dieser modifizierten Methode entspricht dem Bereich, der in den oben erwähnten Läsionsstudien als wesentliche Voraussetzung für die Erhaltung des Träumens entdeckt wurde – im Grunde wieder entdeckt wurde, denn so unglaublich es scheinen mag: jene Chirurgen, die die Frontalleukotomien vornahmen, beobachteten schon in den 1950er-Jahren, dass die überwältigende Mehrheit ihrer Patienten im Anschluss an die Operation nicht mehr träumte (einen Literaturüberblick gibt Solms, 1997a, S. 45–53). Den Psychiatern war dies seit langem bekannt, doch dieses Wissen fand keinen Eingang in die neurowissenschaftliche Literatur, weil der chirurgische Eingriff nach und nach durch medikamentöse Behandlung ersetzt wurde. Ein Psychiater gelangte sogar zu dem Schluss, dass es ein schlechtes prognostisches Zeichen sei, wenn Patienten nach der Operation weiterhin träumten – die erhalten gebliebene Traumfähigkeit bewies seiner Meinung nach, dass die Psychose nicht erfolgreich behandelt worden war (Schindler, 1953). Somit dürfen wir vermuten, dass die »primäre Antriebskraft« der Träume möglicherweise identisch ist mit jenen Vorgängen, die die positiven psychotischen Symptome hervorrufen. Viele Psychiater haben, wie bereits erwähnt, die Auffassung vertreten, dass an den Träumen und den Psychosen irgendein gemeinsamer Mechanismus beteiligt sein muss.

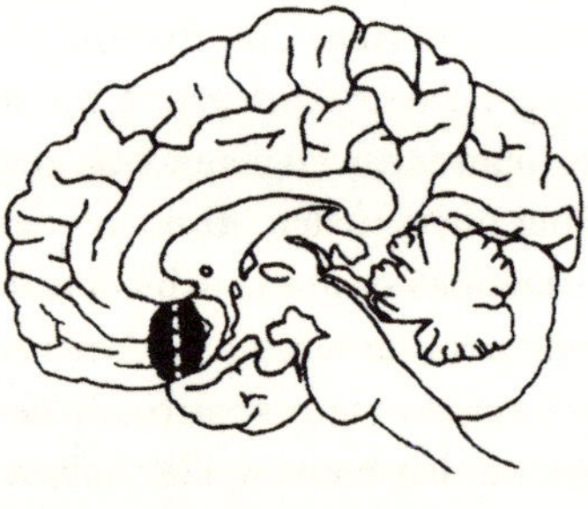

Abbildung 6.4: Modifizierte Frontalleukotomie

Medikamente, Drogen und Träume

Die psychochirurgische Behandlung der Schizophrenie fiel aus einer Reihe von Gründen – unter anderem ethische Bedenken – in Ungnade. Als wichtigste Ursache betrachtet man allgemein die Entwicklung der **pharmakologischen Wirkstoffe,** mit deren Hilfe sich positive psychotische Symptome mindestens ebenso erfolgreich und mit weniger Nebenwirkungen unter Kontrolle bringen ließen. Diese antipsychotischen Medikamente werden als »Neuroleptika« bezeichnet und von den Psychiatern noch heute zur Behandlung der Schizophrenie eingesetzt. All diese Wirkstoffe haben ein entscheidendes gemeinsames Merkmal – sie blockieren die *Dopamin*-Transmission und insbesondere die mesokortikal-mesolimbische Dopamin-Transmission (siehe 1. Kapitel; detaillierte Darstellungen bei Lickey und Gordon, 1997, oder Snyder, 1999). Die mesokortikal-mesolimbischen Leitungsbahnen verlaufen durch genau denselben Bereich weißer Substanz, den auch die ventromesiale Leukotomie anzielte (siehe Abbildung 4.3). Aus diesem Grund haben manche Neurobiologen die antipsychotischen Medikamente respektlos als »chemische Leukotomie« bezeichnet (Panksepp, 1985, S. 273).

Im 4. Kapitel haben wir darauf hingewiesen, dass eines der basisemotionalen Steuerungssysteme, nämlich das dopaminerge SUCH-System, in exakt dieselben Leitungsbahnen eingebettet ist. Neuroleptika blockieren also die Aktivität dieses Systems auf dieselbe Weise wie die außer Gebrauch gekommene chirurgische Methode der ventromesialen Leukotomie.[10] Diese Blockierung behandelt die positiven Symptome der Schizophrene, weil eine Überaktivierung des SUCH-Systems – aus bislang ungeklärten Gründen – jene Symptome hervorzurufen scheint. Diesen Zusammenhang illustriert unter anderem die Tatsache, dass psychotische Symptome durch eine medikamentöse *Stimulierung* dieses Systems bei psychiatrisch normalen Probanden künstlich produziert werden können. Das *Kokain* und die *Amphetamine* bilden die beiden anderen Klassen pharmakologischer Wirkstoffe, die auf dieses Dopaminsystem einwirken. In geringen Mengen bewirken diese Drogen einen beträchtlichen Energieschub und eine Steigerung des Interesses an Objekten in der Außenwelt. Dies entspricht der verstärkten Aktivierung des SUCH-Systems. Höhere Dosen lösen unter Umständen eine »Stimulanspsychose« (Snyder, 1999, S. 138–140) aus. Doch schon lange, bevor die Dosierung eine Psychose erzeugt, entwickeln die Konsumenten das Gefühl, dass bestimmte äußere Vorgänge für sie »eine spezifische Bedeutung« haben; sie werden misstrauisch gegenüber anderen Menschen und im extremeren Zustand beinahe unweigerlich paranoid. Auch akustische Halluzinationen sind keine Seltenheit. Solche Stimulanspsychosen können durch die Verabreichung jener Neuroleptika, die man gewöhnlich bei schizophrenen Erkrankungen einsetzt, rasch und erfolgreich behandelt werden.

Psychotische Symptome können auch durch Dopamin-Agonisten (Stimulanzien) ausgelöst werden, die man zur Behandlung des Parkinsonismus verabreicht (das Medikament *L-dopa* zum Beispiel ist dafür berüchtigt). Auf dieser Grundlage führte Ernest Hartmann eine Untersuchung durch, die man als eine direkte Überprüfung der Hypothese betrachten könnte, dass das mesokortikal-mesolimbische Dopamin-(SUCH-)System die »primäre Antriebskraft« der Träume darstellt (Hartmann et al., 1980). Er verabreichte neurologisch und psychiatrisch normalen Probanden kurz nach der ersten REM-Phase entweder L-Dopa oder ein Placebo – mit sofortigen und dramatischen Folgen. Die Probanden, die das L-Dopa erhalten hatten, produzierten sehr viel mehr Träume, die zudem lebhafter, emotional intensiver und bizarrer waren als gewöhnlich. Die Häufigkeit, Dichte und Dauer ihrer REM-Phasen hingegen blieb vollständig unverändert. Auch dies bestätigt die oben beschriebene Dissoziation zwischen Träumen und REM-Schlaf und lässt vermuten, dass das dopaminerge SUCH-System durchaus die »primäre Antriebskraft« sein könnte, nach der wir suchen.[11]

Zusammenfassend können wir festhalten, dass Patienten mit Läsionen des SUCH-Systems das Interesse an Objekten in der Außenwelt verlieren, dass sie nicht mehr träumen und dass die positiven psychotischen Symptome (Halluzinationen und Wahnvorstellungen) nachlassen. Wird das System hingegen stimuliert, steigt die Energie, das Träumen wird häufiger und intensiver, und auch psychotische Entwicklungen sind möglich. Zwischen Träumen und Psychose einerseits und der Aktivität des SUCH-Systems andererseits gibt es also eindeutige Verbindungen.[12] Hobson hatte sein Argument gegen die Freud'sche Traumtheorie folgendermaßen formuliert: »[...] diese Fakten schließen jede mögliche Beteiligung von Vorstellungen (oder ihren neuralen Substraten) an der primären Antriebskraft des Traumvorgangs vollständig aus«; des Weiteren behauptete er, dass die reale Antriebskraft des Träumens »motivational neutral« sei (Hobson und McCarley, 1977, S. 1338). Im Lichte der heutigen neurowissenschaftlichen Funde wirkt die Auffassung, dass Träume nicht durch »Vorstellungen« hervorgerufen, sondern durch einen »motivational neutralen« Prozess ausgelöst würden, völlig unangemessen. Traumprozess und motivierte Vorstellungen (die möglicherweise den von Freud beschriebenen »Wünschen« ähneln) scheinen sogar unauflösbar miteinander verbunden zu sein.

Visuelle Bereiche, die am Träumen beteiligt sind

Wir haben gesagt, dass es einen zweiten Vorderhirnbereich gebe, dem eine entscheidende Bedeutung für das Träumen zukommt; dass diese Region die primäre *Antriebskraft* unserer Träume darstellt, ist allerdings weniger wahrscheinlich. Die Rolle, welche die okzipitotemporo-parietale Verbindung im Traumprozess spielt, ist bislang nicht restlos geklärt. Möglicherweise führen Läsionen dieses Bereichs aufgrund der Funktion, die er für die mentale Bilderwelt erfüllt, zum Verlust des Träumens. Wenn der Patient die Fähigkeit einbüßt, ein mentales Bild zu erzeugen, scheint die Unfähigkeit zu träumen eine logische Konsequenz zu sein. Die Auswirkungen von Läsionen in diesem Bereich wären dann theoretisch weniger interessant als die wichtige Frage, welche Rolle der Motivation für das Träumen zukommt.

Eine bedeutsamere Beobachtung betrifft den *isolierten Verlust* von visuellen Traumbildern (oder von *Aspekten* der visuellen Bilderwelt des Traumes, wie Farbe oder Bewegung) nach einer Schädigung in den visuellen Regionen des Hirns. Er gibt Hinweise auf die »Flussrichtung« der Information in Träumen. Man kann die visuellen Regionen des Gehirns in drei hierarchisch organisierte Zonen unterteilen (siehe Abbildung 6.5):

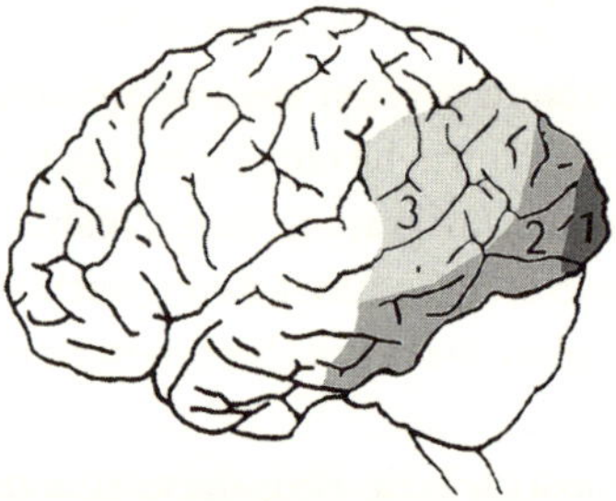

Abbildung 6.5: Die drei visuellen Zonen

1. Die erste Zone ist ein Bereich im rückwärtigen Teil der Hinterhauptslappen, der mehr oder weniger direkt mit der Netzhaut verbunden ist und als primärer visueller Kortex bezeichnet wird. Diese Region bildet das »Input«-Ende des Systems.

2. Direkt daneben liegt der »mittlere« Teil des Systems, der eine Reihe vielfältiger, spezialisierter Funktionen bei der Verarbeitung visueller Information erfüllt. Farb- und Bewegungsverarbeitung, Objekterkennung usw. finden in diesem Bereich statt.

3. Die vordere Zone schließlich bildet die höchste Ebene des visuellen Systems. Sie unterstützt die abstraktesten Aspekte der visuellen Verarbeitung, die auch von verschiedenen anderen Sinnesmodalitäten unterstützt werden. Diese Zone ist an arithmetischen Operationen ebenso beteiligt wie am Schreiben, an Konstruktionsvorgängen und an der räumlichen Aufmerksamkeit. Sie bildet das »Output«-Ende des normalen Wahrnehmungssystems.

Schädigungen in Zone 1 – der primären visuellen Region – führen zu kortikaler Blindheit. Die Patienten nehmen keinerlei visuelle Eindrücke mehr wahr, weil das »Input«-Ende des Systems zerstört ist. Läsionen in Zone 2 verursachen komplexere Störungen der visuellen Verarbeitung. Diese Patienten sind nicht mehr in der Lage, Farbe oder Bewegung wahrzunehmen oder spezifische Objekte oder Gesichter wieder zu erkennen. Läsionen in Zone 3 – der okzipito-temporo-parietalen Verbindung – beeinträchtigen nicht die visuelle Wahrnehmung an sich, sondern rufen abstraktere Störungen hervor, die über die konkrete Wahrnehmung hinausgehen: Akalkulie (die Unfähigkeit zu rechnen), Agraphie (die Unfähigkeit zu schreiben), konstruktive Apraxie (die Unfähigkeit zu zeichnen oder zu modellieren) und Hemineglect-Syndrom (Nichtbeachtung der Gegenstände in einer Raumhälfte).

Beim Träumen jedoch kehrt sich diese Hierarchie offenbar um. Den Leser mag es überraschen zu hören, dass Läsionen des primären visuellen Kortex (Zone 1) auf das Träumen keinerlei Auswirkungen haben. Obwohl diese Patienten im Wachleben nicht sehen können, sehen sie in ihren Träumen sehr gut. Offenbar bildet dieser Aspekt im Traumschlaf nicht mehr das »Input«-Ende. Läsionen der mittleren Zone des Systems (Zone 2) verursachen dieselben Defizite im Traum wie in der Wahrnehmung im Wachzustand: Die Patienten träumen weiterhin in verschiedenen Sinnesmodalitäten, insbesondere in der somatosensorischen und auditorischen, aber ihre visuelle Traumwelt ist in mehrfacher, spezifischer Hinsicht defekt. Zum Beispiel sehen sie im Traum keine Farben mehr oder nur noch statische Bilder (Verlust der visuellen Bewegung); möglich ist auch, dass sie die in ihren Träumen auftauchenden Gesichter nicht wieder erkennen. Hingegen bewirken Läsionen des höheren Bereichs der okzipito-temporoparietalen Verbindung (Zone 3) einen vollständigen Verlust des Träumens. Im normalen Wachleben wird durch Schädigungen dieses Bereichs nicht die Wahrnehmung an sich, sondern lediglich die höhere visuelle Kognition beeinträchtigt. Das heißt, dieser Teil des Systems, der im normalen Wachleben das »Output«-Ende bildet, scheint im Traumschlaf als »Input«-Ende zu dienen.

In der kognitionswissenschaftlich-neuropsychologischen Literatur hat man die Ansicht vertreten, dass diese »umgekehrte« Beziehung die Organisation des Bildersystems in der Kognition im Wachzustand erklären könnte.[13] Sie scheint ebenso gut auf den Fall des Träumens zuzutreffen. Freud bezeichnete diesen Organisationsmodus als »Regression« und schrieb, dass das »*Gefüge der Traumgedanken* […] *in sein Rohmaterial*« aufgelöst werde (Freud, 1900a, S. 549).

Eine Zusammenfassung der Neurobiologie der Träume

Im Folgenden fassen wir die Traummechanismen unter Berücksichtigung der oben geschilderten Forschungsergebnisse zusammen. Auf Spekulationen können wir dabei nicht vollständig verzichten, denn es bleiben einige Lücken. Da die Forschung auf diesem spannenden Gebiet aber rasante Fortschritte macht, wird auch dieses Problem in der nahen Zukunft zu lösen sein.

Kommen wir zu unserer Zusammenfassung: Erstens ist festzuhalten, dass ein bestimmter Aktivierungsgrad der Grundmechanismen des Kernbewusstseins die unabdingbare Voraussetzung für das Träumen darstellt. Ohne Erregung dieser Bewusstseinsquelle kann man nicht träumen. Wodurch die Erregung ausgelöst wird, spielt dabei offenbar keine Rolle. Im Zustand des Einschlafens sind es häufig Reste von Tagesgedanken, an die ein Traum anknüpft. Der zuverlässigste Traumauslöser ist der REM-Zustand, der während der gesamten Schlafdauer in regelmäßigen Intervallen als anhaltende Aktivierungsquelle dient. Wenn Sie aufzuwachen beginnen, aktivieren hormonelle Mechanismen nach und nach das Vorderhirn. All diese Auslöser aktivieren (oder »primen«) das Bewusstsein, das eine notwendige Voraussetzung für das Träumen darstellt, aber nicht mit ihm identisch ist.

Die Aktivierung des motivational besetzten SUCH-Systems, das unser Interesse an der Objektwelt weckt und aufrechterhält, scheint den eigentlichen Traumvorgang einzuleiten. Vermutlich ist es richtig zu sagen, *dass ein Erregungsstimulus nur dann das Träumen im engen Sinn auslöst, wenn er das Interesse des SUCH-Systems auf sich zieht.* Sobald dies geschieht, empfinden wir subjektiv ein Gefühl, das sich vielleicht in die Frage fassen lässt: »Was könnte dies sein? Ich möchte mehr darüber wissen.«

Aktiviert wird das SUCH-System häufig, aber nicht ausschließlich, durch den REM-Zustand. Ein Gedankenprozess, der in irgendeiner Phase des Schlafs auftritt, kann das SUCH-System wahrscheinlich ebenfalls stimulieren. Dieser Gedankenprozess könnte mit einer episodischen Erinnerung an den Vortag zusammenhängen oder auch nur mit einem Gefühl. Wenn die Erinnerung oder das Gefühl das Interesse des SUCH-Systems aktiviert, kann der Traumvorgang beginnen. Dies ist der Grund, weshalb man in nahezu jeder Schlafphase träumen *kann* – sogar im Tiefschlaf (»Stufe 4«) –, auch wenn die *meisten* Träume zu Beginn des Schlafes, im REM-Schlaf oder kurz vor dem Erwachen auftreten. Erinnern wir uns in diesem Kontext daran, dass diese NREM-Träume von den REM-Träumen nicht zu unterscheiden sind.

Der Schlaf verwehrt es Ihnen, umherzugehen, um zu explorieren und nach dem Objekt Ihres motivationalen Interesses zu suchen. Ein solches Verhalten ist mit dem Schlaf unvereinbar, und wahrscheinlich ist dies der Grund, weshalb wir träumen. Die Hypothese, dass *der Traum anstelle einer motivierten Aktion auftritt*, scheint daher durchaus gerechtfertigt. Das heißt, statt etwas in der realen Welt zu tun, haben Sie einen Traum. Die Stirnlappen (das »Aktions«ende des Gehirns; siehe 1. Kapitel) sind in der kognitiven Aktivität des Wachlebens normalerweise ein zentraler »Handlungsschauplatz«. Im Traumschlaf aber schläft dieses System (das heißt, es ist gehemmt oder unteraktiviert). Der »Handlungsschauplatz« der kognitiven Aktivität verlagert sich deshalb auf das posteriore Vorderhirn; gleichzeitig werden die Scheitel-, Schläfen- und Hinterhauptslappen aktiviert. Dies wird als imaginative Wahrnehmung und Kognition erlebt – die sich vom Wachgedanken allerdings insofern unterscheidet, als keinerlei Frontalhemmung auf sie einwirkt. Ohne das programmierende, steuernde und kontrollierende Einwirken der Frontallappen auf unsere Kognition, unsere Affekte und Wahrnehmungen wird das subjektive Erleben bizarr, wahnhaft und halluzinatorisch.

In unseren Träumen richtet sich der Fokus unserer motivierten Kognition daher nicht länger auf unsere zielgerichteten Aktionssysteme; vielmehr verlagert er sich auf die Wahrnehmungssysteme und insbesondere auf die visuell-räumliche Komponente. Die funktionelle Anatomie des Träumens und der schizophrenen Psychose ist deshalb nahezu identisch; dies lässt sich mit Hilfe bildgebender Verfahren nachweisen. Ein gravierender Unterschied besteht allerdings darin, dass bei schizophrenen Erkrankungen vorwiegend die audio-verbale Komponente der Wahrnehmungssysteme, nicht die visuell-räumliche, aktiviert ist. Die Grundlage dieses Unterschiedes ist bislang nicht bekannt.

Träume als Hüter des Schlafes

Freud behauptete nicht nur, dass unsere Träume Wunscherfüllungen seien, sondern formulierte auch das berühmte Diktum: »[...] sie dienen der Absicht, den Schlaf fortzusetzen, anstatt zu erwachen. *Der Traum ist der Wächter des Schlafes, nicht sein Störer*« (1900a, S. 239). Das bedeutet, dass der Schläfer durch den Traum vor dem störenden Einfluss der motivationalen Strebungen geschützt wird, die im Schlaf auftauchen. Im Lichte der oben beschriebenen Erkenntnisse und Beobachtungen wirkt diese Hypothese schlüssig. Aber auch schlüssige Hypothesen erweisen sich häufig als falsch und besitzen deshalb lediglich einen begrenzten wissenschaftlichen Wert, solange sie nicht überprüft wurden. Einer der Einwände, die häufig gegen die Psychoanalyse erhoben werden, besagt, dass ihre zentralen Hypothesen nicht überprüft werden *könnten.* Eben hier werden die Vorteile der interdisziplinären Zusammenarbeit erkennbar: Seit wir wissen, dass bestimmte unglückliche Menschen durch spezifische Hirnverletzungen ihre Fähigkeit zum Träumen verlieren, lässt sich die Hypothese vom Traum als Hüter des Schlafs leicht überprüfen. Nicht-träumende neurologische Patienten müssten, falls Freuds These zutrifft, wesentlich unruhiger schlafen als beispielsweise neurologische Patienten, deren Traumfähigkeit trotz vergleichbar gravierender Hirnläsionen erhalten geblieben ist.

Dieser entscheidende Test wird bald durchgeführt werden. Bislang konnte man nur vorläufige Daten sammeln, indem man die Patienten, die nicht mehr träumen, fragte, ob die Qualität ihres Schlafes unverändert geblieben sei oder ob sie sich seit Beginn ihrer neurologischen Schwierigkeiten verbessert oder verschlechtert habe. Diese Daten (die von insgesamt 361 Patienten stammen) stützen Freuds These vom Traum als Wächter des Schlafes auf statistisch signifikanter Ebene (Solms, 1995, S. 63). Bevor die Frage zuverlässig beantwortet werden kann, sind jedoch Untersuchungen im Schlaflabor notwendig.

Der Traumzensor

Ein Missverständnis von Freuds Theorie über die Zensur im Traum liegt der irrtümlichen Annahme (Braun, 1999; Hobson, 1999) zugrunde, dass sie für das Träumen eine höhere Aktivität der (inhibitorischen) Stirnlappen vorhersage als für den Wachzustand (das Gegenteil trifft zu). Freuds Traumtheorie konstatiert jedoch lediglich, dass die »Zensor«funktion des exekutiven Ichs im Schlaf *nicht vollständig inaktiv* sei; das heißt, sie besagt nicht, dass sie im Schlaf *aktiver* sei als im Wachleben. Freuds Theorie zufolge ist der *geschwächte* Zustand der inhibitorischen Systeme die Ursache dafür, dass sich unsere Triebstrebungen im Schlaf so ungebärdig verhalten und wir in unseren Träumen Dinge denken und tun, die bei Tage unvorstellbar wären. Die Theorie sagt also genau das voraus, was die bildgebenden Verfahren zeigen – dass nämlich die inhibitorischen Systeme des Gehirns im Traumschlaf *relativ*, aber nicht *vollständig* inaktiv sind (siehe Yu, 2000). Damit ist Freuds Zensortheorie aber noch keineswegs bewiesen.

Freud wollte mit seiner Theorie die Unterschiede zwischen zwei Bestandteilen des Traumprozesses erklären. Einerseits ist der manifeste (oder »explizite«) Trauminhalt häufig unlogisch und bizarr. Andererseits deuten die Assoziationen des Patienten zu den einzelnen Traumelementen darauf hin, dass der zugrunde liegende latente (oder »implizite«) Inhalt des Traumes mit einem keineswegs unlogischen oder bizarren motivationalen Impuls zusammenhängt. In dieser Hinsicht sind die Funde der Neurowissenschaft mit Freuds Modell vereinbar. Freud fragte zudem, weshalb sich die beiden Ebenen des Trauminhalts so drastisch voneinander unterscheiden. Die Antwort fand er, wie wir wissen, in der Traumzensur. Er könnte er sich geirrt haben. Möglicherweise ist der unlogische und bizarre Charakter der Träume auf den inhärent »regressiven« Charakter des Traumprozesses zurückzuführen. Die bloße Tatsache, dass das System gezwungen ist, so zu funktionieren, wie es dies tut – nämlich ohne Programmierung, Steuerung und Kontrolle des Outputs des posterioren Vorderhirns durch die Stirnlappen –, könnte den Unterschied zwischen latentem und manifestem Inhalt erklären. Ein »Zensor« würde sich damit erübrigen. Die symbolischen Transformationen, auf die Freud die Aufmerksamkeit lenkte, könnten daher lediglich durch die ungebremste Aktivität der Scheitellappenmechanismen erzeugt werden, die in umgekehrter Richtung operieren und das »*Gefüge der Traumgedanken* [...] *in sein Rohmaterial*« auflösen (Freud, 1900a, S. 549).

Die meisten Beobachter würden sich jedoch der Auffassung anschließen, dass die neurowissenschaftlichen Erkenntnisse diese wichtigen Fragen bislang nicht geklärt haben. Die verfügbaren Daten können uns nicht sagen, ob die Entstellungen, die zwischen latenten und manifesten Traumgedanken erkennbar werden, tendenziell motiviert sind oder nicht. Wir müssen uns vorerst auf rein psychologische Techniken verlassen, um die Stichhaltigkeit dieses Aspekts der Freud'schen Traumtheorie zu überprüfen. Obwohl unterschiedliche, einander ergänzende Forschungsansätze für die Wissenschaft ungemein wichtig sind, können neurowissenschaftliche Methoden auf bestimmte psychologische Fragen keine Antwort geben.

Kurz, die moderne Neurowissenschaft weiß mittlerweile vieles über die biologische Grundlage der Träume, insbesondere über die Hirnregionen, die für den Traumzustand von zentraler Bedeutung zu sein scheinen, und die mit ihnen assoziierten psychischen Vorgänge. Dieses Wissen ist im Großen und Ganzen mit Freuds psychoanalytischer Theorie der Träume vereinbar – wenngleich es unangemessen wäre zu behaupten, dass seine Theorie direkt *bewiesen* sei. Die neuronalen Mechanismen des Traumvorgangs scheinen sich in verschiedenerlei wichtiger Hinsicht mit den neuronalen Mechanismen bestimmter zentraler Merkmale der Psychosen zu überschneiden, besonders mit den positiven Symptomen, etwa den Halluzinationen. Dies bestätigt einen alten Verdacht Freuds (und vieler anderer Forscher): das Verständnis der Träume könnte sich als Schlüssel zum Verständnis geistiger Erkrankungen erweisen. Träume sind wahrlich die »Geisteskrankheit des normalen Menschen«.

7. Kapitel

Die Beeinflussung der mentalen Entwicklung durch Gene und Umwelt

Mit der Frage, wie und zu welchem Grad das menschliche Gehirn durch unsere genetische Ausstattung oder durch Umweltfaktoren beeinflusst wird, hängt potenziell alles zusammen, was die Neurowissenschaft über die Entwicklungsverläufe in sämtlichen psychischen Bereichen weiß. In den vorangegangenen Kapiteln haben wir uns lediglich mit *individuellen* mentalen Funktionen beschäftigt und uns dabei in erster Linie auf ihre Organisation im reifen Gehirn des erwachsenen Menschen konzentriert. Mit dem vorliegenden Kapitel erweitern wir den Fokus ganz beträchtlich. Daher möchten wir gleich zu Beginn betonen, dass die Ziele, die wir dabei verfolgen, bescheiden sind: Wir werden die Gene und ihre Funktionsweise in ihren Grundzügen darstellen und ihre Implikationen für das übergeordnete Thema dieses Buchs erläutern. Zu diesem Zweck halten wir es für das Beste, zunächst die Hauptprinzipien zusammenzufassen und sie im Anschluss daran an *einem einzelnen Aspekt des mentalen Lebens* zu illustrieren – womit wir die Struktur der vorangegangenen vier Kapitel wieder aufgreifen. Als Beispiel haben wir den *Geschlechtsunterschied* gewählt, der uns zugleich Gelegenheit gibt, unter einem neurowissenschaftlichen Blickwinkel (zumindest teilweise) ein weiteres Thema zu untersuchen, das zu den traditionellen Gegenständen der Psychoanalyse zählt.

Phobische Angst vor den Genen

In vielen Menschen löst der Gedanke an die Gene eine Art Phobie aus: eine Aversion oder ein Misstrauen gegenüber genetischen »Erklärungen« des Verhaltens. Diese Aversion scheint auf der irrigen Vorstellung zu beruhen, dass genetische Einflussfaktoren, die auf das Verhalten einwirken, unveränderlich und ein für allemal festgelegt seien. Dies wäre in der Tat beängstigend – denn wenn genetische Einflüsse durch Erfahrung nicht verändert werden könnten, müssten wir uns damit abfinden, dass wir ihnen restlos ausgeliefert sind. In Wahrheit sehen die Dinge ganz anders aus. Genetische und Umwelteinflüsse wirken *absolut untrennbar* zusammen, und aus diesem Grund sind genetische Einflüsse alles andere als unveränderbar. Gene wären in der Tat ein furchtbares Handicap, wenn sie nicht der Beeinflussung durch die Umwelt unterlägen (denken wir nur, um ein Beispiel zu nennen, an die Steuerungssysteme der Basisemotionen, die wir im 4. Kapitel kennen gelernt haben). Zwischen Anlage und Erziehung entfaltet sich von den ersten Augenblicken der Entwicklung an eine dynamische Wechselwirkung.

Zwei Funktionen der Gene

Gene sind Sequenzen der **Desoxyribonucleinsäure** (DNA), die in der berühmten *Doppelhelix*-Struktur miteinander verbunden sind und **Chromosomen** bilden. Der Mensch besitzt 23 Chromosomenpaare. Die Gensequenzen dieser Chromosomen erfüllen zwei Funktionen, die als *Schablonen*- und als *Transkriptions*funktion bezeichnet werden. Mit dem Verständnis des Unterschiedes zwischen diesen beiden Funktion werden automatisch so manche Alltagsmythen über die Gene hinfällig.

Viele Menschen wissen, dass sich Gene selbstständig replizieren. Bekannt ist auch, dass sich bei der Empfängnis die Gene des Mannes und die der Frau miteinander mischen und die weitere Entwicklung dieser Mixtur das kleine genetische Wunder entstehen lässt, das wir als

Baby bezeichnen. Diese Fähigkeit, sich zu *replizieren*, ist die *Schablonen*funktion der Gene. Bedauerlicherweise glauben die meisten Menschen, dass es damit sein Bewenden habe, doch nichts könnte von der Wahrheit weiter entfernt sein. All unsere Gene sind in jeder einzelnen Zelle unseres Körpers vorhanden, aber ihre Schablonenfunktion beschränkt sich – in gewisser Hinsicht – auf die Gene in den Zellen des Spermas und des Eis. Damit kommen wir zu der wichtigen Frage, was all die Gene im übrigen Körper tun, einschließlich jener in den Milliarden und Abermilliarden Zellen, aus denen sich das Nervensystem aufbaut. All dies gehört zum Thema der *Transkriptions*funktion der Gene.

Die Transkriptionsfunktion der Gene

Die Transkriptionsfunktion der Gene hängt eng mit der so genannten Gen»expression« zusammen. Die genetischen Codes (Säuresequenzen), aus denen die DNA-Stränge bestehen, besitzen die Fähigkeit, verschiedene Proteine zu produzieren. Im einfachsten Fall bewirkt ein auf diese Weise hergestelltes Eiweiß, dass Sie blaue oder braune Augen und schwarzes oder rotes Haar haben.

Nun fragen Sie vielleicht, weshalb es ein Gen für Schizophrenie, für Hyperaktivität, für Kriminalität oder für Alkoholismus usw. geben kann, wie es in den Massenmedien so häufig zu hören ist, wenn sich die Aktivität der Gene auf die Proteinproduktion beschränkt. Wie könnte ein Protein Sie zu einem Kriminellen machen? Man wird doch ein derart komplexes psychisches Bild unmöglich auf die Aktivität eines einzigen Proteins reduzieren können? Dies wäre in der Tat eine unzulässige Vereinfachung. Gene erzeugen und modifizieren verschiedene Hirnstrukturen, und wir haben in den vorangegangenen Kapiteln gesehen, dass zum Beispiel an der Neurobiologie bestimmter geistiger Erkrankungen große Hirnregionen beteiligt sind, und zwar auf eine zweifellos überdeterminierte Weise. Es ist auch wichtig, sich vor Augen zu halten, dass Gene nicht allein, sondern immer in komplexen Interaktionen mit anderen arbeiten. Die Herstellung eines einzigen neuronalen Schaltkreises – der beispielsweise die elementare

Wahrnehmungsfunktion der Lichterkennung erfüllt – setzt eine sehr komplizierte Sequenz genetischer Abläufe voraus. Selbst wenn es möglich wäre, dass Zustände wie die Schizophrenie oder die Hyperaktivität automatisch durch genetische Vorgänge »programmiert« würden, müssten solche Programme extrem komplex sein und sich auf das Zusammenwirken einer großen Anzahl von Genen stützen.

Wir haben gesagt, dass jede Zelle Ihres Körpers Ihren kompletten Gensatz enthält. *Potenziell* könnte daher jede Zelle eine große Vielfalt an Proteinen herstellen. In der Realität aber teilen sich Ihre Körperzellen die Arbeit, sodass sie nicht alle an den unterschiedlichen Funktionen, die das menschliche Genom erfüllen kann, beteiligt sind. Die Gene produzieren in den verschiedenen Zellen Proteine, die lediglich einen kleinen Ausschnitt dessen repräsentieren, was potenziell möglich wäre. Man kann diesen Sachverhalt auch anders formulieren und sagen, dass lediglich ein kleiner Prozentsatz der Gene einer jeden Zelle tatsächlich zur *Expression* kommt. Der Unterschied zwischen einer Leberzelle und einer Gehirnzelle ist auf die Expression unterschiedlicher Gene zurückzuführen; und diese wiederum bewirkt, dass sich unterschiedliche Zelltypen und letztlich (aufgrund des Zusammenklumpens der Zellen) unterschiedliche Gewebearten entwickeln. So ist die beeindruckende Organ- und Funktionsvielfalt unseres Körpers zu erklären.

Der Prozess der Aktivierung und Expression der Gene macht aus dem **Genotyp** den **Phänotyp,** indem er die *virtuelle* (oder »potenzielle«) Struktur, die in Ihrer DNA kodiert ist, in *reales* Gewebe verwandelt. Gesteuert wird dieser Vorgang durch spezifische physiologische Mechanismen – und *diese Mechanismen unterliegen mannigfaltigen Umwelteinflüssen.* Wie sich der Genotyp ausdrückt, um das phänotypische »Sie« zu bilden, hängt untrennbar mit der spezifischen Umwelt zusammen, in der Sie heranwachsen.

Ein einfaches Beispiel: Gedächtnis. Im 5. Kapitel haben wir Kurzzeit- und Langzeitgedächtnis miteinander verglichen und erklärt, dass Erinnerungen im Langzeitgedächtnis in Form von strukturellen Veränderungen der Nervenzellen kodiert werden. Wir haben auch gesagt, dass synaptische Verbindungen sich vermehren oder absterben, je nachdem, ob sie aktiviert (genutzt) werden oder nicht. Daher verändert sich, einfach formuliert, die Struktur der Verbindungen innerhalb Ihres Gehirns, wenn neue Langzeiterinnerungen gebildet werden.

An diesem Prozess ist die Genexpression beteiligt. Wenn ein Neuron ein anderes aktiviert, werden in diesem zweiten Neuron Gene stimuliert, damit sie bestimmte Proteine herstellen, aus denen sich dann in dieser Zelle neue Synapsen entwickeln. Man kann sich kaum etwas vorstellen, das in höherem Maße umweltabhängig ist als das autobiografische Gedächtnis, und dennoch erfolgt seine physische Realisierung im Gehirn durch den Prozess der *Gen*transkription. Viele weitere psychische Funktionen werden auf ganz ähnliche Weise durch eine ständige Interaktion von Umwelt- und genetischen Mechanismen geprägt.

Was ist die »Umwelt«?

Wenn etwas auf eine Zelle einwirkt, spielt es für sie keine Rolle, ob der betreffende Akteur dem Körperinnern entstammt oder ob er von außen kommt. Die Zelle interessiert sich nicht für den Ursprung einer Modifizierung, die an ihr erfolgt: aus ihrem Blickwinkel ist *alles*, was sich außerhalb ihrer eigenen kleinen Welt befindet, »die Umwelt«. Wenn zum Beispiel ein Stoffwechselprozess im Gehirn Insulin benötigt, ist es der Zelle gleichgültig, ob das Insulin vom Pankreas produziert oder ob es künstlich hergestellt und injiziert wurde. Der Einfluss, den es auf die Zelle ausübt, ist in beiden Fällen der gleiche.

Wenn *wir* von der Umwelt sprechen, meinen wir die äußere Welt (alles, was sich außerhalb unseres Körperselbst befindet). Das ist durchaus in Ordnung. Viele Menschen allerdings scheinen unter äußeren Entwicklungseinflüssen *psychische* und unter inneren Einflüssen *körperliche* zu verstehen. Dies kann Verwirrung stiften. Der Unterschied zwischen »psychisch« und »physisch« ist lediglich ein Artefakt der Beobachtungsperspektive (siehe 2. Kapitel). Die Wirkung von Kokain, nämlich die Aktivierung des SUCH-Systems, ist physischer Art, wenn Sie sie durch einen fMRI-Scanner beobachten. Sie ist jedoch mentaler Art, wenn Sie diese Folgen in Ihrem eigenen Innern – als gesteigertes Interesse an den Objekten in der Welt – spüren. *Sämtliche* Vorgänge sind physische Vorgänge, wenn man sie unter dem entsprechenden Blickwinkel beobachtet, ungeachtet ihres – äußeren oder inneren – Ursprungs. In diesem Kapitel untersuchen wir die Beeinflussung der psychischen und geistigen Entwicklung durch die Umwelt im Hinblick auf die Frage, wie genetische Mechanismen auf der Zellebene verändert werden. Die hier zur Debatte stehende »Umwelt« wird also grundsätzlich *physisch* vermittelt, auch wenn der *Ursprung* der Umwelteinflüsse, die wir erläutern werden, immer die *äußere Welt* ist.

Kritische Entwicklungsphasen

Die überaus enge Verbindung zwischen genetischen und Umwelteinflüssen variiert für die unterschiedlichen psychischen Funktionen in je spezifischen Phasen des Entwicklungsprozesses. Die Reifungssequenz der Genexpression in den Hirnzellen geht mit einer schubartigen Herstellung von Synapsen an jeweils unterschiedlichen Orten des Nervensystems einher. Während solcher Wachstumsschübe entstehen weit mehr Verbindungen, als letztendlich benutzt werden. Die Umwelt, in der sich das Hirn in diesen kritischen Perioden befindet, bestimmt, welche Verbindungen benutzt (aktiviert) werden, und determiniert folglich, welche überleben werden und welche nicht (siehe 1. und 5. Kapitel). Synapsen, die nicht genügend aktiviert werden, werden aus der reifenden Struktur eliminiert (»Pruning«). In diesen kritischen Phasen aber sind die heranwachsenden Gehirnstrukturen für Umwelteinflüsse besonders empfänglich – und in den ersten dreizehn Lebensjahren, das heißt vom Säuglingsalter bis etwa zur Pubertät, gibt es eine Vielzahl dieser kritischen Phasen.

Geschlechtsunterschiede

Die Entwicklung der geschlechtlichen Unterschiede ist für unsere Zwecke ein besonders aufschlussreiches Beispiel. Auf den ersten Blick könnte man annehmen, dass nichts eindeutiger »genetisch determiniert« sei als der Unterschied zwischen Jungen und Mädchen. Männliche und weibliche Individuen weisen von Beginn an unverkennbare Unterschiede in ihrer Körperanatomie auf, und diese Unterschiede hängen zweifellos mit ihren unterschiedlichen Chromosomen zusammen. Klar ist zudem, dass die entscheidenden anatomischen Unterschiede für die geschlechtliche Fortpflanzung relevant sind, sodass sie auch bestimmte, zwangsläufige Unterschiede im Instinktverhalten vorherzusagen scheinen. So nimmt man gemeinhin an, dass sich Jungen und Mädchen in vielerlei Hinsicht in ihrem Verhalten sowie in ihren emotionalen und intellektuellen Neigungen unterscheiden. Zu welchem Grad sind diese *psychischen* Unterschiede genetisch determiniert?[1]

Es gibt 23 Chromosomenpaare, die unsere Gene enthalten. 22 von ihnen sind Männern und Frauen gemeinsam; die Geschlechter unterscheiden sich systematisch in nur einem einzigen Paar: Frauen haben (normalerweise) ein so genanntes »**XX**«-Paar auf dem 23. Chromosom, während sich an dem entsprechenden Ort bei Männern ein »**XY**«-Paar befindet. Es ist interessant, dass die Gesellschaft den Unterschied zwischen Männern und Frauen, der doch letztlich (genetisch gesprochen) auf einen Unterschied in nur einem einzigen von insgesamt 46 Chromosomen hinausläuft, so stark gewichtet. Unsere Gemeinsamkeiten sind jedenfalls entschieden größer als unsere Unterschiede.

Testikel und Eierstöcke

Der »Default«plan des menschlichen Körpers einschließlich des Gehirns ist *weiblich*. Käme nicht während der fetalen Reifung ein spezifischer Faktor, den wir sogleich näher betrachten werden, ins Spiel, würde jeder Mensch mit einem phänotypisch weiblichen Körper geboren. Die fetalen Organe, die die Fortpflanzungszellen produzieren, heißen **Gonaden.** Diese Organe sind bis zu einem ganz spezifischen Augenblick der fetalen Entwicklung bei Jungen und Mädchen identisch. In diesem entscheidenden Augenblick aber übt das Y-Chromosom seinen entscheidenden Einfluss aus. Eine kurze Sequenz von Genen auf dem Y-Chromosom produziert eine Substanz, die als **Testis-determinierender Faktor (TDS)** bezeichnet wird. Dieser Faktor wirkt auf die Gonaden ein und beeinflusst die Transkriptionsfunktion der Gene in ihren Zellen so, dass ein Organ, das sich unter anderen Umständen auf natürliche Weise zu einem Eierstock entwickelt hätte, zu einem Hoden wird.

Von einigen unwichtigeren Details abgesehen, die für unsere eigentlichen Fragen keine Rolle spielen, macht ebendies den Unterschied zwischen männlichen und weiblichen Individuen aus. Ebenso wie andere biologische Mechanismen, die von der Wissenschaft restlos geklärt werden konnten, ist auch dieser Mechanismus experimentell manipulierbar, genauer: im Tierexperiment kann man den Testis-determinierenden Faktor während der kritischen Entwicklungsphase eines XX-Fetus (eines weiblichen Fetus) künstlich einführen.[2] Trotz der weiblichen chromosomalen (genotypischen) »Blaupause« jeder einzelnen Körperzelle besteht das Resultat darin, dass sich das Tier im Anschluss an diese Manipulation als anatomisches (phänotypisches) Männchen weiterentwickelt. Wenn umgekehrt die Produktion des Testis-determinierenden Faktors bei einem XY-Fetus (männlich) gehemmt wird, entwickelt sich das Tier fortan in weiblicher Richtung weiter (Default-Plan). Dies ist der erste und ausschlaggebende Schritt in der Entwicklung der Geschlechtsunterschiede. Und selbst während dieser grundlegenden Phase können Umweltfaktoren auf dramatische Weise in den Prozess eingreifen.

Testosteron

Wenn sich im zweiten Schwangerschaftsdrittel die Hoden zu entwickeln beginnen, sondern ihre Zellen ein Hormon namens **Testosteron** ab. Sämtliche übrigen Unterschiede zwischen männlichen und weiblichen Feten scheinen während dieser frühen Prozesse auf der Wirkung des Testosterons zu beruhen. Testosteron beeinflusst eine ganze Reihe von Organsystemen – all jene, deren Zellen über *Rezeptoren* verfügen, von denen es erkannt wird. Wir können uns die Rezeptoren wie kleine Schlüssellöcher vorstellen, die sich auf der Zelloberfläche befinden. Wenn ein Molekül die richtige Form hat (das heißt, wenn es der passende Schlüssel ist), wird es sich am Rezeptor an die Zelle heften und ihre Aktivität entsprechend beeinflussen. Testosteron, das über den Blutkreislauf transportiert wird, ist ein solcher Schlüssel. Wo immer es auf Zellen mit entsprechenden Schlüssellöchern trifft, löst es in der Zelle eine Sequenz von genetischen Vorgängen aus.

In (genotypisch) männlichen und weiblichen Körpern gibt es die gleiche Anzahl von Testosteronrezeptoren an den gleichen Orten. Da aber männliche Individuen infolge des soeben beschriebenen Prozesses Testes besitzen, produziert ihr Körper große Mengen an Testosteron. Deshalb werden im männlichen Körper weit mehr Testosteronrezeptoren aktiviert als im weiblichen. Die Aktivierung der Testosteronrezeptoren übt auf die Zellen in den verschiedenen Organsystemen einen je unterschiedlichen Einfluss aus (das heißt, sie haben unterschiedliche Transkriptionseffekte), und dies führt zu unzähligen anatomischen Veränderungen: zur Herausbildung der Genitalien und sekundären Geschlechtsmerkmale (z. B. Brüste, Körperbehaarung und Stimmlage) sowie zur Festlegung der allgemeinen körperlichen Gestalt und Größe. All diese Veränderungen gehorchen also trotz ihrer scheinbar grundlegenden Natur subtilen chemischen Prozessen, die durch die Umwelt ohne weiteres manipuliert werden können.

Das Testosteron und seine Schicksale. Das Testosteron ist ein Hormon mit einer komplizierten Biochemie. Es wirkt nicht *direkt* auf Zellen ein, sondern muss zunächst in andere Substanzen umgewandelt werden, bevor es die jeweiligen Zellen aktiviert und dadurch geschlechtsspezifische Veränderungen in Gang setzt. Unter anderem ist ein Enzym namens **5-alpha-Reduktase** für die Konvertierung von Testosteron verantwortlich. Dieses Enzym verwandelt Testosteron in **Dihydrotestosteron,** und *dies* ist genau jene Substanz, die den Prozess der körperlichen Maskulinisierung in Gang setzt. Aus dem weiblichen

Körper wird also nur dann ein männlicher Körper, wenn dieses umgewandelte Testosteron in ausreichender Menge vorhanden ist – andernfalls setzt sich die körperliche Entwicklung in der ursprünglichen weiblichen Richtung fort. Das bedeutet offenkundig, dass alles, was die Produktion des Enzyms 5-alpha-Reduktase reduziert, die Testosteronumwandlung blockiert und somit die Maskulinisierung hemmt. Abermals sehen wir, dass sich ein Zugang für Umwelteinflüsse öffnet, die sich über den Genotyp hinwegsetzen können.

Stellen wir uns einen Körper mit dem chromosomalen (männlichen) XY-Muster vor, der bereits durch das Einwirken des Testis-determinierenden Faktors Hoden entwickelt hat. Die Hoden werden nun Testosteron über das Blut an andere Körpergewebe senden. Gewebe mit den passenden Rezeptoren werden es »erkennen«. Wenn aber nicht genügend 5-alpha-Reduktase vorhanden ist, um dieses Testosteron umzuwandeln, werden die Gewebe nicht maskulinisiert, und der Körper entwickelt sich (obwohl Testikel vorhanden sind) in weiblicher Richtung weiter. Er besitzt die chromosomale (männliche) XY-Struktur und ein typisches männliches anatomisches Organ (Testes), wird aber dennoch weibliche äußere Genitalien herausbilden, weibliche sekundäre Geschlechtsmerkmale sowie eine »weibliche« Gestalt und Größe.

Die bekanntesten Beispiele für eine solche Entwicklungsanomalie stammen aus der Welt der olympischen Athleten. Als es vor einigen Jahrzehnten möglich wurde, XY-Chromosomen nachzuweisen, beschloss das Internationale Olympische Komitee, solche Tests einzuführen, um zu verhindern, dass (größere, stärkere) männliche Athleten sich einen Vorteil verschafften, indem sie sich als Frauen ausgaben. Die Tests wurden wieder eingestellt, als Fälle auftauchten, in denen Frauen mit äußerlich weiblicher Anatomie gleichwohl einen »männlichen« (XY) Genotyp aufwiesen. Diese Personen waren genetisch männlich, aber anatomisch weiblich. Ihr Genotyp stimmte mit ihrem Phänotyp nicht überein, vermutlich weil die Testosteronumwandlung während einer kritischen Entwicklungsperiode verändert worden war.

Dies kann auf unterschiedliche Weise geschehen. In den 1950er- und 60er-Jahren wurde schwangeren Frauen zur Verhinderung von

Fehlgeburten ein Medikament namens Progesten verabreicht. Eine Nebenwirkung bestand darin, dass es den Prozess der Testosteronumwandlung unterdrückte. Auch eine Anomalie, die unter der Bezeichnung »angeborene Nebennierenhyperplasie« bekannt ist, blockiert diesen Prozess (LeVay [1993] 1994, S. 48). Die Tatsache, dass die genetische Ausstattung eines Menschen derart dramatisch verändert werden kann, stellt den verbreiteten Glauben in Frage, dass Gene unser Schicksal auf unmodifizierbare und vorherbestimmte Weise determinieren.

Geschlechtliche Unterschiede im Gehirn

Gegen Ende des zweiten Schwangerschaftsdrittels vollziehen sich weitere kritische Entwicklungsprozesse. Diese Veränderungen folgen unmittelbar auf die soeben beschriebene Sequenz, die den geschlechtlichen Körper modifiziert, und bewirken eine »geschlechtliche Modifizierung« des Gehirns selbst. Erneut ist die Umwandlung von Testosteron erforderlich, die diesmal durch das Enzym **Aromatase** erfolgt und das Testosteron in **Östrogen** umwandelt. Östrogen ist ein Hormon, das auf natürliche Weise von den Eierstöcken produziert wird; dieselbe Substanz aber ist (während dieser kritischen Periode) für die Maskulinisierung des Gehirns verantwortlich. Eine umweltbedingte Beeinträchtigung des kritischen Enzyms kann ebenso wie der Mangel an 5-alpha-Reduktase den gesamten Prozess entgleisen lassen. Daher ist es möglich, in einem männlichen Körper zu leben, der ein »weibliches« Gehirn enthält.

Zwischen männlichen und weiblichen Gehirnen bestehen regelmäßige, wenn auch subtile Unterschiede. Zum einen ist das männliche Gehirn deutlich größer. Dieser Unterschied verhält sich offenbar proportional zur Größe des übrigen Körpers. Das bedeutet, dass der *durchschnittliche* Mann ein größeres Gehirn besitzt als die *durchschnittliche* Frau. Das Gleiche gilt für andere Organe – für das Herz, den Magen und die Leber. Das größere Gehirn ist indes nicht gleichbedeutend mit höherer Intelligenz – in diesem Fall müssten große Männer intelligenter sein als kleine![3] Es gibt jedoch – von zahlreichen weiteren, geringfügigen Differenzen abgesehen – zwei auffällige

Unterschiede zwischen dem männlichen und dem weiblichen Gehirn, die mit der Gehirngröße nichts zu tun haben und sehr gründlich erforscht sind.

Hemisphärische Asymmetrie. Die erste Region, die einen typischen geschlechtsspezifischen Unterschied aufweist, ist das **Corpus callosum** (siehe Abb. 7.1). Dieser Faserstrang verbindet die linke und die rechte Hirnhemisphäre miteinander (siehe 1. Kapitel). Das Corpus callosum ist *im weiblichen Gehirn proportional größer* als im männlichen. Die Maskulinisierung des Gehirns ist daher offenbar mit einer Unterdrückung des Wachstums dieser Fasern verbunden. Infolgedessen sind die linke und rechte Hemisphäre im (durchschnittlichen) weiblichen Gehirn enger miteinander verbunden als im männlichen.

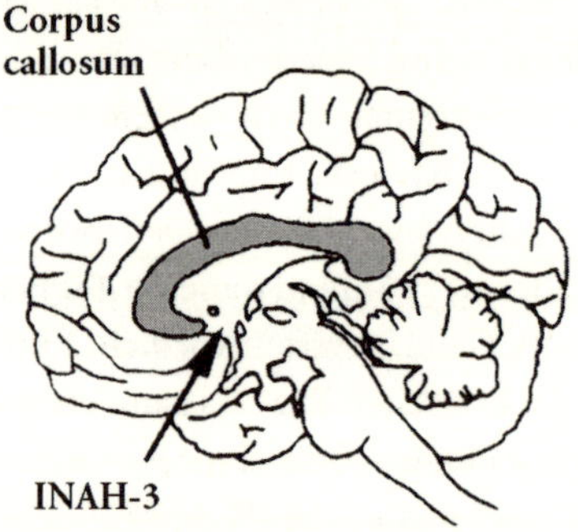

Abbildung 7.1: Corpus callosum und INAH-3

Man nimmt an, dass das größere Corpus callosum zu einer *geringeren lateralen Spezifizierung* der Frauen im Vergleich zu den Männern führt. Die weiblichen Hemisphären weisen deshalb ein höheres Äquipotenzial auf (sie setzten gewissermaßen alles auf eine Karte), und dies hat spezifische funktionelle Konsequenzen. Erstens besitzen Frauen vermutlich bessere sprachliche Fähigkeiten (sie sind eloquenter und sprechen als Kleinkinder früher und mehr als Jungen), während bei Männern im Allgemeinen *das räumliche Sehen besser ausgebildet ist* (was sich bemerkbar macht, wenn es darum geht, sich eine bestimmte

Wegstrecke zu vergegenwärtigen oder die Straßenkarte zu lesen). (Eine zusammenfassende Darstellung haben Springer und Deutsch, 1998, S. 139–156, verfasst.) Weshalb die intensivere Interaktion zwischen den Hemisphären zu diesen charakteristischen Unterschieden führt, ist nicht restlos geklärt. Die Unterschiede an sich aber sind zuverlässig nachgewiesen und stellen die am gründlichsten erforschten kognitiven Unterschiede zwischen Männern und Frauen dar.

Eine wichtige Einschränkung ist jedoch nicht zu vergessen: Wir sprechen über die *durchschnittlichen* Fähigkeiten *großer Gruppen.* Durchschnittsfähigkeiten sind keine zuverlässigen Prädiktoren für das Verhalten *individueller Gruppenmitglieder.* Zudem sind die erwähnten kognitiven Unterschiede zwischen Männern und Frauen nicht dramatisch, sondern schlagen sich lediglich in *kleinen* (aber statistisch signifikanten) Abweichungen nieder. Politisch handelt es sich um heikle Themen, und es ist interessant, dass unsere Gesellschaft diesen Details ein derart hohes Gewicht beimisst. Die Wichtigkeit, die wir mit ihnen verbinden, hat eindeutig nichts mit *kognitiven* Faktoren zu tun.

Während die Unterschiede der *kognitiven* Fähigkeiten (und der hemisphärischen Anatomie) verschwindend gering sind, gibt es andere und ungleich bedeutsamere Geschlechtsdimorphismen. Sie spiegeln sich in unserer primitiveren, subkortikalen Anatomie wider.

Der Hypothalamus. Der zweite wichtige neuroanatomische Unterschied zwischen den Geschlechtern findet sich im medialen präoptischen Bereich des *Hypothalamus* (siehe 1. Kapitel). In diesem Bereich liegt ein Aggregat von Kernen, die man als **Interstitialkerne des anterioren Hypothalamus** (INAH) bezeichnet. Es gibt vier dieser Kerne, und zwei von ihnen weisen erkennbare geschlechtsspezifische Unterschiede auf. Der Unterschied ist bei einem von ihnen gering und war im Experiment nur schwierig zu replizieren (siehe LeVay [1993] 1994, S. 110). Beim zweiten Kern aber, INAH-3 genannt (Abb. 7.1), ist der Unterschied beträchtlich – entschieden größer als beim Corpus callosum, denn der männliche INAH-3 weist ein dreimal so großes Volumen auf wie der weibliche.

Dieser Geschlechtsdimorphismus ist bei sämtlichen Säugetieren erkennbar, doch die Größe des Effekts variiert ein wenig von Spezies zu Spezies. Bei Männern ist der INAH-3 dreimal so groß wie bei Frauen. Bei männlichen Ratten ist sein Volumen sogar fünfmal größer als bei weiblichen. Wenngleich einige der Beobachtungen, denen wir uns unten zuwenden werden, aus Tierexperimenten stammen, beziehen sich die entscheidenden und interessantesten Ergebnisse auf den Menschen.

Der Hypothalamus (von dem der INAH-3 lediglich einen kleinen Teil ausmacht) bildet sozusagen die »Kommandozentrale« des vegetativen Nervensystems (siehe 1. und 4. Kapitel). Daher hängen die Aktivitäten der Hypothalamuskerne aufs Engste mit unserem Hormonhaushalt zusammen. Diese Nuklei reagieren ununterbrochen auf den Spiegel der unterschiedlichen Hormone, die in unserem Körper zirkulieren, und verändern ihn. Aus diesem Grund haben geschlechtsspezifische Unterschiede im Hypothalamus weit reichende Auswirkungen auf andere Gehirnbereiche und auf den übrigen Körper. Die meisten Fortpflanzungsfunktionen – die erhebliche geschlechtsspezifische Unterschiede aufweisen (man denke nur an den Menstruationszyklus) – werden von den hypothalamischen Kernen reguliert. Aus demselben Grund ist möglicherweise auch die Gehirnchemie von Männern und Frauen signifikant unterschiedlich. Besonders auffällig sind die Unterschiede im Falle der Schaltkreise, die das Sexualverhalten (im weitesten Sinn verstanden) vermitteln. Der weibliche Schaltkreis wird zu einem hohen Grad durch ein Peptid namens **Oxytozin** vermittelt, während die entsprechende Funktion bei den Männern weitgehend durch das Peptidhormon **Vasopressin** erfüllt wird. Darüber hinaus wurden weitere neurophysiologische Unterschiede, die mit diesem chemischen Unterschied und den zugrunde liegenden Unterschieden im Hypothalamus zusammenhängen, beobachtet. Zum Beispiel ist der *Gyrus cinguli anterior* (im Ruhezustand) bei Frauen aktiver als bei Männern, während umgekehrt die *Amygdala* (im Ruhezustand) bei Männern aktiver ist als bei Frauen. Im 4. Kapitel haben wir gesehen, dass der Gyrus cinguli anterior einen überaus wichtigen Bestandteil des emotionalen PANIK-(Trennungsangst-)Systems bildet. Die stärkere Aktivierung dieses Bereichs bei weiblichen Individuen scheint daher mit der Expression von Pflegeverhalten und mit der Berücksichtigung *sozialer* Bindungen zusammenzuhängen. Die Amygdala hingegen ist ein zentraler Bestandteil des emotionalen WUT-Systems. Auf ihre stärkere Aktivierung bei männlichen Individuen ist wahrscheinlich die Beobachtung zurückzuführen, dass Jungen im Durchschnitt aggressiver und aktiver sind als Mädchen. Diese Geschlechtsunterschiede sind nicht typisch menschlich. Männliche Primaten und Nager zeigen ein höheres Interesse an Machthierarchien und Dominanzverhalten als weibliche. Auf der anderen Seite des Spektrums kann man bei weiblichen Primaten und Nagern ein stärkeres soziales Interesse und intensiveres Pflegeverhalten als bei männlichen beobachten (siehe Panksepp, 1998).

»Mesalliancen« zwischen Körper und Hirn

Bislang haben wir geklärt, was wir unter der »Maskulinisierung« des Gehirns verstehen und in welchen Besonderheiten sich das maskulinisierte Gehirn vom weiblichen unterscheidet. Halten wir uns vor Augen, dass all dies einzig und allein darauf zurückzuführen ist, dass das zirkulierende Testosteron (durch das Enzym Aromatase) in Östrogen umgewandelt wird, und zwar während einer bestimmten, kritischen Periode der fetalen Entwicklung, nachdem die geschlechtlichen Merkmale des übrigen Körpers bereits festgelegt wurden.

Erinnern wir uns auch daran, dass dieser Prozess durch die Umwelt manipuliert werden kann. Wenn zum Beispiel die Wirkung von Aromatase bei männlichen Ratten unterdrückt wird, bleibt die Maskulinisierung des Gehirns aus. Statt der oben beschriebenen »typisch männlichen« Verhaltensweisen zeigen die Tiere infolgedessen »typisch weibliche« – einschließlich eines weiblichen Sexualverhaltens, indem sie ihren Genitalbereich zum Zweck der Penetration präsentieren, statt das weibliche Individuum zu besteigen. Sie tun dies, weil sie in ihrem männlichen Körper ein weibliches Gehirn haben.

Diese Auswirkungen sind nicht auf Ratten beschränkt. In einer Familie in der Dominikanischen Republik entwickeln chromosomal männliche (XY) Individuen, die unter einer seltenen Störung leiden, weibliche Körper, obwohl sie männliche Gehirne besitzen. Die Situation verändert sich in der Pubertät, wenn ihre Körper sich nachträglich zu maskulinisieren beginnen. Da die Kinder (äußerlich) bis zu diesem Moment weiblich aussahen, wurden sie von ihren nichts ahnenden Familienangehörigen als Mädchen erzogen – bis zu der Überraschung in der Pubertät. Dies ermöglicht interessante Beobachtungen darüber, inwieweit soziale Faktoren die Geschlechtsidentität determinieren. Die fälschlich als »Mädchen« identifizierten Jugendlichen haben keine Schwierigkeiten, zu Jungen zu werden, und führen nach der Pubertät als Männer ein glückliches Leben (siehe Rogers, 1999, S. 33ff.).

Ein zweites Beispiel demonstriert dies noch deutlicher. Eine kleine Anzahl normaler XY-Individuen wurde versehentlich kastriert – zumeist infolge eines ärztlichen Kunstfehlers bei der Beschneidung. Typischerweise raten die Ärzte in einem solchen Fall, das Kind auf chirurgische Weise mit weiblichen Genitalien auszustatten und »seinen« Hormonhaushalt medikamentös zu manipulieren, damit er dem eines Mädchens entspricht und das Kind als solches erzogen werden kann. Bis zur Pubertät hat es unter Umständen den Anschein, als sei alles bestens, auch wenn sich das »Mädchen« ein wenig rowdyhaft verhält. In der Pubertät aber geraten solche Kinder in aller Regel in eine Krise, weil sie sich ihrer Geschlechtsidentität nicht mehr sicher sind. In einem sehr gut dokumentierten Fall ließ ein junger Mann die chirurgischen Veränderungen rückgängig machen, die in seiner Kindheit an ihm vorgenommen worden waren. Seine äußeren Genitalien sehen nun zwar männlich aus, sind aber nicht voll funktionsfähig. Gleichwohl ist er als Mann glücklich (siehe Rogers, 1999).

Der rote Faden, der all diese Beobachtungen miteinander verbindet, ist die Tatsache, dass die geschlechtliche Identität des *Gehirns*, gleichgültig, ob es nun weiblich oder männlich ist, den Ausschlag dafür gibt, ob sich jemand weiblich oder männlich »fühlt« und sich »typisch« weiblich oder männlich verhält.

Die Beeinflussung der sexuellen Orientierung durch die Umwelt am Beispiel von pränatalem Stress

Der Einwand, dass die bislang erläuterten Umwelteinflüsse mit jener Art von »Lebenserfahrungen«, die den Psychotherapeuten beschäftigen, sehr wenig zu tun haben, wäre durchaus verständlich. Deshalb ist es wichtig, einen Punkt zu berücksichtigen, den wir von Anfang an betont haben: Unter dem neurophysiologischen Blickwinkel werden sämtliche »Lebensereignisse« letztlich durch körperliche Vorgänge vermittelt. Ein gutes Beispiel ist der *Stress.*

Zahlreiche Beobachtungen (aus der Tierforschung) sprechen dafür, dass die geschlechtliche Orientierung durch das Einwirken von Umweltstressoren in kritischen Entwicklungsperioden determiniert werden kann. Bei Ratten liegt diese kritische Periode unmittelbar vor der Geburt. Eine Verstärkung von *mütterlichem* Stress in dieser Phase führt zu einem verfrühten *intrauterinen* Testosteronschub, mit dem Ergebnis, dass die Gehirne in den (bereits maskulinisierten) Körpern der männlichen XY-Feten *nicht maskulinisiert werden.* Der Stress wird bei schwangeren Ratten durch überfüllte Käfige induziert oder durch häufige (schwache, aber nicht vorhersagbare) elektrische Schläge, die durch den Käfigboden geleitet werden. Nach der Geburt entwickeln lediglich 20 % der männlichen Jungen ein aktives Sexualverhalten (normalerweise sind 80 % der Ratten sexuell aktiv), und ganze 60 % der Tiere, die sexuelles Interesse bekunden, zeigen dabei »typisch weibliche« Verhaltensweisen (bei Ratten bedeutet dies, dass sie den Rücken wölben und die Genitalien exponieren). Zu dieser Gruppe gehören auch etliche Ratten, die »bisexuell« (ein besserer Begriff steht uns hier nicht zur Verfügung) sind – sie zeigen sowohl typisch männliche als auch typisch weibliche Verhaltensweisen.

In Anbetracht dessen, was wir über die Erhaltung solcher basaler Mechanismen bei den verschiedenen Säugetierarten wissen, sind ähnliche Auswirkungen sehr wohl auch für den Menschen vorstellbar. Die kritische Periode für die Maskulinisierung des menschlichen Gehirns liegt früher als bei Ratten, nämlich im zweiten Schwangerschaftsdrittel. Es ist schwierig, genau zu bestimmen, welche Folgen pränataler Stress in dieser Phase für den Menschen hat, weil entsprechend kontrollierte Experimente nicht möglich sind. In einer Untersuchung hat man die Anzahl homosexueller Männer gegenüber heterosexuellen Männern, die in Deutschland (a) vor dem Zweiten Weltkrieg, (b) während des Kriegs und unmittelbar nach Kriegsende und (c) lange nach dem Krieg geboren wurden, miteinander verglichen (Dörner et al., 1980). Die Hypothese, dass sich in Gruppe b ein größerer Anteil Homosexueller finden würde (weil sie höherem pränatalem Stress ausgesetzt waren), wurde durch die Ergebnisse bestätigt. Allerdings könnte dieser Effekt auch auf andere Faktoren zurückzuführen sein.[4]

Wie dem auch sei: Dass die sexuelle Orientierung des Menschen derart einfach determiniert sein sollte, ist eher unwahrscheinlich. Darüber hinaus beeinflusst die Maskulinisierung des Gehirns vermutlich eher die *Geschlechtsidentität* als die möglicherweise komplexer determinierte *sexuelle Orientierung*.

Die berühmteste neurowissenschaftliche Entdeckung in Bezug auf die menschliche Homosexualität gelang LeVay (1991; [1993] 1994, S. 169–171), der die Größe der Interstitialkerne des Hypothalamus bei homosexuellen und heterosexuellen Männern miteinander verglich. Er konzentrierte sich speziell auf den INAH-3 (siehe oben) und stellte fest, dass dieser Nucleus bei homosexuellen Männern (die nach ihrem AIDS-Tod obduziert wurden) um das Dreifache kleiner war als bei heterosexuellen Männern. Wie bereits erwähnt, beträgt das Volumen des weiblichen INAH-3 gewöhnlich nur ein Drittel des männlichen. Die übrigen INAH-Strukturen wiesen keinerlei Unterschiede auf. Dieses Ergebnis stützt die Annahme, dass der INAH-3 mit Unterschieden der sexuellen Orientierung zusammenhängt – die möglicherweise speziell das *Ziel* des Sexualtriebs betreffen. Wie allerdings Umweltfaktoren einschließlich der Folgen von Stress im zweiten Schwangerschaftstrimester die Größe des INAH-3 beeinflussen könnten, ist ungewiss. Eine Reihe von hereditären und Umweltfaktoren könnte einen signifikanten Einfluss ausüben, und es ist auch denkbar, dass der INAH-3 nicht der einzige neuroanatomische Prädiktor der sexuellen Orientierung des Mannes ist.

Die Beeinflussung der sexuellen Orientierung durch hereditäre Einflüsse: ein »Schwulen-Gen«?

Die übliche Methode, den Grad eines hereditären Einflusses zu bestimmen, besteht darin, das Vorkommen einer bestimmten Verhaltensweise bei eineiigen Zwillingen zu überprüfen, die getrennt aufgewachsen sind. Monozygotische Zwillinge besitzen eine identische genetische Ausstattung und werden deshalb im Englischen auch als »*identical twins*« bezeichnet. Indem man den Grad an Übereinstimmung (die Konkordanzrate) zwischen den Verhaltensweise beider Zwillinge misst, kann man den hereditären Beitrag ungefähr einschätzen.

Bei männlichen Homosexuellen beträgt diese Konkordanzrate etwa 50 %, bei weiblichen etwa 30 % (in der Gesamtbevölkerung beläuft sie sich auf ca. 10 % oder weniger; LeVay, 1993). An der Homosexualität scheint also ein signifikanter hereditärer Faktor beteiligt zu sein. Vermittelt wird er vermutlich durch genetische Mechanismen, die zu anatomischen Unterschieden wie etwa der abweichenden Größe des INAH-3 führen. In diesem Zusammenhang ist es wichtig, dass eine spezifische Gensequenz, die mit männlicher Homosexualität zusammenhängen könnte, identifiziert wurde (Hamer, Hu und Magnuson, 1993). Diese Sequenz wurde als **Xq28** bezeichnet. (Die Tatsache, dass die Sequenz auf dem X- und nicht auf dem Y-Chromosom liegt, stimmt mit der gesicherten Erkenntnis überein, dass das Erblichkeitsmuster der mütterlichen Vererbungslinie folgt.) Als Hamer und Mitarbeiter ihren Fund publizierten, entfalteten die Medien ein ungeheures Interesse an der Entdeckung dieses mutmaßlichen »Schwulen-Gens«. Seither sind an der Reliabilität jener Ergebnisse erhebliche Zweifel aufgetaucht. Doch selbst wenn man annimmt, dass sie irgendwann bestätigt werden können, darf man nicht vergessen, dass es sich um eine *Abfolge* von Genen handelt, und diese Gensequenz kann nur *einer der Faktoren* sein, die der sexuellen Orientierung zugrunde liegen. Auch in der Untergruppe homosexueller Männer, die diese Gensequenz besitzen, interagiert sie wahrscheinlich auf mannigfaltige, komplexe Weise mit Umweltvorgängen.

Zur Illustration: Man kann die Schlussfolgerung, dass die Varianz männlicher Homosexualität zu 50 % (30 % bei weiblicher Homosexualität) hereditär bestimmt ist, auch umkehren. Was determiniert die übrigen 50 % (beziehungsweise 70 %)? Warum stimmen genetisch identische Zwillinge in ihrer sexuellen Orientierung nicht *immer* perfekt überein? Fragen dieser Art berühren viele komplizierte Zusammenhänge, und nicht der unwichtigste ist die Tatsache, dass Zwillinge dieselbe *intrauterine Umwelt* haben, die ein signifikanter Faktor in Bezug auf die sexuelle Orientierung zu sein scheint. Noch schwieriger dingfest zu machen sind die Umwelteinflüsse, die Gene sozusagen *auf sich selbst ausüben.*

Der Multiplikationseffekt

Wir haben bereits gesagt, dass die genetischen Unterschiede zwischen Männern und Frauen minimal sind. Auch die anatomischen und physiologischen Unterschiede, die sich aus diesen genetischen ergeben, sind im Vergleich zu den Gemeinsamkeiten verschwindend gering. Die psychischen *Folgen* dieser kleinen Unterschiede aber *multiplizieren* sich im Laufe der Entwicklung. Dass die Erwartungen erwachsener Menschen (die ihrerseits auf komplexen Ursachen beruhen) Einfluss ausüben, ist im Allgemeinen unumstritten. Bezugspersonen sprechen zum Beispiel mehr mit Babys in rosa Strampelanzügen als mit Babys in blauen Stramplern, und sie interagieren verstärkt auf einer körperlichen Ebene, wenn man denselben Babys, die zuvor rosa Strampler trugen, blaue anzieht (siehe Rogers, 1999). Weniger bekannt ist der »Multiplikationseffekt«. Kinder, die beispielsweise von Natur aus aktiver und aggressiver sind, *schaffen* sich buchstäblich eine andere Umwelt als umsichtige und ausgeglichene Kinder. Eltern reagieren nicht nur anders auf männliche und weibliche Kinder, vielmehr *lösen* Jungen und Mädchen auch unterschiedliche Reaktionen in ihnen (und im Rest der Welt) *aus*, und zwar durch ihre typisch männlichen beziehungsweise typisch weiblichen Verhaltensweisen. Diese unterschiedlichen Reaktionen wiederum stimulieren weitere Unterschiede des ursprünglichen Verhaltens usw. Obwohl also die angeborenen Unterschiede zunächst gering erscheinen mögen, vermehren und erweitern sie sich selbst. So rufen die genetischen Unterschiede Umweltunterschiede hervor, die dann nicht mehr eindeutig als solche identifiziert werden können (zum Beispiel bei dem Versuch, »Konkordanzraten« zu bestimmen).

Abschließend wollen wir noch einige verblüffende Beispiele für die komplexe Interaktion zwischen genetischen und Umweltfaktoren betrachten, die auf die Geschlechtsunterschiede einwirken.

Die Beeinflussung der Sexualität durch die Mutter

Rattenmütter haben die charakteristische Gewohnheit, die anogenitale Region ihrer männlichen Jungen zu lecken (für eine detaillierte Darstellung der folgenden Beobachtungen verweisen wir auf Rogers, 1999). Dies scheint die typisch männlichen Verhaltensweisen der Nagerjungen zu fördern. Die Mütter lecken ihren Anus und ihre Genitalien, weil Testosteron in Interaktion mit anderen chemischen Substanzen im anogenitalen Bereich einen Geruch erzeugt, der die weiblichen Ratten anzieht. Man kann diesen Mechanismus nachweisen, indem man den Geruch unterdrückt: die Mütter hören prompt auf, ihre männlichen Jungen zu lecken. In analoger Weise kann man sie veranlassen, die anogenitale Region ihrer weiblichen Nachkommen zu lecken, indem man den entsprechenden Geruch appliziert. Dies aber löst eine ganze Kaskade von Veränderungen der weiblichen Rattenjungen aus: sie vermännlichen, der INAH-3 vergrößert sich, und sie versuchen, ihre Artgenossen zu besteigen. Das Umgekehrte gilt für die männlichen Jungtiere: Wenn das Leckverhalten der Mutter unterdrückt wird, entwickeln sie eine typische weibliche Gehirnmorphologie und zeigen ein weibliches Sexualverhalten. Es ist überaus wichtig festzuhalten, dass diese Veränderungen durch das *Lecken* bewirkt werden, nicht durch das zugrunde liegende Hormon, das es (normalerweise) stimuliert. Dies ist also ein Beispiel für testosteron-induzierte neuropsychologische Veränderungen, die nicht auf direktem Weg vermittelt werden, sondern durch Umweltreaktionen, ausgelöst durch ein Hormon.

Eine letzte Beobachtung stammt ebenfalls aus einer der bereits erwähnten Studien, in denen weibliches Sexualverhalten bei männlichen XY-Ratten induziert wurde, indem man ihre Mütter gegen Ende der Schwangerschaft unter Stress setzte. Im weiteren Verlauf des Experiments ließ man die Hälfte der »homosexuellen« Ratten von sexuell aktiven erwachsenen Weibchen aufziehen (die nicht unbedingt ihre biologischen Mütter sein mussten, aber sexuell erfahren waren). Die andere Hälfte wurde von sexuell unerfahrenen erwachsenen Weibchen aufgezogen. Das Ergebnis war ein gewaltiger Unterschied in der Sexualentwicklung der beiden Gruppen. 50 % der ersten Gruppe zeigten »typisch männliche« sexuelle Verhaltensweisen, während nur 2 % der Ratten in der zweiten Gruppe eine männliche Sexualität entwickelten.

Freilich neigen *menschliche* Mütter nicht unbedingt dazu, die anogenitale Region ihrer Babys zu lecken – dass jedoch auch sie mit ihren männlichen und weiblichen Säuglingen unterschiedlich interagieren, ist durchaus anzunehmen. Wie bereits erwähnt, zeigen Untersuchungen, dass Mütter bestimmte Formen des Körperkontakts mit ihren männlichen Babys signifikant häufiger praktizieren als mit weiblichen. Dies könnte unterschiedlichen morphologischen Veränderungen in den Gehirnen der Babys Vorschub leisten, die den bei Ratten beobachteten Dimorphismen analog sind.

Abschließende Bemerkungen

Wir haben in diesem Kapitel zu zeigen versucht, dass sich Umwelt- und genetische Einflüsse *absolut untrennbar* miteinander verflechten. Der Genotyp (Ihr Bauplan) kann auf mannigfaltige Weise manipuliert werden, da er sich in einem bestimmten Umweltkontext ausdrückt, der wiederum den Phänotyp (»Sie« selbst) prägt. Die meisten Menschen glauben, dass Sexualität und Geschlecht – und alles, was damit zusammenhängt – vom Augenblick der Empfängnis an durch unsere genetische Ausstattung vorgegeben seien. Wir hoffen, den Leser mit diesem Kapitel davon überzeugt zu haben, dass sich die sexuelle Entwicklung in Wirklichkeit weit komplizierter gestaltet. Und wenn es uns gelungen ist, dies am Beispiel der sexuellen und geschlechtlichen Unterschiede zu demonstrieren, sind unsere Leser vielleicht auch bereit, die Grundsätze auf andere Konstituenten der inneren, mentalen Welt anzuwenden, die den Umwelteinflüssen in zweifellos ebenso hohem Maße unterliegen.

8. Kapitel

Worte und Dinge: die linke und die rechte Hirnhälfte

Von den großen zerebralen Hemisphären des Vorderhirns war in den vorangegangenen Kapiteln schon häufig die Rede. Zumeist allerdings haben wir sie den tiefer gelegenen Hirnstrukturen gegenübergestellt, denen unser vorrangiges Interesse galt. In diesem Kapitel nun werden wir uns ausschließlich mit dem höheren Vorderhirn und insbesondere mit den funktionellen Unterschieden zwischen linker und rechter Hirnhälfte beschäftigen. Im Laufe der Jahre fand die funktionelle Asymmetrie der zerebralen Hemisphären gelegentlich auch bei Psychoanalytikern ein gewisses Interesse (im Gegensatz zu beinahe allen anderen Eigenschaften des Gehirns). Einhergehend mit der Darstellung der grundlegenden Fakten, die über die funktionelle zerebrale Asymmetrie bekannt sind, werden wir daher im Folgenden erläutern, was jene Psychoanalytiker aus diesen Fakten gemacht haben. Damit wäre der Weg für die beiden abschließenden Kapitel unseres Buches gebahnt, in denen wir uns intensiver mit psychoanalytischen Themenkomplexen auseinander setzen werden. Wir beginnen also mit einer Zusammenfassung der basalen Fakten, die wir über die funktionellen Unterschiede zwischen den Hemisphären wissen.

Historische Ursprünge

Das Interesse an dem asymmetrischen Beitrag der beiden Hemisphären zu unserem mentalen Leben geht auf Brocas berühmten Fallbericht aus dem Jahre 1861 zurück, den wir hier bereits wiederholt zitiert haben. Der Leser wird sich erinnern, dass Brocas Patient »Tan-Tan« – der sein Sprachvermögen nach einem Schlaganfall verloren hatte – unter einer linksseitigen Hirnverletzung litt, die sich vor allem auf den inferioren, posterioren Teil des Frontallappens konzentrierte (jenen Teil, den wir heute als **Broca-Areal** bezeichnen). Vier Jahre später beschrieb Broca eine größere Gruppe von Patienten mit ähnlichen Störungen und mit Läsionen in etwa der gleichen Region. *Zu diesem Zeitpunkt* erst wurde Broca bewusst, dass die Frage, welche *Seite* des Gehirns geschädigt ist, tatsächlich eine Rolle spielt, und nun tauchte die Überlegung auf, dass die Sprache mit den Funktionen der *linken* zerebralen Hemisphäre zusammenhängen könnte. Broca vertrat auch die Ansicht, dass die Linkslateralisierung der Sprache mit der Tatsache in Verbindung stehen könnte, dass die meisten Menschen Rechtshänder sind (und dass deshalb die *rechte* Hemisphäre bei Linkshändern für die Sprache zuständig sein könnte). Dass sich die Beziehung zwischen Händigkeit und hemisphärischer Dominanz des Sprachvermögens komplexer gestaltet, stellte sich später heraus (die einschlägige Literatur ist dargestellt in Springer und Deutsch, 1998). Im vorliegenden Kapitel beschränken wir uns auf den einfachen Fall der »typischen« hemisphärischen Asymmetrie (die nahezu alle Rechtshänder aufweisen).

Regionen mit hemisphärischer Asymmetrie

Die Tatsache, dass die beiden Hemisphären anatomisch nahezu identisch sind, ist heute nicht weniger verblüffend als zu Brocas Zeiten. Im Laufe der Jahre wurde zwar eine Reihe minimaler anatomischer Unterschiede entdeckt (siehe Springer und Deutsch, 1998, 3. Kapitel), doch sind diese sehr subtil und bewirken lediglich geringfügige Verzerrungen in einem ansonsten spiegelbildlichen Muster. Was jedoch die mentalen Funktionen betrifft, so könnte der Unterschied zwischen den beiden Hemisphären kaum größer sein.

Dies trifft indes nicht auf sämtliche Teile der Hemisphären zu. Die funktionellen Eigenschaften der »primären« Rindenfelder (siehe Abbildung 8.1) – dort werden die visuellen, auditorischen und somatosensorischen Informationen auf den Kortex »projiziert« (siehe 1. Kapitel) – sind vollkommen symmetrisch. Das rechte Gesichtsfeld projiziert auf den linken visuellen Kortex und umgekehrt; sensorische Information von der rechten Körperhälfte projiziert auf den linken somatosensorischen Kortex usw. Das Gleiche gilt für das »Aktions«-ende des Systems: Der primäre *motorische* Kortex ist symmetrisch organisiert – der primäre motorische Kortex des linken Frontallappens kontrolliert die Bewegungen der rechten Körperhälfte und umgekehrt.

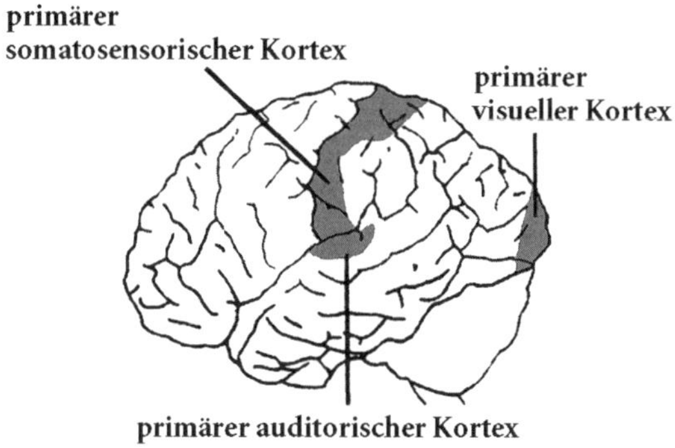

Abbildung 8.1: Projektionskortex

Eine Asymmetrie ergibt sich lediglich auf der Ebene der sekundären und tertiären kortikalen Felder, die auch als »Assoziations«kortex bezeichnet werden (siehe 1. Kapitel). Diese Asymmetrie wird in zwei großen Bereichen auf der Oberfläche der Hemisphären erkennbar (siehe Abbildung 8.2), nämlich erstens ungefähr im Bereich der okzipito-temporo-parietalen Verbindung in der hinteren Hirnregion. Der zweite asymmetrische Bereich macht beinahe die gesamte präfrontale Region aus. Wenn wir von den asymmetrischen Funktionen der Hemisphären sprechen, sind in erster Linie diese beiden Teile der Hirnhälften gemeint.

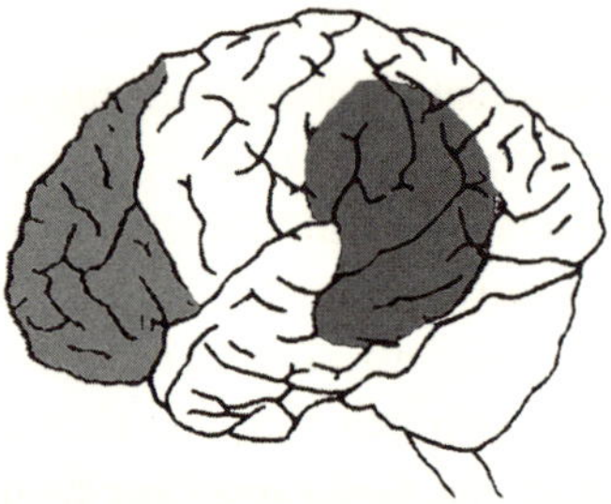

Abbildung 8.2: Assoziationskortex

Die Asymmetrie geistiger Funktionen

Brocas ursprüngliche Beobachtung, dass der »Sitz« der Sprache linkslateralisiert sei, war eine Entdeckung von herausragender Bedeutung. In den folgenden Jahren stellte sich nach und nach heraus, dass Läsionen unterschiedlicher Teile der linken Hemisphäre verschiedenartige Sprachstörungen nach sich ziehen. So stellte Carl Wernicke im Jahre 1874 fest, dass lediglich die *Produktion* von Sprache durch eine Läsion des Broca-Areals beeinträchtigt wird; das Sprach*verständnis* hingegen wird durch Schädigungen im oberen posterioren Teil des linken Schläfenlappens (später als **Wernicke-Areal** bezeichnet) zerstört. Auch Störungen anderer kognitiver Funktionen, beispielsweise des Lesens, Schreibens und Rechnens, wurden dokumentiert und in spezifischen Regionen der linken zerebralen Hemisphäre lokalisiert. Die Tatsache, dass einige dieser linkslateralisierten Funktionen offenkundig nicht auf der Sprache beruhen[1] – und zweifellos auch der Umstand, dass die meisten Menschen Rechtshänder sind –, führte zu der Schlussfolgerung, dass die linke Hemisphäre die rechte in irgendeiner Weise *dominiere.*

Diese Sichtweise trat nach und nach in den Hintergrund, als klar wurde, dass beide Hemisphären für *unterschiedliche Funktionen* »dominierend« (genauer: für unterschiedliche Funktionen *spezialisiert*) sind. Patienten mit Läsionen in der rechten Hemisphäre haben beispielsweise besondere Schwierigkeiten mit dem Zeichnen oder ganz generell mit Konstruktionsaufgaben. Zudem sind sie offenbar in ihrer topografischen Orientierungsfähigkeit beeinträchtigt. Mitte des 20. Jahrhunderts setzte sich die Auffassung durch, dass der *sprachlichen* Spezialisierung der linken Hemisphäre eine *räumliche* Spezialisierung der rechten Hirnhälfte entspricht.

Etliche Beobachtungen allerdings schienen dieser säuberlichen Aufteilung zuwiderzulaufen. Wir haben bereits erwähnt, dass gelernte Bewegungsabläufe mit den Funktionen der linken Hemisphäre zusammenhängen. Gelernte Bewegungen aber lassen sich kaum unter den Oberbegriff »Sprachfunktionen« subsumieren. In ähnlicher Weise wurde deutlich, dass die rechte Hemisphäre auch auf Funktionen spezialisiert ist, die nicht in die Kategorie »räumliches Erkennen« fallen. Beispielsweise haben Patienten mit Verletzungen in der rechten Hemisphäre erhebliche Probleme, die »prosodischen« (Intonations-) Aspekte der Sprache zu erkennen und zu produzieren. All dies veranlasste die Forscher, nach dem *zugrunde liegenden gemeinsamen Faktor* zu suchen, der die Vielfalt dieser klinischen Erkenntnisse zu erklären vermochte.

Große Theorien der lateralen Asymmetrie

Das Ergebnis dieser neuerlichen Bemühungen war eine Reihe von Generalisierungen (wir verweisen auch hier auf den Überblick bei Springer und Deutsch, 1998, S. 292–301). So wurde die Auffassung vertreten, dass die linke Hemisphäre nicht auf die Sprache *an sich* spezialisiert sei, sondern auf eine fundamentalere Funktion, von der die Sprache abhängig ist, etwa die *analytische* oder *sequenzielle* Informationsverarbeitung. Analog dazu könnte die rechte Hemisphäre nicht auf das räumliche Erkennen als solches, sondern auf die *holistische* und *simultane* Verarbeitung spezialisiert sein. Tabelle 8.1 enthält eine repräsentative Liste solcher funktioneller Dichotomien.

»dominante« (linke) Hemisphäre	»untergeordnete« (rechte) Hemisphäre
verbal	nonverbal oder perzeptuell
symbolisch	visuell-räumlich
verbal	visuell-räumlich
analytisch oder logisch	perzeptuell oder synthetisch
propositional	appositional
analytisch	holistisch
abstraktes Denken	visuelle Vorstellung

Tabelle 8.1: Links-rechts-Dichotomien

In den sechziger und siebziger Jahren des 20. Jahrhunderts sickerten diese Erkenntnisse nach und nach ins Allgemeinwissen ein (siehe Springer und Deutsch, 1998, S. 289–301). Man glaubte nun, dass die linke Hemisphäre das rationale und logische Denken ermögliche, während die rechte Hirnhälfte eher intuitiv und kreativ sei. Schon bald hieß es, dass viele Menschen nur »eine Hälfte« ihres Gehirns benutzten, und zwar typischerweise die linke (angeblich »logische«, »regelorientierte« und »unkreative«) Hälfte. Nicht lange, und die wissenschaftlichen und technologischen Errungenschaften der industrialisierten westlichen Nationen wurden auf funktionelle hemisphärische Asymmetrien zurückgeführt und dem schwer fassbaren, mystischen Denken östlicher Religionen gegenübergestellt! Empirisch sind derartige Spekulationen kaum nachzuweisen.[2] Niemand, der in der klinischen Arbeit mit den tragischen Konsequenzen konfrontiert ist, die *tatsächlich* auftauchen, wenn ein Patient die Funktionen einer Hirnhälfte (oder auch nur eines kleinen Teils einer Hemisphäre) einbüßt – zum Beispiel infolge eines Schlaganfalls –, wird Behauptungen dieser Art für bare Münze nehmen.

Sämtliche Versuche, die basalen geistigen Funktionen der linken und rechten Hemisphäre zu dichotomisieren, mündeten in eine Sackgasse. Wahrscheinlich wird sich eines Tages herausstellen, dass die unterschiedlichen Funktionen der beiden Hirnhälften nicht auf einen einzelnen fundamentalen Faktor zurückzuführen sind. Ihre *anatomi-*

sche Dichotomie bedeutet nicht, dass sie in entsprechender Weise auch *funktionell* aufgeteilt sein müssen. In der Realität ist der funktionelle Unterschied zwischen den Hemisphären multifaktoriell. Die Hemisphären differieren in vielerlei Hinsicht, und während manche ihrer Unterschiede miteinander zusammenhängen, scheint zwischen anderen keinerlei Verbindung zu bestehen. Darüber hinaus sind an nahezu sämtlichen psychologisch klassifizierten mentalen Funktionen funktionelle Beiträge aus *beiden* Hirnhälften beteiligt. Ja, die Hemisphären enthalten keine »mentalen Funktionen« als solche. Vielmehr unterstützen sie die *komplexen Funktionssysteme*, die all unseren mentalen Fähigkeiten zugrunde liegen (siehe 2. Kapitel). Grobe Gegenüberstellungen werden diesen schwierigen Sachverhalten jedenfalls nicht gerecht.

Psychiatrie, Psychoanalyse und hemisphärische Asymmetrie

Bedauerlicherweise fanden die vereinfachenden Spekulationen über die hemisphärische Asymmetrie in der psychoanalytischen Gemeinschaft ein aufnahmefreudiges Publikum. Eine Behauptung, die in der psychoanalytischen Literatur immer wieder auftaucht, geht auf einen Beitrag zurück, den David Galin 1974 veröffentlichte (eine Übersicht über die einschlägigen Beiträge enthält Kaplan-Solms und Solms, 2000). Galin behauptete, dass die linke Hemisphäre – die verbale, analytische, logische Seite – der Sitz des von Freud beschriebenen »Systems *Bw*« und des »sekundärprozesshaften« Denkens sei. Die rechte Hemisphäre hingegen – die konkrete, holistische, intuitive Seite – sei der Sitz des *Unbewussten* und daher des primärprozesshaften Denkens.

Psychoanalytiker, die diese These aufgegriffen und propagiert haben, stützten sich praktisch immer auf Analogieschlüsse, denen sie Verallgemeinerungen über die vermeintlichen fundamentalen hemisphärischen Funktionen zugrunde legten (siehe Tabelle 8.1). Das typische Argument, das ursrpünglich auf Galin (1974) zurückgeht, besagt, dass das System *Ubw* und die rechte Hemisphäre identisch sein müssten, weil beide nonverbal und unlogisch denken; entsprechendes gelte demnach bezüglich des Systems *Bw* und der linken Hemisphäre.

Split-brain-Untersuchungen

Es ist unschwer ersichtlich, aus welchen Quellen Galin schöpfte. In den sechziger und siebziger Jahren des 20. Jahrhunderts übten so genannte »Split-brain«-Studien (die im 3. Kapitel bereits kurz erwähnt wurden) einen außergewöhnlich großen Einfluss aus. Damals hatte man ein chirurgisches Verfahren zur Behandlung schwerer epileptischer Störungen entwickelt: Man durchtrennte das Corpus callosum (den als »Balken« bezeichneten Faserstrang, der die beiden Hirnhälften miteinander verbindet; siehe 1. und 7. Kapitel), um die Anfälle zu isolieren und ein Übergreifen auf die gesunde Hemisphäre zu verhindern (siehe 6. Kapitel).

Diese Operation (die »**Kommissurotomie**«) wurde aus rein klinischen Gründen durchgeführt. Den Neuropsychologen aber gab sie die einzigartige *wissenschaftliche* Chance, die Funktionen der beiden Hirnhälften separat zu erforschen. Um das Problem systematisch untersuchen zu können, musste man jedoch zunächst eine Reihe methodologischer Schwierigkeiten überwinden. Das Hauptproblem hing mit den Augenbewegungen zusammen: Wenn sich die Augen beim Betrachten von Objekten, die sich vor ihnen befinden, frei bewegen können, empfangen beide Hemisphären Information. Dies kann man kontrollieren, indem man den Patienten bittet, einen bestimmten Punkt zu fixieren, und dann kurz einem Gesichtsfeld den gewünschten Stimulus präsentiert, während man das andere abdeckt; auf diese Weise erhält nur eine Hemisphäre die Information. Ein weiteres Problem besteht darin, dass sich die Patienten, die eine Kommissurotomie vornehmen ließen, wegen bereits bestehender Anomalitäten zu dem Eingriff entschlossen. Daher spiegeln die Fähigkeiten der »Split-brain«-Patienten vermutlich nicht die Funktionsweise neurologisch normaler Individuen wider. Kontrollieren kann man dies, indem man die Ergebnisse aus den Split-brain-Untersuchungen mit Beobachtungen kombiniert, denen andere Methoden zugrunde liegen, und lediglich die übereinstimmenden Daten anerkennt. Jede wissenschaftliche Methode hat ihre Grenzen.

Bei den Split-brain-Untersuchungen präsentierte man der isolierten linken Hemisphäre Reize, zum Beispiel die Bilder gedruckter Wörter wie »Stift« oder »Handschuh«. Die Patienten waren fähig, diese Wörter zu lesen. Wenn man dieselben Bilder aber der isolierten rechten Hemisphäre präsentierte, konnten die Patienten sie nicht entziffern. Sie erkannten die Objekte, die der isolierten rechten Hemisphäre visuell präsentiert wurden, denn sie konnten das betreffende Objekt aus mehreren Gegenständen, die der linken Hand angeboten wurden, auswählen; sie waren aber nicht im Stande, die wieder erkannten Objekte verbal zu *benennen.*

Mit Hilfe dieses Paradigmas wurden der isolierten rechten Hemisphäre emotional erregende Bilder präsentiert. Sie lösten eine Reaktion aus, die die linke Hemisphäre nicht zu erklären vermochte. Ein Beispiel dieser Art haben wir im 3. Kapitel beschrieben: Ein männlicher Untersucher präsentierte der rechten Hemisphäre einer Patientin pornografische Bilder. Die Patientin errötete und kicherte, war aber außer Stande, den Grund für ihre Verlegenheit anzugeben. Interessanterweise versuchen Split-brain-Patienten in solchen Situationen häufig, Erklärungen für ihr Verhalten »zurechtzubasteln« (sie *konfabulieren*). Diese Erklärungen haben eine auffallende Ähnlichkeit mit dem Phänomen, das Psychoanalytiker als »Rationalisierung« bezeichnen – das heißt, die Patienten konstruieren nachträglich plausible Gründe, um Verhaltensweisen zu rechtfertigen, die (wie der Untersucher weiß) in Wirklichkeit ganz anders motiviert sind.[3] Das reale Motiv, um das die rechte Hemisphäre »unbewusst« weiß, bleibt der »bewussten« linken Hirnhälfte verborgen.

Weil der Begriff »*bewusst*« hier so verwendet wird, als sei er gleichbedeutend mit »*reflexiv* bewusst« (siehe 3. Kapitel), setzen wir ihn in Anführungszeichen. Sich etwas bewusst zu sein (Kernbewusstsein) und in der Lage zu sein, es reflexiv zu erinnern und zu artikulieren (erweitertes Bewusstsein), sind zwei verschiedene Dinge. Wir werden darauf später noch einmal zurückkommen.

Die rechte Hemisphäre und das Unbewusste

Wenn die oben erwähnten psychoanalytischen Autoren behaupteten, dass die linke und die rechte Hemisphäre Freuds Systeme *Bw* beziehungsweise *Ubw* repräsentierten, machten sie sich über solche Komplikationen keinerlei Gedanken. Sie führten das dissoziierte Verhalten von Split-brain-Patienten auf die Durchtrennung der Verbindung zwischen den beiden Hemisphären zurück und setzten es direkt mit einer Durchtrennung der Verbindung zwischen *Bw* und *Ubw* gleich – das heißt, sie interpretierten es als künstlich herbeigeführte *Verdrängung*. Umgekehrt glaubten sie, dass die *normale* Verdrängung tatsächlich mit einer funktionellen Trennung zwischen den Hemisphären einhergehe (ihre eigenen Grundannahmen machten diese Annahme naturgemäß erforderlich). Auf diese Weise wurde das Corpus callosum gewissermaßen zum »Verdrängungsorgan«. Bevor wir diese verblüffende Schlussfolgerung im Lichte der relevanten empirischen Daten genauer betrachten, müssen wir den Leser mit einigen weiteren neuropsychologischen Zusammenhängen vertraut machen, die die asymmetrischen Funktionen der Hemisphären betreffen.

Mehr zur Neuroanatomie der Sprache

Auf der Grundlage von Läsionsstudien, die seit etlichen Jahren auch durch Untersuchungen mit bildgebenden Verfahren kombiniert werden, konnte die anatomische Organisation des »Sprachapparats«, wie (Freud, 1891b) ihn nannte, gründlich erforscht werden.[4] Sprachinformation wird zum *primären auditorischen Kortex* geleitet (a in Abbildung 8.3). Diese Region registriert Geräusche und grenzt direkt an den *auditorischen Assoziationskortex* (b in Abbildung 8.3) an. Hier werden die Geräusche zu wieder erkennbaren Einheiten zusammengefasst. Lediglich manche Geräusche sind wieder erkennbare Sprachlaute; sie werden als **Phoneme** bezeichnet. Die gesamte Sprache ist aus Phonemen aufgebaut, aber unterschiedliche Sprachen erkennen unterschiedliche Phoneme. Menschen beispielsweise, die Xhoi (eine südafrikanische Sprache) sprechen, benutzen eine Vielzahl von Klick-Lauten, um Bedeutung verbal zu vermitteln; im Englischen hingegen gibt es keinerlei Klick-Laute. Und während englisch sprechende Menschen zwischen »l«- und »r«-Lauten unterscheiden, wird dieser Unterschied von Japanern überhaupt nicht erkannt. Verletzungen in diesem Bereich der linken Hirnhälfte beeinträchtigen die Phonem-Erkennungsfunktion, und dies führt zu der bereits erwähnten Unfähigkeit, Sprache zu verstehen: zur *Wernicke-Aphasie*. Die betroffenen Patienten können Sprache produzieren, begreifen aber nicht, was sie hören, und weil ihr eigener sprachlicher Output nicht angemessen durch akustisches Feedback moduliert wird, klingt auch ihre Sprache anormal.

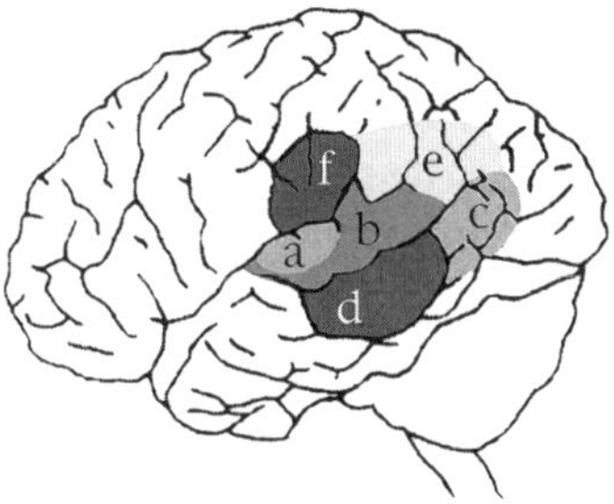

Abbildung 8.3: Sensorische Sprachareale

Zur Kodierung von audioverbaler Information müssen nicht allein *Phoneme*, sondern auch ganze *Wörter* und *Sätze* im Kurzzeitgedächtnis festgehalten werden.[5] Wörter sind Phonemgruppen, die – teils durch Assoziation mit visueller Information (kodiert in *okzipitotemporalen* Strukturen; c in Abbildung 8.3) – im Zuhörer konkrete Bilder auftauchen lassen – durch sie erhalten die Laute eine Bedeutung. Dies ist die **lexikalische** (im Unterschied zur **phonologischen**) Analyseebene. Läsionen, die dieses System betreffen, ziehen eine **Anomie** nach sich oder, in schwereren Fällen, eine **amnestische Aphasie** – die extreme Form eines Phänomens, das jedem vertraut ist: Man kennt die Bedeutung des Wortes, das man verwenden möchte, kann aber seine Phonologie nicht abrufen (»Es-liegt-mir-auf-der-Zunge, aber ...«). Das Gleiche kann umgekehrt passieren: Patienten mit Verletzungen in diesem Bereich nehmen die phonologische Struktur der

Wörter auf, können aber die entsprechende Bedeutung nicht abrufen (man bezeichnet dies als *Verfremdung der Wortbedeutung*).

An der Stabilisierung ganzer *Sätze* im Kurzzeitgedächtnis sind auch audioverbale Mechanismen beteiligt, die von der mittleren Region des Scheitellappens unterstützt werden (d in Abbildung 8.3). Häufig müssen wir recht viele Wörter im Kurzzeitgedächtnis speichern, bevor die Bedeutung eines gesprochenen Satzes klar wird (im Deutschen beispielsweise taucht das Verb häufig erst am Satzende auf). Läsionen in der mittleren Region des Schläfenlappens (und in den angrenzenden Bereichen) rufen ein Symptom hervor, das als *akustisch-mnestische Aphasie* oder (häufiger) als **Leitungsaphasie** bezeichnet wird. Diese Patienten registrieren das, was man zu ihnen sagt, auf phonologischer und lexikalischer Ebene, sind aber außer Stande, ganze Sätze so zu stabilisieren, dass sie ihre Bedeutung dekodieren oder den Satz korrekt *wiederholen* könnten.

Die höheren Regionen des Parietalkortex (e in Abbildung 8.3), das heißt, die abstrakteren Ebenen des visuellen Systems (siehe 6. Kapitel), unterstützen einen Mechanismus, der für die Analyse der **syntaktischen** Sprachstruktur zuständig ist. Hierbei handelt es sich im Grunde um einen räumlichen (genauer: um einen quasi-räumlichen) Mechanismus. (Die Tatsache, dass *räumliche* Aspekte der Sprache in einer Region der *linken* Hemisphäre analysiert werden, zeigt ebenfalls, dass es tollkühn ist, den unterschiedlichen Hirnhälften vollständige mentale Funktionen zuzuschreiben.) Läsionen in diesem Bereich erschweren es den Patienten, die Bedeutung zu dekodieren, die durch die quasi-räumliche Struktur der Wortabfolge vermittelt wird. Patienten mit solchen Läsionen haben zum Beispiel Schwierigkeiten, zwischen den Sätzen: »Die Katze jagt die Ratte«, und: »Die Ratte jagt die Katze«, zu unterscheiden oder die verschiedenartige Bedeutung der Formulierungen »Meines Vaters Bruder« und »meines Bruders Vater« zu erkennen. Die Bedeutung dieser Formulierungen wird durch die jeweilige Stellung der *Schlüsselwörter* angezeigt. Störungen dieser Funktion werden als **transkortikale sensorische Aphasie**, seltener auch als *rezeptiver Agrammatismus* oder (verwirrenderweise) als *semantische Aphasie* bezeichnet.

All diese »sensorischen« Aspekte der Sprache werden durch Komponenten der für die Aufnahme, Analyse und Speicherung von Information zuständigen Funktionseinheit vermittelt (siehe 1. Kapitel). Die »motorischen« Aspekte werden von den weiter vorn gelegenen Teilen der linken Hemisphäre unterstützt – der Funktionseinheit für die Programmierung, Steuerung und Kontrolle von Tätigkeiten im Frontalbereich (siehe 1. Kapitel).

Die motorischen Aspekte der Sprache

In der Realität sind die »sensorischen« und die »motorischen« Aspekte der Sprache ebenso wenig voneinander zu trennen wie die Funktionen der linken und der rechten Hemisphäre. Selbst die elementare Funktion des Aussprechens von Wörtern ist auf das ständige Feed-back aus dem somato-sensorischen System angewiesen, das die Veränderungen der Stellung von Lippen, Zunge und Gaumen steuert. Diese Funktion wird von einer Region des *Scheitel*lappens unterstützt (einer *sensorischen* Region; f in Abbildung 8.3), und Läsionen in diesem Bereich sind an den Syndromen der oben beschriebenen *Leitungsaphasie* und der *Broca-Aphasie*, auf die wir sogleich näher eingehen werden, beteiligt. (Lurija bezeichnete eine »sensorisch bedingte« motorische Störung, die einige der als Broca-Aphasie klassifizierten Fälle zu erklären vermag, als *afferente motorische Aphasie.*)

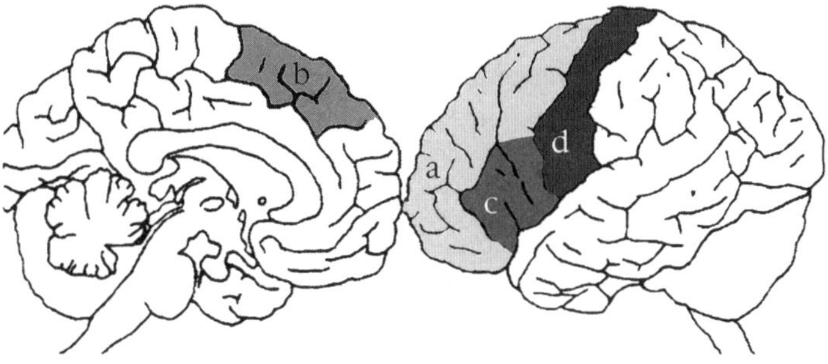

Abbildung 8.4: Motorische Sprachbereiche

Unsere Beschreibung der im engeren Sinn »motorischen« Aspekte der Sprache beginnt mit der *Absicht* zu sprechen. Diese komplexe Funktion lässt sich aus nahe liegenden Gründen nicht exakt lokalisieren, wird aber traditionell dem präfrontalen Kortex zugeschrieben (a in Abbildung 8.4). Störungen der Sprachinitiative tauchen gewöhnlich in Verbindung mit Läsionen eines bestimmten Teils des Stirnlappens auf, der als *supplementäres motorisches Areal* bezeichnet wird (b in Abbildung 8.4). Die Störung ist unter dem Begriff **transkortikale motorische Aphasie** (nach Lurija auch als *dynamische Aphasie* bezeichnet) bekannt.

Die Absicht oder der Plan zu sprechen führt zur Bildung einer Äußerung – die wir als ein verbales motorisches Programm oder als artikulatorische Sequenz bezeichnen können. Die dafür entscheidende Region befindet sich im weiter hinten gelegenen Teil der Stirnlappen, im prämotorischen Bereich, zu dem auch das Broca-Areal gehört (c in Abbildung 8.4). Patienten mit Läsionen in diesem Teil sind zwar weiterhin in der Lage, Sprache zu initiieren, können aber die Absicht nicht in ein konkretes motorisches Programm übersetzen. Dies ist die **Broca-Aphasie** (unter einer extremen Form dieser Störung litt »Tan-Tan«). (Lurija bezeichnete sie als *efferente motorische Aphasie.*) Die Patienten können einzelne Wörter aussprechen (häufig stehen ihnen nur wenige stereotype Wörter, vorwiegend Substantive, zur Verfügung), aber sie können sie nicht zu grammatikalischen Sequenzen miteinander verbinden.

Die komplexe Sequenz geplanter Artikulationen wird also im *primären motorischen Kortex*, im hintersten Teil des Stirnlappens, in muskuläre Aktivität umgewandelt. Die spezifische Region ist der unterste Teil des motorischen Streifens (d in Abbildung 8.4), der die Bewegung der Gesichts- und Mundmuskulatur unterstützt. Läsionen in diesem Bereich rufen eine einseitige Gesichtslähmung hervor – keine Aphasie (zur Erinnerung: nur der Assoziationskortex ist funktionell asymmetrisch).

Wir hoffen, dem Leser ein einigermaßen verständliches Bild davon vermittelt zu haben, wie Sprache im Gehirn produziert und analysiert wird. Da aber die Kommunikation lediglich *ein* Aspekt der Sprache ist, unterschied Lurija die *kommunikative* Funktion von ihren übrigen Aufgaben, zum Beispiel ihrer Funktion als »*intellektuelles Werkzeug*« und ihrer Rolle bei der *Steuerung* von Tätigkeiten.

Jenseits der Kommunikation

Freud war der Ansicht, dass die Verbindung von Wörtern und Gedanken es ermögliche, diese Gedanken bewusst zu machen. In seinem Beitrag *Das Unbewusste* (Freud, 1915e) bezeichnete er dies sogar als Grundlage seiner »Redekur«: Die Verdrängung geht mit einem Rückzug der Wortassoziationen von den Motivationsprogrammen einher, und diese Verbindungen werden durch die Redekur wiederhergestellt. Verdrängte Wünsche sind demnach buchstäblich undenkbar, weil sie unaussprechbar sind.[6] Freud glaubte, dass nur etwas, das *wahrgenommen* worden ist, auch bewusst werden könne. Deshalb ist das Bewusstsein eine Wahrnehmungsfunktion (siehe 2. und 3. Kapitel). Unbewusste mentale Vorgänge, die von der Wahrnehmungsperipherie weit entfernt sind – etwa die tiefen motivationalen Prozesse, die durch die »Bedürfnisdetektoren« des Hypothalamus und der mit ihm zusammenhängenden Strukturen unterstützt werden (siehe 4. Kapitel) –, können erst ins Bewusstsein gelangen, *wenn sie mit etwas Wahrnehmbarem assoziiert werden.* Da sich die Erinnerungsspuren der Worte – von Freud als »*Wortvorstellungen*« bezeichnet – aus bewussten auditorischen und kinästhetischen Sensationen herleiten, besitzen sie die notwendigen perzeptuellen Voraussetzungen. Unbewusste Gedanken können folglich bewusst gemacht werden, indem sie in Worten repräsentiert werden.

Freud erkannte an, dass »Wortvorstellungen« nicht der *einzige* Weg vom Unbewussten zum Bewussten sind. Unbewusste Gedanken (von ihm als »*Dingvorstellungen*« oder »*Sachvorstellungen*« bezeichnet) können auch in Gestalt konkreter Bilder *(»Objektvorstellungen«)* bewusst werden, die mit den visuellen Bildern unserer Träume vergleichbar sind. Sie können zudem als Emotionen bewusst *empfunden* werden (siehe 3. und 4. Kapitel). Freud (1923b, 1940a [1938]) zufolge aber ist die Sprache das effizienteste und flexibelste Instrument, wenn wir uns unserer Gedanken versichern wollen.

Was geschieht mit einem Patienten, der diese wichtige Funktion der Sprache verloren hat?

Eine Patientin, die ihre Gedanken »verliert«

Karen Kaplan-Solms (Kaplan-Solms und Solms, 2000, S. 90–115) behandelte eine Patientin, bei der eine Blutung im mittleren temporalen Bereich der linken Hemisphäre aufgetreten war (Abbildung 8.5). Als Frau K. im Krankenhaus zu sich kam, litt sie zunächst unter einer Wernicke-Aphasie. Sie hatte das Gefühl, als spräche jeder, der sich mit ihr unterhielt, eine fremde, ihr völlig unbekannte Sprache. Einen Augenblick lang befürchtete sie, im Himmel zu sein, vor allem als ihr langsam wieder einfiel, was geschehen war. Schon bald aber begann sie, ihre Umwelt besser zu begreifen. Obwohl sie nicht verstand, was man zu ihr *sagte*, erkannte sie an der *äußeren Erscheinung und am Verhalten* der Menschen (Krankenschwestern, Ärzte, andere Patienten), dass sie sich offenbar in einer Klinik befand. Frau K.s phonemisches Hörvermögen besserte sich rasch, sodass sie verstand, was man zu ihr sagte – vorausgesetzt, man sprach in kurzen Sätzen. Sie litt nun unter einer Residualstörung des audio-verbalen Kurzzeitgedächtnisses, die für ihre akustisch-mnestische Aphasie verantwortlich war. Infolgedessen konnte sie sich alles, was sie hörte, nur einen kurzen Moment lang merken.

Diese Störung wurde von einem sonderbaren subjektiven Zustand begleitet. Frau K. »verlor« ihre Gedanken. Ihr kam ein Gedanke in den Sinn, aber noch bevor sie etwas mit ihm anfangen konnte, war er wieder *verschwunden.* Ebenso wie sie unfähig war, sich das, was man zu ihr sagte, zu merken, konnte sie auch nicht behalten, was sie *zu sich selbst* »sagte«. Ihr Bewusstsein war wie ein Sieb. Das Gleiche geschah, wenn sie sich mit anderen Menschen unterhalten wollte. Sie formulierte die Worte, die sie aussprechen wollte, doch noch bevor sie sie artikulierte, waren sie verschwunden und ließen sie sprachlos und verwirrt zurück.

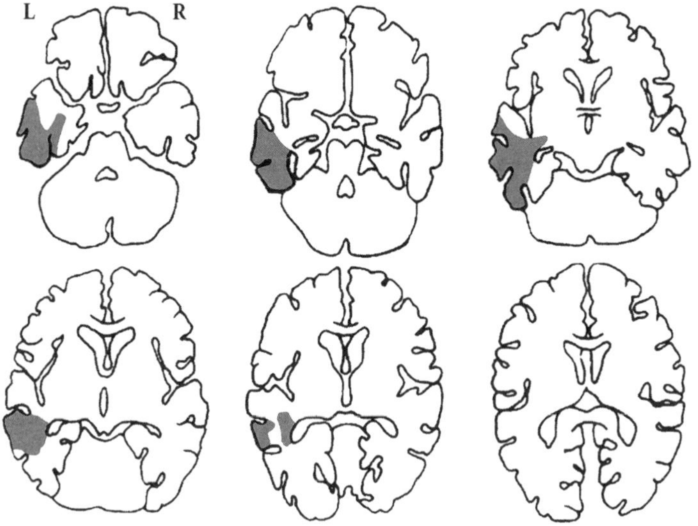

Abbildung 8.5: Läsionsfokus bei einer Patientin, die ihre Gedanken »verliert« Dieser Abbildung liegen CT-Scans zugrunde. Sie zeigt sequenzielle horizontale Schnitte durch den unteren Teil des Gehirns (in der Abbildung oben links) Richtung Scheitel (unten rechts).

Der Schweregrad der Störung schwankte. Mitunter stellte Frau K. fest, dass ihr Kopf vollständig »leer« war – sie hatte all ihre Gedanken verloren, nicht nur jene, die mit dem augenblicklichen Gesprächsthema zusammenhingen. Diese Verfassung, in der sie keinen Gedanken bewusst festhalten konnte, ängstigte sie natürlich und war ihr auch peinlich. Sie reagierte darauf, indem sie sich ins Bett zurückzog und auf die »Rückkehr« ihrer Gedanken wartete, und nach einer Weile tauchten diese tatsächlich wieder auf. Wenn Frau K. an den Wochenenden nach Hause fuhr, zog sie sich häufig aus sozialen Interaktionen zurück und suchte sich ein ruhiges Eckchen, zum Beispiel im Schlafzimmer, wo sie auf die »Rückkehr ihres Verstandes«, wie sie selbst es ausdrückte, wartete.

Unter kognitivem Blickwinkel betrachtet, ist es verständlich, dass ihre Gedanken auf diese Weise verschwanden. Die Patientin hatte linkshemisphärisch eine massive Verletzung in der mittleren temporalen Region, die normalerweise Wortketten im Kurzzeitgedächtnis speichert, erlitten. Die Schädigung dieses Systems beeinträchtigt nicht nur die Fähigkeit, sich Worte zu merken, die man hört; auch die Worte, die man selbst im eigenen Bewusstsein erzeugt, können nicht im Kurzzeitgedächtnis festgehalten werden. Dies ist darauf zurückzuführen, dass derselbe audio-verbale »Puffer« für innerlich generierte Worte und für Worte, die man äußerlich wahrnimmt, benutzt wird.[7] Da das audio-verbale System der Patientin ihre innerlich erzeugten Gedanken nicht im Kurzzeitgedächtnis aufbewahren konnte, »verschwanden« diese Gedanken. Dies scheint die Vermutung Freuds (und vieler anderer Autoren) zu bestätigen, dass wir unsere Gedanken uns selbst (bewusst) mitteilen, indem wir sie in Worte kleiden.

Galins (1974) Hypothese zufolge aber müsste der Verlust der Fähigkeit, in Worten zu denken, praktisch zu einer psychotischen Erkrankung führen. Wenn die Fähigkeit, in Worten zu denken, das Gefüge des Systems *Bw* (und den Sekundärprozess überhaupt) trägt, dann müsste die Zerstörung dieser Funktion auf eine Zerstörung sämtlicher Ich-Prozesse hinauslaufen und solche Patienten ganz und gar ihren Primärprozessen (und den Triebstrebungen, die das System *Ubw* dominieren) ausliefern.

Frau K.s psychiatrischer Status. Entwickelte Frau K. psychotische Wahnvorstellungen? Nein. Eine Fülle von Beobachtungen zeigt, dass ihre Ich-Funktionen grundsätzlich intakt waren: Trotz ihrer Schwierigkeiten wurde ihr Verhalten weiterhin vom sekundärprozesshaften Denken und vom Realitätsprinzip bestimmt. Beispielsweise überprüfte sie (einen Moment lang) ihre wahnhafte Annahme, im Himmel zu sein, an ihrer äußeren Wahrnehmung[8], und diese geistige Arbeit bewirkte, dass sie ihre Fantasien dem, was sie sah, unterordnete. Und wenn sie ihre Gedanken »verlor«, war sie vernünftig genug, um sich ins Schlafzimmer zurückzuziehen und dort auf ihre Rückkehr zu warten. In Anbetracht ihrer Schwierigkeiten war dieses Verhalten absolut vernünftig. Diese Patientin hatte ganz offenkundig nicht *wirklich* »den Verstand« verloren; verloren hatte sie lediglich die Fähigkeit, ihre Gedanken im erweiterten Bewusstsein zu *repräsentieren* (oder zu speichern). Ihr Verstand (ihr Ich[9]) existierte weiterhin und bestimmte *unbewusst* nach wie vor auch ihr Verhalten. Sie hatte lediglich einen spezifischen *Aspekt* ihrer Ich-Funktionen eingebüßt.

Betrachten wir Galins Hypothese nun noch einmal im Zusammenhang mit einem zweiten Fall. Dieser Patient hatte infolge eines Schlaganfalls einen anderen Aspekt der Sprache eingebüßt.

Ein Patient, der seine Gedanken nicht in Worte fassen kann

Obwohl er erst Mitte zwanzig war, erlitt Herr J. (siehe Kaplan-Solms und Solms, 2000, S. 75–86) aufgrund einer bakteriellen Endokarditis einen Schlaganfall, der vorwiegend das Broca-Areal schädigte (siehe Abbildung 8.6). Fortan konnte der Patient nicht mehr flüssig, sondern nur noch in einer Art »Telegrammstil« sprechen und nur sehr wenige Worte artikulieren (Broca-Aphasie). Seine Behinderung, die auch eine Hemiparese einschloss (eine Lähmung der rechten Körperhälfte) hatte sein Leben natürlich radikal verändert. Er hatte seinen Job, seine Partnerin und die meisten seiner Freunde verloren. Seine Angst, keinerlei Zukunftsaussichten mehr zu haben, war nur allzu verständlich. Alles, was er bislang für selbstverständlich gehalten hatte, war ihm entglitten. Es war eine tragische Situation, und Herr J. war voller Wut, Traurigkeit und Verlustgefühle.

Als wir ihm eine Psychotherapie anboten, zögerte er keine Sekunde. Er wollte über so vieles sprechen, auch wenn ihm die Worte fehlten. Eines der vielen Themen, die er mit seiner Therapeutin bearbeiten wollte, war sein Gefühl, nur noch »ein halber Mann« zu sein. Dies teilte er ihr mit, indem er ein Strichmännchen zeichnete, es vertikal zweiteilte und sagte: »Mann … Hälfte … Hälfte.« Diese Kommunikation war von tiefer Bedeutung. Sie vermittelte den Kern seiner emotionalen Situation einschließlich ihrer verdrängten Implikationen und verband sie gleichzeitig symbolisch mit seinem neurologischen (hemiparetischen) Zustand. Er hatte seine Männlichkeit und damit auch sein Selbstwertgefühl verloren. In seiner Psychotherapie arbeitete er indessen hart daran, diese Verluste zu bewältigen, und konnte sich schließlich ein neues, lebenswertes Leben aufbauen, das den neuen Voraussetzungen und Prioritäten angepasst war.

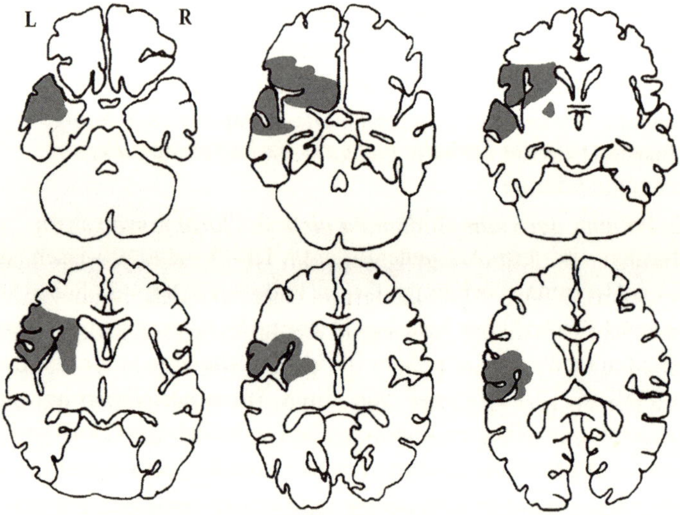

Abbildung 8.6: Läsion bei einem Patienten mit Broca-Aphasie

Kurz, dieser Patient, der im buchstäblichen Sinn so gut wie »wortlos« war, konnte die psychoanalytische Therapie – die so genannte Redekur – gleichwohl Gewinn bringend für sich nutzen, um den schmerzvollen Trauerprozess zu bewältigen und neue Einsichten in sich selbst zu gewinnen. Dies ermöglichte es ihm schließlich, sich seinen Schwierigkeiten, unter denen viele Menschen mit völlig intakten Gehirnen zusammengebrochen wären, mit großer Tapferkeit zu stellen.

Galins Hypothese wird weder durch Herrn J.s noch durch Frau K.s Fall bestätigt. Zu beachten ist, dass Herr J. – ebenso wie Frau K. – massive Verletzungen der linken Hemisphäre (dem mutmaßlichen Sitz des Systems *Bw*) erlitten hatte, sein Bewusstsein und das ausführende Ich aber nicht erkennbar beeinträchtigt waren. Natürlich treten die postulierten metapsychologischen Konsequenzen der Trennung zwischen »Wortvorstellungen« und unbewussten »Objekt-«

oder »Dingvorstellungen«, die sie (angeblich in der rechten Hemisphäre) repräsentieren, nur bei Schädigungen eines kleinen Teils der linken Hemisphäre auf – sofern sie überhaupt auftreten. Die Bindung des reflexiven Bewusstseins an die Denkvorgänge ist daher lediglich *ein Aspekt* des linkshemisphärischen Funktionierens. Und die groben (exekutiven) Ich-Defizite, die Galins Hypothese vorhersagt, sind bei linkshemisphärischen Läsionen überhaupt nicht zu beobachten.

Patienten, die die Sprache nicht zur Verhaltensregulierung einsetzen können

Es gibt allerdings tatsächlich Patienten mit fokalen neurologischen Läsionen, die jene Art generalisierter Ich-Defizite aufweisen, die Galins Hypothese vorhersagt. Gegen Ende des 3. Kapitels haben wir kurz eine Reihe solcher Fälle beschrieben. Die Überzeugungen dieser Patienten sind voller rätselhafter Widersprüche, ihre Wahrnehmung der äußeren Realität wird von ihren Wunscherfüllungsfantasien überwältigt, sie scheinen kein Zeitgefühl zu besitzen, und ihr Denken wird durch primärprozesshafte Transformationen grob verzerrt. Aber diese Patienten *haben keine linkshemisphärischen Schädigungen erlitten* (siehe Abbildung 8.7). Die Läsionen sind in diesen Fällen vielmehr überhaupt nicht lateralisiert: Sie sind auf charakteristische Weise *bilateral.* Wichtiger als die Frage, welche *Seite* des Gehirns verletzt ist, ist die Frage, ob der vordere oder der hintere Teil des Gehirns betroffen ist. Lediglich Patienten mit *Frontallappen*läsionen weisen solche Defizite auf.

Tiefe Läsionen in den Stirnlappen rufen Störungen der von Lurija als *Regulations*funktion der Sprache beschriebenen Funktion hervor. Dieser Aspekt der Sprache, der auch als »inneres Sprechen« bezeichnet wird, ermöglicht es uns, das eigene Verhalten verbalen Programmen unterzuordnen, indem man sich beispielsweise sagt: »Zuerst muss ich dies und jenes tun, damit ich das und das bekommen kann.« Auf diesen Sprachaspekt verlassen wir uns ständig. Am einfachsten zu beobachten ist er bei kleinen Kindern, die ihr inneres Sprechen noch häufig externalisieren und auf diese Weise zu erkennen gaben, wie sie Worte (die sie nicht selten direkt von ihren Eltern übernommen haben) benutzen. Denken wir zum Beispiel an das kleine Kind, das mit dem Finger auf den begehrten Gegenstand zeigt und gleichzeitig zu sich selbst »nein, nein« oder »heiß« sagt. Im Laufe der Zeit werden diese Selbstinstruktionen zunehmend internalisiert und äußerlich unsichtbar – das heißt, sie werden automatisch und unbewusst. Diese »Regulations«funktionen der Sprache gehen bei bilateralen Frontallappenläsionen verloren, insbesondere bei Schädigungen der ventromesialen Frontalregion. Die Verteilung der Funktionen des Systems *Bw* und *Ubw* zwischen den Hemisphären ist daher alles andere als eine einfache Angelegenheit.

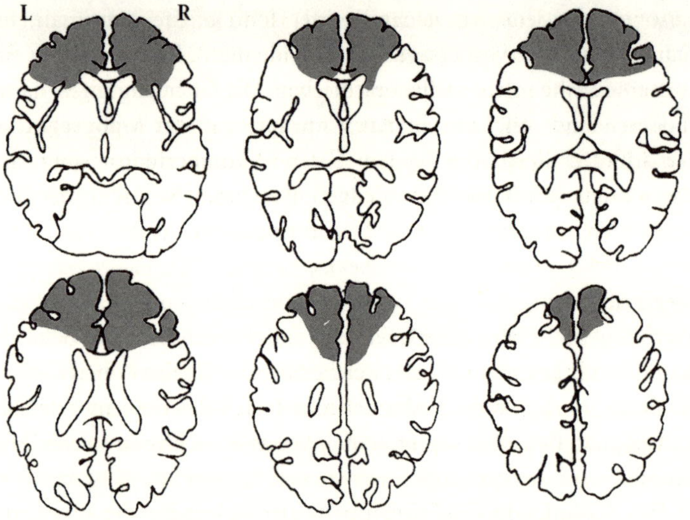

Abbildung 8.7: Läsionen bei Patienten mit Regulierungsdefiziten

Mehr zur Neuropsychologie der rechten Hemisphäre

Man sagt im Allgemeinen, dass die rechte Hemisphäre auf das räumliche Wahrnehmungsvermögen spezialisiert sei (siehe oben). Während Verletzungen des linkshemisphärischen Assoziationskortex verschiedenartige Aspekte der Sprache beeinträchtigen, rufen Läsionen der entsprechenden rechtshemisphärischen Teile Störungen der räumlichen Wahrnehmung hervor. Wenn diese Patienten ein Fahrrad zeichnen, fügen sie die einzelnen Bestandteile nicht zutreffend zusammen; sie können ein einfaches, aus Bauklötzen errichtetes Gebilde nicht nachbauen; und sie lernen nicht, den Weg von ihrem Bett zur Toilette zu finden (für eine detaillierte Übersicht siehe DeRenzi, 1982). Bestimmte rechtshemisphärische Funktionen aber lassen sich nicht ohne weiteres unter das Stichwort »räumliche Wahrnehmung« subsumieren. Überaus deutlich wird dies an einem Syndrom, das in der Regel mit einer Schädigung des rechten Scheitellappens einhergeht. Dieses Muster von Anzeichen und Symptomen (das als »*rechtshemisphärisches Syndrom*« bezeichnet wird) ist durch drei Merkmale charakterisiert. Eine dieser Syndromkomponenten besteht aus den eindeutig »räumlichen« Defiziten, die wir soeben beschrieben haben (beispielsweise der **konstruktiven Apraxie** und der **topografischen Desorientiertheit**), die beiden anderen Komponenten aber sind komplexerer Natur. Sie fallen unter die Kategorien **Neglect** (oder *halbseitiger Neglect* oder *Hemineglect*) und **Anosognosie.**

Neglect

Patienten mit dieser Einschränkung ignorieren die linke Seite des Raumes (für eine detaillierte Literaturübersicht siehe Robertson und Marshall, 1993). Wenn Sie zum Beispiel rechts neben einer solchen Patientin stehen und sie fragen: »Wie geht es Ihnen heute, Frau Jones?«, wird sie vermutlich antworten: »Danke, es geht mir gut.« Stehen Sie links neben der Patientin und stellen ihr dieselbe Frage, wird sie wahrscheinlich keinerlei Notiz von Ihnen nehmen. Dies liegt nicht daran, dass sie Sie nicht sieht oder hört. Der Neglect ist eine *Aufmerksamkeits-*, keine Wahrnehmungsstörung. Und das Problem betrifft nicht nur Objekte im äußeren Raum, sondern tragischerweise auch die linke Hälfte des *eigenen Körpers.* Solche Patienten rasieren häufig nur die rechte Gesichtshälfte, ziehen sich nur den rechten Strumpf oder Handschuh an und nehmen ausschließlich die Nahrung zu sich, die sich auf der rechten Tellerhälfte befindet.

Anosognosie

Anosognosie bedeutet das Nichterkennenkönnen der eigenen Erkrankung. Wenn Frau Jones sagt: »Mir geht es gut, danke«, *meint* sie dies tatsächlich – obwohl sie als Patientin mit schwerer rechtshemisphärischer Läsion linksseitig vollständig gelähmt ist. Diese Patienten können nicht laufen und sind auf den Rollstuhl angewiesen, um sich umher bewegen zu können, behaupten aber trotzdem, dass es ihnen gut gehe und dass ihnen nichts fehle. Das mangelnde Gewahrsein der eigenen Beeinträchtigung und die Rationalisierungen, die sie in Bezug auf ihre Schwierigkeiten fabrizieren, grenzen mitunter ans Wahnhafte (für detaillierte Beispiele siehe Ramachandran, 1994; Ramachandran und Blakslee, 1998; Turnbull, 1997). Wenn zum Beispiel eine Patientin, die behauptet, laufen zu können, gefragt wird, weshalb sie dann im Rollstuhl sitze, antwortet sie unter Umständen: »Es war kein anderer Stuhl frei.« Auf die Frage, weshalb sie ihren linken Arm nicht bewege, gibt sie vermutlich zur Antwort: »Ich habe ihn heute schon arg strapaziert, deshalb will ich ihn jetzt schonen.« Und so weiter. Diese Patienten sind offenbar bereit, an jede Erklärung zu glauben, um sich ihre Krankheit nicht eingestehen zu müssen.

Dies trifft im wörtlichen Sinn zu. Nicht selten vertreten solche Patienten bizarre Behauptungen über ihre gelähmten Gliedmaßen, zum Beispiel dass der gelähmte Arm gar nicht zu ihnen, sondern zu jemand anderem gehöre (dieses Phänomen wird als **somatoparaphrene Täuschung** bezeichnet). Häufig bringen sie gegenüber dem gelähmten Arm oder Bein tiefen Abscheu zum Ausdruck, bitten den Chirurgen um eine Amputation oder greifen das Glied selbst tätlich an (**Misoplegie**).

In milderen Fällen leiden die Patienten unter einer **Anosodiaphorie.** Sie bestreiten nicht direkt, dass sie krank sind, scheinen sich über ihren Zustand aber *keinerlei Gedanken oder Sorgen* zu machen. Sie erkennen ihre Defizite intellektuell an, ohne die Implikationen emotional zu empfinden.

Zum Verständnis des rechtshemisphärischen Syndroms

Der Bandbreite der soeben beschriebenen Symptome wird die Klassifizierung »Störungen des räumlichen Wahrnehmungsvermögens« nicht gerecht. Obwohl diese Symptome auch räumliche Komponenten beinhalten, könnte man in Bezug auf manche Aspekte des rechtshemisphärischen Syndroms ebenso gut von »Störungen der *emotionalen* Wahrnehmung« sprechen. Die emotionalen Funktionen der rechten Hirnhälfte sind mittlerweile weitgehend geklärt, und viele Aspekte des Problems wurden umfassend untersucht. Das Gleiche gilt für die »Aufmerksamkeits«funktionen der rechten Hemisphäre.

In den vergangenen Jahren hat man verschiedene Theorien formuliert, um die nicht-räumlichen Aspekte des rechtshemisphärischen Syndroms zu erklären. Die erste dieser Theorien wird als *Aufmerksamkeitserregungs-Hypothese* [*attention-arousal hypothesis*] bezeichnet; sie erklärt den Neglect und die Aufmerksamkeitsaspekte der Anosognosie, lässt aber die übrigen Komponenten des Syndroms weitgehend unberücksichtigt (siehe Heilman und van den Abell, 1980; Mesulam, 1981). Dieser Theorie zufolge ist die rechte Hirnhälfte für die linke *und* die rechte Raumseite zuständig, während die linke Hemisphäre lediglich die Orientierung in der rechten Seite ermöglicht. Wenn die linke Hemisphäre geschädigt ist, bleibt die bilaterale (rechtshemisphärische) Aufmerksamkeit folglich erhalten; ist aber die rechte Hemisphäre geschädigt, bleibt nur die unilaterale (linkshemisphärische) Aufmerksamkeit intakt.

Eine zweite Theorie versucht, die emotionalen Aspekte des Syndroms zu erklären, ignoriert aber die räumlichen Aspekte. Man könnte sie als *Hypothese der negativen Emotionen* bezeichnen, denn sie besagt, dass die rechte Hirnhälfte auf negative, die linke auf positive Emotionen spezialisiert ist. Läsionen der linken Hemisphäre reduzieren deshalb die Fähigkeit, positive Gefühle zu empfinden, und verursachen Depressionen (sowie so genannte **katastrophische Reaktionen,** die häufiger mit links- als mit rechtshemisphärischen Läsionen einhergehen); rechtshemisphärische Läsionen hingegen haben den gegenteiligen Effekt: der Patient ist trotz seiner Situation überaus zufrieden. Auch wenn dem Leser diese simple Dichotomie zwischen positiven und negativen Emotionen lächerlich erscheinen mag (vgl. 4. Kapitel), handelt es sich um eine in verblüffendem Maße anerkannte und einflussreiche Theorie.

Die *Hypothese der somatischen Marker* (vertreten von Damasio, 1994) ist die dritte Theorie, die wir hier berücksichtigen wollen. Ihr liegt die Überlegung zugrunde, dass die rechte Hemisphäre auf das somatische Gewahrsein spezialisiert ist (auf das Gewahrsein des Körpers als »Ding«). Da Emotionen, wie wir im 4. Kapitel sahen, auch durch das Gewahrsein des eigenen körperlichen Zustandes hervorgerufen werden, beeinträchtigen rechtshemisphärische Läsionen die Fähigkeit der emotionalen Wahrnehmung. Diese Theorie ist ausgefeilter und differenzierter als die beiden zuvor beschriebenen und berücksichtigt sämtliche wesentlichen Merkmale des rechtshemisphärischen Syndroms (räumliche, emotionale und aufmerksamkeitsbezogene), doch auch sie hat, wie wir bald sehen werden, ihre Tücken.

Es ist interessant, sich einmal den recht schlichten Gedankengang anzusehen, der all diesen Theorien zugrunde liegt. Nachdem die Forscher zunächst beobachtet hatten, dass rechtshemisphärische Läsionen Ausfälle in der räumlichen Wahrnehmung bewirken, stellten sie die Hypothese auf, dass die rechte Hemisphäre auf die räumliche Wahrnehmung spezialisiert sei. Sodann beobachteten sie, dass rechtshemisphärische Läsionen auch Aufmerksamkeitsstörungen hervorrufen, und ergänzten die These um das Postulat, dass die rechte Hemisphäre auf die Erregung von Aufmerksamkeit spezialisiert sei. Anschließend stellten sie fest, dass Patienten mit einer rechtshemisphärischen Läsion gleichgültig und sorglos auf ihre Ausfälle reagierten, und so fügten sie hinzu, dass die rechte Hemisphäre auf negative Emotionen spezialisiert sei. Um des Weiteren die Tatsache zu erklären, dass rechtshemisphärische Patienten den Zustand ihres eigenen Körpers nicht bewusst registrieren, postulierten sie, dass die rechte Hemisphäre auf die somatische Kontrolle spezialisiert sei. Diese letztgenannte Hypothese ist, wie gesagt, ausgefeilter als die übrigen, unter einem *psychologischen* Blickwinkel aber stellen sie alle bemerkenswerte

Vereinfachungen dar. Der zugrunde liegende Gedankengang ist charakteristisch für die klinisch-anatomische Methode (siehe 2. Kapitel) und unterscheidet sich deshalb nicht wesentlich von Brocas Überlegung: Wenn infolge einer Hirnschädigung klinische Ausfälle auftreten, dann muss das geschädigte Gewebe für die Erzeugung jener (nun zerstörten) Funktion zuständig sein. Psychotherapeuten haben gelernt, dieser Art von Überlegung im Zusammenhang mit dem menschlichen Gefühlsleben zu misstrauen. Dies ist im Wesentlichen darauf zurückzuführen, dass sie (zumeist) ein *dynamisches* Verständnis des emotionalen Lebens vertreten. Daher sind sie nicht überrascht, wenn sie feststellen, dass der zugrunde liegende Mechanismus einer Störung sich häufig als das Gegenteil dessen entpuppt, was er auf den ersten Blick zu sein schien. Ein Patient kann unangemessen zufrieden wirken, aber die Ursache dafür ist nicht unbedingt die Unfähigkeit, negative Emotionen zu erzeugen – möglich ist auch, dass er sie einfach nicht *erträgt*. Ein Patient, der zufriedener wirkt, als seine Situation es eigentlich zulässt, kann unter dieser Oberfläche durchaus mit einer Depression kämpfen.

Ein psychoanalytisches Verständnis des rechtshemisphärischen Syndroms

Die Beobachtung, dass rechtshemisphärische Patienten sorglos auf ihren Zustand reagieren, beruht nicht auf tiefenpsychologischen Untersuchungen. Sie stützt sich lediglich auf die Angaben, die die Patienten selbst über ihre psychische Verfassung machten, sowie auf psychometrische Tests wie den MMPI oder das Beck'sche Depressions-Inventar, die ebenfalls die eigene Stimmungsbeurteilung des Patienten erfassen. Psychotherapeuten beurteilen Theorien, die auf Messungen dieser Art beruhen, zu Recht skeptisch, Neurowissenschaftler aber wissen es nicht besser. In dieser Hinsicht gibt es für sie noch einiges zu lernen.

Vor etlichen Jahren konnten wir fünf Patienten mit rechtshemisphärischer Schädigung der perisylvischen Konvexität (Abbildung 8.8) in psychoanalytischer Psychotherapie untersuchen. Unsere Absicht war es, die zugrunde liegende Psycho*dynamik* der durch die rechtshemisphärische Läsion bewirkten Persönlichkeitsveränderungen zu erforschen (siehe Kaplan-Solms und Solms, 2000).

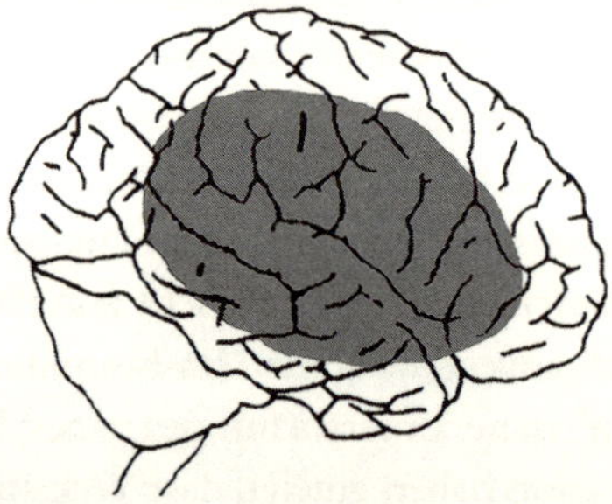

Abbildung 8.8: Rechte perisylvische Region

Die beiden ersten Patienten wiesen typische Merkmale des rechtshemisphärischen Syndroms auf – sie nahmen von ihren (beträchtlichen) kognitiven und körperlichen Defiziten keinerlei Notiz und ignorierten die linke Raumhälfte (einschließlich der linken Seite des eigenen Körpers). Zudem war die charakteristische emotionale Gleichgültigkeit gegenüber der Behinderung zu beobachten. Diese »Gleichgültigkeit« erwies sich allerdings als ausgesprochen labiler Zustand. In ihren Psychotherapiesitzungen brachen beide Patienten wiederholt in Tränen aus. Sie wurden einen Moment lang offenbar von ebenjenen Gefühlen überwältigt, die ihnen scheinbar fremd geworden waren. Dies weckte den Eindruck, als seien diese Gefühle nicht *verschwunden*, sondern als würden Traurigkeit, Kummer, Abhängigkeitsängste usw. aktiv *unterdrückt.*

Frau B., eine dieser Patienten, begann zum Beispiel hemmungslos zu weinen, als sie ein Buch las (Kaplan-Solms und Solms, 2000, S. 167–172). Dann fasste sie sich wieder und setzte ihre Lektüre fort. Als die Therapeutin sie am nächsten Tag fragte, was sie gelesen habe, als sie zu weinen begann, konnte sie sich nicht erinnern. Sie wusste lediglich, dass es mit einer Gerichtsverhandlung zusammenhing. Weitere Nachforschungen ergaben, dass sie etwas über einen Gerichtsprozess gelesen hatte, in dem Eltern nach der Geburt eines Contergangeschädigten Kindes um Entschädigung stritten. Frau K., die bei der Geburt ihres Kindes einen schweren Schlaganfall erlitten hatte und ihren linken Arm sowie das linke Bein nicht mehr benutzen konnte, hatte ihre eigene Behinderung ganz offenkundig mit der des Contergan-Opfers identifiziert. Dieser Zusammenhang aber war ihr überhaupt nicht bewusst. Die gleiche Patientin (eine Jüdin osteuropäischer Herkunft) brach wiederholt in Tränen aus, als sie den Film *Anatevka* sah. Zu behaupten, dass diese Patientin unfähig gewesen sei, negative Gefühle zu *empfinden*, wäre völlig falsch; zutreffender wäre es zu sagen, dass sie negative Emotionen (insbesondere Verlustgefühle) nicht *ertrug*. Empirische Untersuchungen eines Patienten mit der entsprechenden Läsion haben gezeigt, dass Verlustgefühle im Affekterleben im Vordergrund standen (Turnbull und Owen, im Druck).

Der zweite Patient, Herr C., war ebenfalls nach einem rechtshemisphärischen Schlaganfall gelähmt und nahm seine Behinderung nicht wahr (Kaplan-Solms und Solms, 2000, S. 160–167). Infolgedessen stieß sein Physiotherapeut, der das Gehen mit ihm üben wollte, auf absolutes Unverständnis. Herr C. schien seine Behinderung nicht zu registrieren und machte sich keinerlei Sorgen. Als er jedoch am nächsten Tag seiner Psychotherapeutin von der Begegnung mit dem Physiotherapeuten berichtete, brach er plötzlich in Tränen aus. Die Therapeutin erkundigte sich eingehender nach seinen Gefühlen, und nun platzte es aus ihm heraus: »Sehen Sie sich doch meinen Arm an – was soll ich tun, wenn er nicht wieder gesund wird? Wie soll ich jemals wieder arbeiten können?« Dann fasste er sich und fiel in seinen üblichen »gleichgültigen« Zustand zurück. (Dieses Verhalten ist mit der Hypothese der somatischen Marker nicht vereinbar. Herr C. nahm seinen körperlichen Zustand durchaus wahr, unterdrückte aber das *bewusste* Gewahrsein. Die Aufmerksamkeit ist keine emotional neutrale Funktion.) Ebenso wie Frau B. wurde auch Herr C. immer wieder von kurzen Tränenausbrüchen überwältigt, und dies war nicht schwer zu verstehen. Für beide waren die mit ihrem Verlust (den sie *unbewusst* zweifellos wahrnahmen) verbundenen depressiven Gefühle unerträglich, und deshalb konnten sie diese Gefühle nicht in einem normalen *Trauer*prozess durcharbeiten.

Trauer und Melancholie

Die Unfähigkeit zu trauern manifestiert sich in unterschiedlicher Form. In seinem berühmten Beitrag *Trauer und Melancholie* verglich Freud (1916–17g) den normalen Trauerprozess mit seiner pathologischen Form, der Melancholie (das heißt, der klinischen Depression). Er erläuterte, dass man in der Trauer nach und nach den erlittenen Verlust bewältigt, indem man auf das verlorene Liebesobjekt verzichtet (sich von ihm trennt); in der Depression hingegen kann dies nicht geschehen, weil der Patient den Verlust *verleugnet.* Einen Verlust jedoch, den man nicht anerkennt, kann man nicht bewältigen. Freud sagte, dass die Wahrscheinlichkeit einer solchen Entwicklung besonders hoch sei, wenn die ursprüngliche Bindung an das verlorene Objekt *narzisstischer* Art gewesen sei. (Bei der *narzisstischen* Bindung wird die Getrenntheit des Liebesobjekts nicht anerkannt. Es wird behandelt, als wäre es ein Teil des Selbst. Dem Narzissmus stellte Freud die Objektliebe gegenüber, eine reifere Form der Bindung, bei der die Selbstständigkeit des Liebesobjekts anerkannt wird.) Freud zeigte, dass der melancholische Patient den Verlust des Liebesobjekts verleugnet, indem er sich mit ihm identifiziert (und in seiner Fantasie buchstäblich selbst zu dem Objekt wird). Die Depression resultiert dann aus der Internalisierung der Grollgefühle gegenüber dem Objekt, das ihn verlassen hat. (Der Narzisst greift das internalisierte Objekt mit all der gnadenlosen Rachsucht eines verschmähten Liebhabers an.)

Diese Erklärung scheint auf die dritte Patientin mit rechtshemisphärischem Syndrom zuzutreffen, die wir psychoanalytisch untersucht haben. Frau A. (Kaplan-Solms und Solms, 2000, S. 173–179) litt unter Ausfällen der räumlichen Wahrnehmung, unter Neglect und Anosognosie, war aber gleichzeitig sehr depressiv. Für rechtshemisphärische Patienten ist dies ungewöhnlich, sodass eine paradoxe Situation entstand, in der sich die Patientin eines Verlustes nicht bewusst war (Anosognosie), gleichzeitig aber schwere depressive Verlustreaktionen zeigte. Sie weinte unaufhörlich, klagte darüber, den Ärzten und Pflegern zur Last zu fallen und deren Aufmerksamkeit nicht verdient zu haben, weil sie nicht lebensfähig sei usw. Die psychoanalytische Untersuchung ergab, dass Frau A. ihren Verlust unbewusst sehr wohl wahrnahm, ihn aber verleugnete, und zwar infolge jenes Introjektionsprozesses, den Freud beschrieben hat. Unbewusst hatte Frau A. ein Bild ihres beschädigten, verkrüppelten Selbst internalisiert, und dieses Bild griff sie derart heftig an, dass sie zweimal versuchte, sich zu töten.

Frau A. wurde von den gleichen Gefühlen *überwältigt*, die die beiden zuvor erwähnten Patienten – zumeist – erfolgreich unterdrückten. Noch komplizierter war die Situation in den beiden folgenden Fällen.

Abwehr der Melancholie

Herr D. und Herr E. (Kaplan-Solms und Solms, 2000, S. 187–197) reagierten alles andere als unbekümmert und gleichgültig auf ihre Behinderungen: Sie waren von ihnen besessen. Sie wiesen ein Symptom auf, das wir eingangs dieses Kapitels erwähnt haben: die *Misoplegie* (Hass auf den gelähmten Körperteil). Einer der Patienten (Herr D.) litt unter einer nur leichten Lähmung der linken Hand – er hätte die Hand benutzen können, wenn er es versucht hätte. Er weigerte sich aber und verlangte sogar, dass der Chirurg diesen Körperteil, für den er nichts als Abscheu empfand, amputierte. Einmal bekam Herr D. eine solche Wut auf die Hand, dass er sie mit all seiner Kraft gegen einen Heizkörper schlug und ankündigte, er werde sie zerschmettern und die Hautfetzen in einem Umschlag an den Neurochirurgen schicken, der ihn operiert hatte – ein Verhalten, das den emotionalen Zustand solcher Patienten eindrucksvoll vermittelt.

Es ist interessant, dass *Läsionen im selben Bereich* derart gegensätzliche emotionale Reaktionen hervorrufen können: fehlendes Gewahrsein eines Körperteils und Verleugnung seiner Behinderungen einerseits, obsessiver Hass auf den betroffenen Arm oder das gelähmte Bein und seine Unvollkommenheit andererseits. Dieser Sachverhalt schreit geradezu *nach* einer psychodynamischen Erklärung. Die Psychoanalytikerin, die diese beiden Patienten behandelte, gelangte zu dem Schluss, dass es sich um eine ähnliche zugrunde liegende Psychodynamik handelte wie im Fall von Frau A.: Auch Herr D. und Herr E. griffen ihr inneres Gewahrsein des Verlusts an, doch statt sich selbst zu töten (wie Frau A. es versuchte), versuchten sie, das gehasste (und geschädigte) Bild ihrer selbst – oder der geschädigten Selbstanteile – loszuwerden, um ihr intaktes Selbst zu erhalten.

Zweifellos sind weitere Permutationen möglich.[10] Gemeinsam ist all diesen Fällen die Unfähigkeit, den normalen Trauerprozess zu bewältigen. All den unterschiedlichen klinischen Bildern lag der gleiche psychodynamische Mechanismus zugrunde: Die Patienten vermochten die schwierigen Gefühle, die mit der Bewältigung ihres Verlusts verbunden waren, nicht zu ertragen. Die oberflächlichen Unterschiede zwischen ihren Reaktionen sind darauf zurückzuführen, dass die Patienten sich vor der unerträglichen Situation auf je individuelle Weise zu schützen versuchten.

Der Grund für den gescheiterten Trauerprozess

Wir können diese Beobachtungen und Ergebnisse nun miteinander verbinden. Die rechte perisylvische Konvexität ist auf die räumliche Wahrnehmung spezialisiert. Verletzungen in diesem Bereich beeinträchtigen daher die Fähigkeit des Patienten, die Beziehung zwischen seinem Selbst und Objekten zutreffend zu repräsentieren. Dies wiederum führt zu einer Objektbeziehungsstörung im psychoanalytischen Sinn: Die Objektliebe (die auf der realistischen Wahrnehmung der Getrenntheit zwischen Selbst und Objekt beruht) bricht zusammen, und die Objektbeziehungen regredieren auf die narzisstische Ebene. Dadurch werden narzisstische Abwehrmechanismen aktiviert, die vor dem Objektverlust schützen sollen und zur Folge haben, dass die Patienten keinen normalen Trauerprozess durchlaufen. Sie verleugnen ihren Verlust und all die damit verbundenen Gefühle (ja, sogar die relevanten *äußeren* Wahrnehmungen), indem sie eine Vielfalt von Abwehrmechanismen mobilisieren, um ihre Verleugnung auch dann aufrechterhalten zu können, wenn die unerträgliche Realität sie zu überwältigen droht.

Im Gegensatz dazu bleibt die Fähigkeit zur Objektliebe bei linkshemisphärischen Patienten erhalten, weil die erforderlichen »räumlichen« Konzepte intakt bleiben. Folglich sind diese Patienten, deren objektiver Verlust dem der rechtshemisphärischen Patienten nicht nachsteht, in der Lage, den schwierigen Trauerprozess zu vollziehen. Die »Depression« und die so genannten katastrophischen Reaktionen linkshemisphärischer Patienten sind in Wirklichkeit gesunde und angemessene Reaktionen auf einen überaus massiven Verlust. Rechtshemisphärische Patienten jedoch bleiben in ihrem Narzissmus gefangen, können ihre fantasmatischen Vorstellungen nicht an der wahrgenommenen Realität überprüfen (so wie Frau K. es tat) und die normale Trauerarbeit, die Herr J. leistete, nicht bewältigen.

Es besteht kein Zweifel daran, dass wir aus der psychoanalytischen Erforschung des inneren Lebens neurologischer Patienten vieles lernen können. Die beschriebenen Untersuchungen werfen Licht auf ein Syndrom, dem die zahlreichen bislang verfügbaren neurokognitiven Theorien nicht gerecht zu werden vermochten, weil sie alle die komplexe psychische Dynamik des menschlichen Gefühlsleben unberücksichtigt ließen. Da jedoch psychoanalytische Hypothesen ebenso in die Irre gehen können wie kognitionswissenschaftliche, ist es notwendig, sie den gleichen kontrollierten empirischen Tests zu unterziehen.

Die rechte Hirnhälfte und das Ich

Galins Hypothese ist ein treffendes Beispiel für die Notwendigkeit strenger Tests. Seiner These zufolge müssten linkshemisphärische Patienten schwere, ja beinahe psychotische Ich-Defizite aufweisen (was nicht der Fall ist). Bei rechtshemisphärischen Patienten wären Defizite in Bezug auf die primärprozesshaften Vorgänge zu erwarten, sodass sie *realistischer* und *vernünftiger* als gesunde Menschen sein müssten (was ebenfalls nicht der Fall ist). Wenn überhaupt, dann zeigten die von uns untersuchten rechtshemisphärischen Patienten *größere* Ich-Defizite (ein höheres Maß an primärprozesshaftem Denken) als die linkshemisphärischen. Noch massivere Störungen dieser Art wurden bei doppelseitigen Verletzungen in der ventromesialen Frontalregion beobachtet – einem Teil des Gehirns, der minimal asymmetrisch ist.

Galins Hypothese ist offenkundig nicht haltbar. Die linke Hemisphäre ist nicht der Sitz des Freud'schen Systems *Bw*, und ebenso wenig beherbergt die rechte das *Unbewusste*. Beide Hirnhälften sind für je unterschiedliche *Aspekte* der Ich-Funktionen zuständig. Darüber hinaus hängt der Ich-Aspekt, den Galin unbedingt der linken perisylvischen Konvexität zuschreiben wolle – die inhibitorische Funktion des Sekundärprozesses – wahrscheinlich eher mit der ventromesialen Region *beider* Stirnlappen zusammen (siehe 3. Kapitel). Und was die Primärprozesse des unbewussten Es anlangt, so haben sie offensichtlich mehr mit den primitiven »zustandsabhängigen« Einflüssen zu tun, die die im 4. Kapitel beschriebenen subkortikalen Strukturen auf den kortikalen Mantel ausüben, als mit den »kanalabhängigen« informationsverarbeitenden Funktionen der Hirnrinde selbst (siehe 1. Kapitel).

Abschließende Bemerkungen

In diesem Kapitel haben wir versucht, neben einer knappen Darstellung der Neuropsychologie der hirnhemisphärischen Asymmetrie in zwei weitere Themen einzuführen, die im Zentrum der beiden abschließenden Kapiteln stehen werden: (1) unsere Überzeugung, dass psychoanalytische Hypothesen über die funktionelle Organisation des menschlichen psychischen Apparats mit Hilfe moderner neurowissenschaftlicher Methoden überprüft werden *können (und müssen)*, und (2) unsere Überzeugung, dass sich die interdisziplinäre Zusammenarbeit für Neurowissenschaftler als ungemein ergiebig erweisen wird, wenn sie beginnen, sich mit der komplexen Dynamik der inneren Welt auseinander zu setzen.

9. Kapitel
Das Selbst und die Neurobiologie der »Redekur«

Um Enttäuschungen vorzubeugen, räumen wir gleich zu Beginn ein, dass wir bislang weder das »Selbst« noch die »Redekur« neurowissenschaftlich erklären können. Zahlreiche faszinierende Hinweise aber sind Grund genug, hier kurz auf diese Fragenkomplexe einzugehen – und sei's, um zu klären, welche Forschungen künftig nötig sind. Wir werden das bislang behandelte Material zunächst noch einmal kurz zusammenfassen und dabei versuchen, die wichtigsten Aspekte miteinander zu verbinden, um zu einem kohärenten Gesamtbild von unserem psychischen Leben zu gelangen.

Noch einmal in Kürze: Wie funktioniert unsere Psyche?

Im 2. Kapitel haben wir die Ansicht vertreten, dass man den psychischen Apparat unter zwei verschiedenen Blickwinkeln erforschen kann. Wenn wir »nach innen« schauen, gewinnen wir einen subjektiven Eindruck von unserem Seelenleben, und dies ist die Methode, deren sich die Psychoanalyse bedient. Das körperliche Organ, das Gehirn, ermöglicht eine zweite Betrachtungsweise – eine »objektive« Perspektive –, eine Sicht auf die Psyche als Gegenstand: so sieht unser Geist aus, wenn wir ihn von außen betrachten. Die Tatsache, dass diese beiden Blickwinkel möglich sind, liegt dem Leib-Seele-Problem zugrunde – der *Illusion*, dass der psychische Apparat aus zwei unterschiedlichen »Stoffen« bestehe.

Diese Illusion kann sich als Vorteil erweisen, denn sie ermöglicht es uns, Schlussfolgerungen, zu denen wir unter dem subjektiven Blickwinkel gelangt sind, anhand der objektiv gewonnenen Ergebnisse zu überprüfen und umgekehrt. Die berühmte Allegorie von den blinden Männern und dem Elefanten zeigt, dass Informationen, die nur einen Teil des Ganzen erfassen, zu irreführenden Ergebnissen führen. Wenn wir »blinden Männer und Frauen« der Wissenschaft miteinander zusammenarbeiten, können wir uns ein angemesseneres Bild vom menschlichen Seelenleben verschaffen. Aus diesem Grund kann die Psychoanalyse an diesem Punkt ihrer Geschichte von der Kooperation mit den Neurowissenschaftlern erheblich profitieren – und umgekehrt gilt das Gleiche. Wir haben die Themen, die wir in diesem Kapitel behandeln werden, zum Teil ausgewählt, um ebendies zu demonstrieren. Fragen wie: »Was ist Gefühl? Was ist Bewusstsein? Was ist das Selbst?«, treffen ins Herz des psychischen Lebens.

Erstaunlicherweise haben sich Neuropsychologen und Verhaltensneurologen mit ebendiesen Fragen im dem gerade zu Ende gegangenen Jahrhundert nicht beschäftigt. Die Gegenstände, auf die sich die Verhaltensneurowissenschaftler vorrangig konzentrierten, hatten mit diesen Themen, die für die meisten Menschen von grundlegender Bedeutung sind, recht wenig zu tun. Viele Jahre lang untersuchten Neurowissenschaftler die elementaren Funktionen der Wahrnehmung und Bewegung. Wenn sie sich überhaupt für die innere psychische Welt interessierten, gingen sie nicht sonderlich weit über das äußerlich beobachtbare Verhalten hinaus, das heißt, sie konzentrierten sich auf Sprache, Gedächtnis und Problemlösung. Vor der eigentlichen inneren Welt, vor den Gefühlen, dem Bewusstsein usw., schreckten sie zurück. Glücklicherweise hat sich all dies (scheinbar recht plötzlich) in den letzten Jahren des 20. Jahrhunderts geändert, sodass bestimmte gewagte Fragen, zum Beispiel: »Wie funktioniert die Redekur?«, heute gestellt werden können.

Um diese Frage beantworten zu können, müssen wir uns zunächst an eine Schlussfolgerung erinnern, die wir im 2. Kapitel gezogen haben, als wir nach den charakteristischen Eigenschaften der »Psyche« fragten. Wir gelangten zu dem Schluss, dass sie sich in erster Linie durch bewusstes *Gewahrsein* auszeichnet. Nun, wie funktioniert dieses Gewahrsein?

Was ist Gewahrsein?

Das Gehirn ist ein Organ, das unser Überleben als biologische Kreaturen ermöglicht, indem es zwischen den inneren Bedürfnissen unseres Körpers und den Gefahren und Freuden der äußeren Welt – des Ortes, an dem sich all die Objekte befinden, die unsere inneren Bedürfnisse befriedigen – vermittelt.

Der Hirnstamm ist das anatomische Zentrum des Gehirns und, evolutionsgeschichtlich gesehen, sein ältester Teil. Innerhalb des Hirnstamms befindet sich eine Reihe von Kernen, die unser vegetatives, viszerales Leben steuern. Sie kontrollieren den Herzschlag, die Atmung, die Verdauung usw. Diese »fest verdrahteten« Schaltkreise und der Grundentwurf sind bei allen Säugetieren gleich. Die Schaltkreise sind für das Leben derart unverzichtbar, dass wir schon bei geringfügigen Abweichungen in ihrer Struktur und Konnektivität nicht überleben können. Sie haben im Laufe der Evolutionsgeschichte gerade deshalb so lange überdauert, weil sie sich so gut bewährt haben. Für Neurologen ist diese Hirnregion faszinierend, mit unserem Geist oder unserer Psyche aber haben diese Schaltkreise wenig zu tun – ihre Aufgabe ist es, *zwischen* solchen Dingen und der perzeptuell-motorischen Welt außerhalb zu vermitteln.

Der psychische Apparat beginnt da, wo diese Systeme enden. Unmittelbar oberhalb dieser Schaltkreise, im oberen Teil des Hirnstamms, liegen Strukturen, die auf spezifische Weise an der Regulierung des viszeralen *und* des mentalen Lebens beteiligt sind (siehe 3. Kapitel). Sie steuern den Aktivierungstonus (oder Aktivierungs»zustand«) des Gehirns, *den wir subjektiv als das Hintergrundmedium unseres bewussten Gewahrseins erleben* – das »Blatt«, auf dem die in ständiger Veränderung begriffenen Inhalte der Wahrnehmung (und des Denkens) niedergeschrieben werden. Dieses Blatt ist niemals leer, nicht einmal im Schlaf.

Die innere Bewusstseinsquelle spiegelt den augenblicklichen Zustand unseres Körpers wider, genauer: den momentanen Zustand unserer inneren Bedürfnisse. Dies verleiht dem Hintergrund»tonus« des bewussten Gewahrseins eine charakteristische Gefühls*qualität.*

Würde die innere Bewusstseinsoberfläche ihren Tonus in Worte fassen (was nicht möglich ist), dann könnte sie zum Beispiel sagen: »Ich existiere, ich bin lebendig, und ich fühle mich so und so.«

Äußere Gewahrseinsquellen

Der andere Aspekt des »Kernbewusstseins« (um Damasios Begriff zu verwenden) leitet sich aus der uns umgebenden Welt her. Die Stimuli, die repräsentationale »Inhalte« auf das Blatt des Bewusstseins schreiben, werden vornehmlich im posterioren Teil des Vorderhirns registriert, und zwar in einer Reihe von Strukturen, die für die Aufnahme, Analyse und Speicherung von Informationen über die Welt zuständig sind. Diese Strukturen setzen die unzähligen Stimuli, die von den verschiedenen Sinnesorganen an sie gesendet werden, zu wieder erkennbaren »Objekten« zusammen, die die uns vertraute physikalische Welt konstituieren. Eine Bewusstseinseinheit – ein Moment des Gewahrseins – besteht aus einer Kopplung dieser beiden Dinge. Sie entspricht einem momentanen Zustand des Kernselbst in Beziehung zu seiner gegenwärtigen Objektwelt. Daher ist Bewusstsein im Kern eine *Beziehung:* »Ich empfinde in Bezug auf dies und jenes dieses bestimmte Gefühl.« Diese Beziehung spiegelt die Tatsache wider, dass unsere inneren Bedürfnisse nur durch Dinge befriedigt werden können, die jenseits unserer selbst existieren. Unsere Gefühle (die inneren Quellen des Bewusstseins) sind deshalb immer in Bezug auf die Objekte unserer Bedürfnisse (die äußeren Bewusstseinsquellen) definiert.

Es bedarf keiner sonderlich lebhaften Fantasie, um zu erkennen, weshalb die Dinge so sind, wie sie sind. Ebendies ist die *Funktion* unseres Bewusstseins. Es sagt uns, wie wir uns angesichts der inneren und äußeren Situation *fühlen.* Dabei geht es um Dinge wie: »Ich bin hungrig, ich möchte das essen, was ich da sehe; ich bin sexuell erregt, vielleicht geht sie/er auf mich ein; ich fürchte mich, ich will hier raus.« Wir könnten gut und gerne auf das Bewusstsein verzichten, wenn es keine *Gefühle* voraussetzte. Die Aufnahme, Analyse und Speicherung von Information – sowie die Programmierung, Steuerung und Kontrolle von Tätigkeiten – ist nicht bewusstseinsabhängig. Solche Funktionen können bekanntlich auch Computer erfüllen, und *wir* erfüllen sie zumeist *unbewusst* (siehe 2. und 3. Kapitel). Bewusstes Gewahrsein ist seinem Wesen nach *bewertend.*

Ererbte Erinnerungen: Die Basisemotionen

Auf den Fundamenten des Kernbewusstseins ist, konzeptuell und anatomisch gesprochen, eine Gruppe von Verbindungen errichtet, die universal bedeutsame Beziehungen zwischen Selbst und Objekt kodieren. Es handelt sich um Verbindungen, die bestimmte Gefühlszustände mit typischen Wahrnehmungskategorien verbinden. Sobald sie aktiviert werden, lösen sie »vorprogrammierte« motorische Abläufe aus. Diese Verbindungen bezeichnete Panksepp als *»basisemotionale Steuerungssysteme«*. Sie ermöglichen es uns, *automatisch* – im Dienste unseres Überlebens – auf biologisch wichtige Vorgänge zu reagieren. Niemand von uns muss diese Muster erlernen: Sie sind in unsere Gene eingeschrieben, weil sie seit Äonen das Überleben unzähliger Generationen unserer Vorfahren gesichert haben. Dieses kostbare biologische Erbe repräsentiert das fundamentale Bewertungssystem unserer Spezies (und aller anderen Säugetiere).

Es gibt vier basisemotionale Steuerungssysteme: das SUCH-System (mit dem das Vergnügungs-Lust-System verbunden ist), das WUT-System (auch als Ärger-Wut-System bezeichnet), das FURCHT-System (oder Furcht-Angst-System) und das PANIK-System (Trennungsangst-System). Diese Klassifizierung geht weder auf Platon noch auf einen anderen Philosophen zurück. Sie ist das Ergebnis mannigfaltiger neurowissenschaftlicher Untersuchungen, das Resultat gründlicher Naturbeobachtungen.

Was ihre Sensitivität betrifft, so weisen diese emotionalen Steuerungssysteme konstitutionelle individuelle Unterschiede auf. Die Systeme sind standardisiert, verlaufen über bestimmte Faserbahnen und arbeiten mit spezifischen chemischen Messenger-Systemen. Das Prinzip der individuellen Varianz aber gilt für diese Systeme nicht weniger als für andere Körperteile. Darüber hinaus entwickeln sie sich, wie wir im 7. Kapitel sahen, ebenso wie andere Teile des Gehirns in einem individuell spezifischen Umweltkontext. Dieser Kontext füllt – insbesondere in bestimmten »kritischen Phasen« – die zahlreichen »Leerstellen« aus, die in solchen Systemen zwangsläufig vorhanden sind. Wir wissen – weil unsere Vorfahren dies für uns gelernt haben –, dass alles, was Schmerz verursacht, gemieden werden sollte. Die »Dinge« jedoch, die tatsächlich Schmerz hervorrufen werden, müssen von jedem von uns neu entdeckt werden (denken wir in diesem Zusammenhang nur an das Verhalten von Babys und Kleinkindern). In unserer Umgebung befindet sich eine Vielzahl gefährlicher Objekte, die die Evolution nicht vorhersehen konnte (zum Beispiel elektrische Steckdosen). Obwohl jeder von uns vier – und nicht drei oder fünf – basisemotionale Steuerungssysteme besitzt, die zudem in allen Menschen in etwa die gleichen Funktionen erfüllen, müssen wir deshalb unsere je eigene, individuelle Klassifizierung der »guten« und »schlechten« Objekte in der Welt entwickeln.[1] So konstruieren wir durch komplexe Interaktionen zwischen unseren Genen und der Umwelt, in der wir heranwachsen, eine unverwechselbare persönliche Version der Welt – eine *innere Welt* –, die unser Eigen ist.

Erweitertes Bewusstsein

Ein Großteil des menschlichen Gedächtnisses ist, wie wir im 5. Kapitel gesehen haben, unbewusst und gelangt nie ins Bewusstsein – was allerdings nicht bedeutet, dass es keinen *Einfluss* auf unser bewusstes Erleben ausübt. Die meisten unserer täglichen Aktivitäten beruhen auf impliziten (unbewussten) Gedächtnissystemen, die uns beeinflussen, ohne dass wir es spüren. Jeder unserer bewussten Momente wird durch unbewusste Vorgänge geprägt, die sich aus einer persönlichen und biologischen Vergangenheit herleiten, von der wir zumeist gar nichts ahnen. »Ererbte« Erinnerungen bestimmen die *Form* der basisemotionalen Steuerungssysteme. Die »guten« und »schlechten«

Objekte machen die *Inhalte* dieser Systeme aus. Dies ist das wesentliche Charakteristikum eines Systems des impliziten Lernens, das wir im 5. Kapitel erläutert haben. Manche Autoren (zum Beispiel Joseph LeDoux) bezeichnen den motivationalen Kern dieser Art von Gedächtnissystem als »emotionales Gedächtnis«.

Diese Einflüsse auf unser Bewusstsein leiten sich aus der Vergangenheit her. Das Bewusstsein selbst wird durch unsere Fähigkeit, Interaktionen mit Objekten (guten, schlechten und neutralen) vor unserem inneren Auge noch einmal »ablaufen« zu lassen, über die unmittelbare Gegenwart hinaus erweitert. Ein solches explizites (bewusstes) Erinnern bildet die (unter unserem subjektiven Blickwinkel) wichtigste Variante des so genannten »episodischen Gedächtnisses« – des Gedächtnisses für »persönliche« Erlebnisse.[2] Das episodische Gedächtnis ergänzt unser unmittelbares Erleben des Kernbewusstseins (Selbst-Objekt-Kopplungen, die auf der augenblicklichen Wahrnehmung beruhen) um Reminiszenzen früherer Bewusstseinsmomente (früherer Selbst-Objekt-Kopplungen). Solche Verbindungen des Selbst (inneres Bewusstsein) mit gespeicherter, auf früheren Ereignissen (äußerem Bewusstsein) beruhender Information herzustellen, ist offenbar die vorrangige Aufgabe des Hippokampus. Das episodische Gedächtnis verbindet die Spuren vergangener Ereignisse (die vor allem in den posterioren kortikalen Netzwerken registriert wurden) mit der Tatsache, dass Sie »dabei« waren und etwas *gefühlt* haben. Dies lässt Ihnen das gegenwärtige Erleben vertraut erscheinen, und Vertrautheit bildet den Kern des episodischen Gedächtnisses. (Das Gefühl, etwas zu kennen, kann uns auch in die Irre führen – denken wir an das Déjà-vu-Phänomen; möglicherweise hängt damit auch das Problem der »falschen Erinnerungen« zusammen.)

Die Wichtigkeit der Exekutivfunktionen

Wir kommen nun zu unserem eigentlichen Thema, dem dieses Kapitel gewidmet ist. Alles, was wir bislang beschrieben haben, hat mit einem mehr oder weniger *passiven* Mechanismus zu tun. Das wichtigste Unterscheidungsmerkmal zwischen der inneren und der äußeren Betrachtung des menschlichen Geistes ist die Erfahrung der aktiven *Urheberschaft.* Dieses Gewahrsein der Urheberschaft ist gleichbedeutend mit dem *Selbst*gewahrsein oder *Selbst*gefühl. Das Selbst kann nur subjektiv wahrgenommen werden. Wenn wir die Psyche von außen, wie ein physikalisches Objekt, beobachten, dann ist ihr *Urheber* buchstäblich unsichtbar. Die äußere Perspektive aber ermöglicht es uns, ihre physischen Korrelate objektiv zu erforschen und so ihre funktionelle Organisation deutlicher herauszuarbeiten.

Auf seiner niedrigsten Organisationsebene (auf der Ebene des Kernbewusstseins) ist das primäre SELF (die von Panksepp beschriebene »Simple *Ego*-Like *Life* Form«) eine Hirnstammstruktur (siehe Abbildung 4.2). Sie bildet die innere Quelle des oben beschriebenen Gewahrseins, die Quelle der Erfahrung, »lebendig zu sein«. Es wäre aber falsch, sich diese Bewusstseinsquelle als eine rein sensorische Struktur vorzustellen. Obwohl die innere Oberfläche des Kernbewusstseins den augenblicklichen Zustand des Körpers *wahrnimmt*, stellt sie doch ein von Grund auf *motorisches* System dar. Dies hat zwei Gründe, die in den vorangegangenen Kapiteln bereits mehrfach zur Sprache kamen: Erstens besteht die einzige Funktion der Wahrnehmung darin, Aktivität zu *steuern*; und zweitens ist die grundlegende Funktion des Bewusstseins die Wahrnehmung von *Emotionen.* Das heißt, dass das SELF Aktivitäten auf der Grundlage von *Bewertungen* steuert.

Auf der Organisationsebene der basisemotionalen Steuerungssysteme führen solche Bewertungen zu einem *obligatorischen* Ergebnis. Sie lösten stereotypisierte motorische Programme aus (Reflexe und Instinktverhalten). Solche Reaktionen erfolgen zwangsläufig. Auf dieser primitiven Organisationsebene ist das Selbst infolgedessen ein im Wesentlichen passiver Mechanismus. Es setzt zwar motorische Programme in Gang, hat aber keine *Entscheidungsmöglichkeiten.* Es wird, wie Freud es nannte, vom »Wiederholungszwang« beherrscht. Kurz, diesem primitiven Selbst fehlt der *freie Wille.*

Unter dem neurowissenschaftlichen Blickwinkel erweist sich das Wesen des »freien Willens« – vielleicht nicht ganz ohne Ironie – als die Fähigkeit zur *Hemmung*, das heißt, als Fähigkeit zu entscheiden, etwas *nicht* zu tun. Von seinen engsten Verwandten in der Tierwelt, bestimmten Primaten, unterscheidet den Menschen mehr als alles andere die Entwicklung eines höherrangigen »Selbst«systems, dessen Organisation auf *inhibitorischen* Mechanismen beruht. Diese Mechanismen, deren physische Korrelate sich in den **Präfrontallappen** befinden (der Krönung des menschlichen Hirns), verleihen uns die Fähigkeit, die primitiven, stereotypen Zwänge zu *unterdrücken*, die unseren ererbten und emotionalen Gedächtnissystemen eingeschrieben sind. Auf dieser Basis ist es gerechtfertigt, die inhibitorischen Präfrontallappen als den »Stoff« oder das Körpergewebe zu betrachten, dem wir unser Menschsein verdanken (Abbildung 9.1).

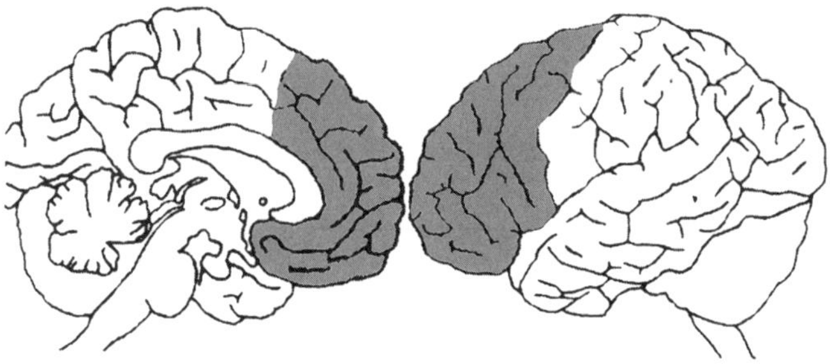

Abbildung 9.1: Die Präfrontallappen

Wie arbeitet das Exekutivsystem?

Auch wenn es mitunter von Vorteil ist, sich rasch, ohne nachdenken zu müssen, für dieses oder jenes Verhalten entscheiden zu können, bieten uns die Stirnlappen die Möglichkeit, solche Entscheidungen im Interesse des *Nachdenkens aufzuschieben* (zu hemmen). Wir können uns das Denken als ein *imaginäres* Handeln vorstellen, auf dessen Grundlage wir eine *mögliche* Aktivität *bewerten* können, weil das imaginierte Aktionsprogramm ohne motorischen Output abläuft. Denken ist also Handeln ohne zu handeln (imaginäres Handeln). Infolgedessen stellt die Hemmung die Grundvoraussetzung *und* das Medium des Denkens dar.

Die Präfrontallappen reifen nach der Geburt, und zwar vor allem im Laufe von zwei beträchtlichen Entwicklungsschüben im Alter von etwa zwei beziehungsweise fünf Jahren. Ihre Entwicklung aber setzt sich während der ersten beiden Lebensjahrzehnte fort. Aus diesem Grund sind zu in einem sehr hohen Grad »erfahrungsabhängig«. Die Erfahrungen, die die Aktivität dieser Exekutivmechanismen in den ersten Lebensjahren prägen, bestimmen ihre individuelle Struktur. Die Anwendung ihrer inhärenten (neurochemischen) Hemmungsfähigkeiten wird daher von den Eltern (und anderen Autoritätsfiguren), die diesen Aspekt der kindlichen Entwicklung in den kritischen ersten Jahren steuern, buchstäblich *geformt.*[3] Dieser »Formungs«prozess wird offenbar von mindestens zwei Dingen gesteuert: erstens von dem, was die Eltern *tun;* zweitens von dem, was sie *sagen.*

Spiegelneuronen

Die »**Spiegelneuronen**« befinden sich auf der äußeren Oberfläche der Stirn- (und Scheitel-)lappen (Gallese et al., 1996; Rizzolatti und Arbib, 1998; Rizzolatti et al., 1999). Ihre Funktionsweise (die man ursprünglich bei Affen entdeckt hat) lässt sich treffend mit den Worten beschreiben: »Affe sieh, Affe tu« (Carey, 1996). Wenn ein Affe etwas *tut,* feuern die Neuronen in seinem motorischen Kortex in jenem charakteristischen Muster, das die betreffende Verhaltensweise formt. Rizzolattis Gruppe entdeckte nun, dass die motorischen Neuronen bei einem zweiten Affen, der das Verhalten des ersten lediglich *passiv beobachtet, im gleichen Muster feuern* wie die des aktiven Tieres – sie spiegeln das beobachtete Verhalten »in der Vorstellung« buchstäblich wider. Diese Neuronenklasse wurde bislang lediglich in (kortikalen) Aktionssystemen beobachtet. Wenn die Neurowissenschaftler die kühne Aufgabe in Angriff nehmen werden, sie in den zentralen Emotionssystemen zu suchen, wird sich, so sagen wir voraus, zeigen, dass diese Spiegelneuronen die Grundlage einer Neurobiologie der Empathie bilden. Obwohl die Existenz dieses Mechanismus bei Kindern bislang noch nicht direkt nachgewiesen werden konnte, scheint die Annahme plausibel, dass er ebenjenen physiologischen Mechanismus darstellt, durch den Kinder das Verhalten ihrer Eltern »internalisieren«. Auf diesem

Wege können Exekutivprogramme durch wiederholte, auf *Beobachtung* beruhende Aktivierung etabliert werden, ohne dass das Subjekt die betreffenden Verhaltensweisen selbst ausführen muss. Passivität wird so in Aktivität verwandelt (zum Beispiel Selbstbeherrschung), während gleichzeitig Aktion in Denken transformiert wird.

Inneres Sprechen

Kinder internalisieren auch das, was ihre Eltern ihnen *sagen*, und benutzen dabei den Mechanismus des »inneren Sprechens«, der im 8. Kapitel beschrieben wurde. So transformieren sie *Verbote* in *Hemmungen*. Die Sprache ist ein ungemein effizientes Instrument der Selbst-Regulierung. Am deutlichsten wird dies vielleicht an einem Beispiel, in dem der Mechanismus nicht funktioniert. Dies ist bei einem pathologischen Phänomen der Fall, das durch Läsionen der Frontallappen verursacht und als »**Dissoziation zwischen Wissen und Handeln**« bezeichnet wird. Wenn man einen solchen Patienten zum Beispiel bittet, aufzustehen, sagt er: »Ja«, bleibt aber sitzen. Der Untersucher fragt: »Worum habe ich Sie gebeten?«, und der Patient erwidert: »Ich soll aufstehen« (seine Antwort beweist, dass er die Instruktion verstanden hat). »Und was werden Sie nun tun?«, fragt ihn der Untersucher. »Aufstehen«, gibt der Patient zurück (und bekundet damit die Absicht, der Anweisung nachzukommen), bleibt aber weiterhin sitzen. Dieses Verhalten ist auf den Verlust der Fähigkeit zurückzuführen, *Verhalten verbal zu regulieren.* Die Patienten können ein audio-verbales Programm wiederholen, sind aber nicht in der Lage, es zur Steuerung ihres Verhaltens zu benutzen. Dieses Phänomen tritt nur bei Patienten mit (massiven) Läsionen der Frontallappen auf. Wenn wir diesen pathologischen Mechanismus umkehren, gelangen wir zu dem Schluss, dass die Unterordnung des Verhaltens unter internalisierte verbale Instruktionen (zumindest weitgehend) eine Funktion der Stirnlappen darstellt. Zu Anfang wiederholt das Kind das, was es hört, wörtlich, nach und nach aber internalisiert es auch dieses Verhalten – Aktion wird erneut in Denken transformiert (eine faszinierende Erklärung dieses Entwicklungsprozesses haben Luria und Yoduvich, 1971, verfasst).

Das Denken besteht also aus mindestens diesen beiden Formen des gehemmten (oder imaginären) Handelns.

Was ist Psychopathologie?

Wir haben soeben beschrieben, dass die Stirnlappen den motorischen Apparat des Gehirns auf zweierlei Weise steuern, und gezeigt, wie sich diese Kontrollmechanismen (in kritischen Phasen) durch die Internalisierung der Worte und des Verhaltens unserer Eltern entwickeln. Dies sind die Mechanismen, die das reife Selbst benutzt, um die oben (und im 4. Kapitel) erwähnten automatischen motorischen Stereotype zu unterdrücken. So kann das *Denken* zwischen Impuls und Aktion geschoben werden.

Freilich kann dieser Prozess auf mancherlei Weise scheitern. Alles, was die Fähigkeit des Selbst untergräbt, seine Aktionssysteme erfolgreich zu steuern, wird in irgendeine Form der Psychopathologie einmünden. Die beiden einfachsten Beispiele sind die konstitutionell bedingte Überimpulsivität und die Hemmungsdefizite. Wenn man aber die unzähligen Permutationen, die durch die Vielfalt der »Impuls«systeme (basisemotionalen Steuerungssysteme) entstehen, in Verbindung mit der nahezu unbegrenzten Vielzahl von Umweltfaktoren betrachtet, die ihre Reifungsprozesse sowie die Reifung der inhibitorischen Systeme beeinflussen können, wird deutlich, weshalb so viele unterschiedliche Phänomene unter den Oberbegriff »Psychopathologie« fallen.

Einige Grundlagen freilich werden mittlerweile erkennbar. Wir haben die verschiedenen Emotionssysteme erforscht, die bei psychischen Störungen »unzulänglich reguliert« sind, und im 6. Kapitel zum Beispiel erläutert, welche Rolle das SUCH-System bei schizophrenen Erkrankungen (und ihren positiven Symptomen) spielen könnte. Wir dürfen annehmen, dass dieses System auch für die manisch-depressive Störung von Bedeutung ist (Panksepp, 1998). Die biologische Grundlage der Angststörungen hängt eng mit dem FURCHT-System zusammen (LeDoux, 1996; Panksepp, 1998), auch wenn das PANIK-(Trennungsangst-)System hierbei vermutlich ebenfalls eine zentrale Rolle spielt. Die

Biologie dieses Systems könnte auch für den Autismus und das Asperger-Syndrom sowie für die Depression von Belang sein (Panksepp, 1998). Dies bedeutet nicht, dass die genannten Störungen eine rein hereditäre oder »genetische« Grundlage haben. Aus der Identifizierung der biologischen Basis dieser Störungen ergibt sich eine solche Schlussfolgerung *keineswegs*. Ob sich Störungen entwickeln (und welche Störungen auftauchen), hängt wahrscheinlich von der *Regulierung* dieser Systeme ab, die im Laufe der Entwicklung durch die kortikalen Strukturen ausgebildet wird. Damit kommen wir zurück zu den Präfrontallappen.

Die Metapsychologie der »Redekur«

Psychoanalytisch versierten Lesern ist die Funktionseinheit, von der hier die Rede ist, unter einem anderen Namen vertraut. Freud schrieb all die Funktionen, die wir in diesem Kapitel erläutert haben, einen metapsychologischen Entität zu, die er als das »Ich« bezeichnete. Daher überrascht es nicht, dass er die »Redekur« als Möglichkeit betrachtete, das Ich zu *stärken* – das heißt, seinen Einflussbereich über die beiden anderen Gebiete, zwischen denen es vermittelt, auszudehnen: einerseits auf das »Es« (das in etwa den basisemotionalen Steuerungssystemen entspricht) und andererseits auf die Realität (die es über die motorischen Systeme kontrolliert). Wir haben diese Exekutivfunktionen des Ichs im 3. Kapitel untersucht und sie mit den Stirnlappen in Verbindung gebracht. Hier nun ist es wichtig, daran zu erinnern, dass Freud seine ursprüngliche Überlegung, in Bezug auf die Funktionen des psychischen Apparats zwischen dem System *Bewusst* (oder *Bewusst* und *Vorbewusst*) und dem System *Unbewusst* zu unterscheiden, *fallen ließ*. Im Jahre 1923 erkannte er, dass der rationale, realitätsorientierte, exekutive Teil der Psyche nicht zwangsläufig bewusst, ja noch nicht einmal zwangsläufig bewusstseins*fähig* ist (Freud, 1923b). Seiner Ansicht nach stellt das Bewusstsein kein fundamentales Organisationsprinzip der funktionellen Architektur der Psyche dar. Aus diesem Grund arbeitete er seit 1923 mit einem revidierten Modell des psychischen Apparats (siehe Abbildung 3.3) und schrieb die funktionellen Eigenschaften, die er zuvor mit dem »System *Bw-Vbw*« in Verbindung gebracht hatte, fortan dem »Ich« zu – und nur ein kleiner Anteil der Ich-Aktivitäten ist bewusst (oder bewusstseinsfähig). Das Ich ist weitgehend unbewusst. Seine zentrale funktionelle Eigenschaft ist nicht die Bewusstseinsfähigkeit, sondern die Fähigkeit zur *Hemmung*. Diese Fähigkeit, Triebenergie zu hemmen, betrachtete Freud als Grundlage all der rationalen, realitätsorientierten und exekutiven Funktionen des Ichs. Sie ist die Basis dessen, was er als das Denken des »Sekundärprozesses« bezeichnete, dem er die ungezügelte mentale Aktivität gegenüberstellte, die den »Primärprozess« charakterisiert. Und diese Eigenschaft (nicht das Bewusstsein) verleiht Freuds Ich – dem »autobiografischen Selbst« Damasios – die exekutive Kontrolle über die automatischen, biologisch determinierten Funktionen der Psyche.

Wie aber vermag die Redekur das Ich zu »stärken«? Freud (1940a [1938]) zufolge gelingt ihm dies, indem es den Prozess der »Verdrängung« umkehrt.[4] Die Verdrängung geht mit einem Ausschluss psychischer Anteile aus dem funktionellen Einflussbereich des Ichs einher. »Das Verdrängte« wird von den inhibitorischen Beschränkungen des »Sekundärprozesses« ausgenommen und gehorcht fortan dem zwanghaften, stereotypen »primärprozesshaften« Modus des Es (oder des Systems *Ubw*, siehe oben). Das Ziel der Redekur besteht folglich darin, das Verdrängte dem hemmenden Einfluss des Sekundärprozesses und damit der flexiblen Kontrolle durch das Ich (durch das »Selbst« oder den »freien Willen«) zu unterwerfen.

Ausgerüstet mit unseren Erkenntnissen über die funktionelle Anatomie des psychischen Apparats können wir all dies nun mühelos in eine neurowissenschaftliche Terminologie übersetzen.

Die Neurobiologie der »Redekur«

Im 1. Kapitel haben wir gesehen, dass die Präfrontallappen eine allen anderen Teilen des Gehirns übergeordnete Struktur, einen »Überbau«, darstellen. Dies verleiht ihnen die Fähigkeit, sämtliche Informationen, die das Gehirn über die augenblicklichen viszeralen Zustand und die

Umweltsituation erreichen, mit all den Informationen in Verbindung zu bringen, die aus früheren Erfahrungen stammen und an anderen Orten im Gehirn gespeichert wurden. Auf dieser Grundlage kann sodann, bevor eine motorische Reaktion erfolgt, der optimale Handlungsablauf berechnet werden.

Wir können die »Verdrängung« daher als einen Vorgang definieren, der diesen Prozess kurzschließt. Jeder Teil der Hirnaktivität, der von dem übergreifenden Netzwerk der Exekutivkontrolle durch die Präfrontallappen ausgenommen ist, ist in einem gewissen Sinn das Verdrängte. Dies wiederum bedeutet, dass es verschiedene Arten der Verdrängung geben muss. Und in der Tat haben wir (beispielsweise im 5. und 8. Kapitel) ebendiese Schlussfolgerung bereits gezogen, nämlich im Zusammenhang mit *verschiedenartigen* Mechanismen, die allesamt die Bezeichnung »Verdrängung« verdienen.

Das Ziel der Redekur muss also unter dem neurobiologischen Blickwinkel darin bestehen, *den funktionellen Einflussbereich der Präfrontallappen zu erweitern.*[5] Daher ist es für uns durchaus interessant zu erfahren, dass die wenigen Studien, in denen mit bildgebenden Techniken die Auswirkungen verschiedenartiger psychotherapeutischer Behandlungen untersucht wurden, im Wesentlichen allesamt zum selben Ergebnis gelangten (siehe zum Beispiel Bakker, Van Balkom und Van Dyck, 2001; Baxter et al., 1992; Brody et al., 1998; Ferng et al., 1992; Schwartz et al., 1996). Sie zeigen erstens, dass die funktionelle Aktivität des Gehirns durch Psychotherapie tatsächlich *verändert* wird. Zweitens zeigen sie, dass mit dem therapeutischen Ergebnis *spezifische* Veränderungen einhergehen. Drittens – und dieser Punkt ist in unserem Zusammenhang am wichtigsten – haben sie nachgewiesen, dass *diese ergebnisspezifischen Veränderungen im Wesentlichen in den Präfrontallappen lokalisiert sind.*

Wie also funktioniert die Redekur?

Wie können wir diese Veränderungen erklären? Auf welche Weise »erweitert die Redekur den funktionellen Einflussbereich der Präfrontallappen«? Unsere bisherigen Ausführungen implizieren, dass einer solchen Entwicklung zumindest zwei Prozesse zugrunde liegen. Zum einen bedient sich die Redekur, wie der Name sagt, der *Sprache*, und wir haben (im 3. und 8. Kapitel) gesehen, dass sie ein außerordentlich effizientes Instrument zur Herstellung übergreifender, reflexiver und abstrakter Zusammenhänge zwischen den konkreten Elementen der Wahrnehmung und des Gedächtnisses und deshalb für die Unterordnung des Verhaltens unter selektive Aktionsprogramme darstellt. Das zweite Instrument der Redekur ist die *Internalisierung*, deren Veränderungspotenzial sich wahrscheinlich weitgehend auf bestimmte kritische Phasen der Stirnlappenentwicklung (in den ersten Lebensjahren) beschränkt, aber möglicherweise künstlich durch den regressiven Charakter der »Übertragungs«beziehung reaktiviert werden kann. Über diese Dinge wissen wir praktisch nichts, und das Gleiche trifft auf viele andere Zusammenhänge zu, die für unsere Frage relevant sind.

Die Zukunft wird zeigen, inwieweit die von uns postulierten Prozesse *tatsächlich* das Ergebnis einer psychoanalytischen Behandlung bestimmen. Der weiteren Forschung müssen wir auch eine Fülle anderer, spezifischerer Fragen anvertrauen – beispielsweise die Frage, ob unterschiedliche Mechanismen bei verschiedenartigen Psychopathologien wirksam sind, welche Formen der Psychopathologie auf die Redekur am besten ansprechen und welche Aspekte der Redekur für die verschiedenen Erkrankungen am wichtigsten sind.

Somit ist es durchaus angemessen, dieses kurze Kapitel mit offenen Fragen zu beschließen. Hier ist nicht der Ort, die falschen Gewissheiten, die in der Vergangenheit über die therapeutische Wirkung der Psychoanalyse propagiert wurden, zu wiederholen. Das Ziel, die Wirkungsweise der »Redekur« unter dem Blickwinkel der heute verfügbaren psychologischen Einsichten (so begrenzt diese sein mögen) zu untersuchen, besteht nicht darin, fragwürdige Theorien zu stützen. Vielmehr wollen wir unsere Einsichten auf eine neue und stabilere wissenschaftliche Grundlage stellen. Mit diesem Ziel vor Augen können wir uns nun dem letzten Kapitel dieses Buchs zuwenden.

10. Kapitel
Die Zukunft und die Neuro-Psychoanalyse

Für den modernen Naturwissenschaftler hat der Begriff »Metapsychologie« einen merkwürdigen Klang. Aber die Metapsychologie ist im Grunde nichts anderes als das, womit sich jede psychologische Wissenschaft einschließlich der kognitiven Neurowissenschaft beschäftigt. Sie ist ein Versuch, die funktionelle Architektur des psychischen Apparats (des Instruments unseres geistigen Lebens) zu beschreiben und die Gesetze zu definieren, denen sein Funktionieren gehorcht (siehe 2. Kapitel). Funktionelle Architekturen sind Abstraktionen – *virtuelle* Entitäten, keine Objekte, die wir direkt wahrnehmen können. Wir müssen sie aus den Beobachtungsdaten *erschließen.*

Im 3. Kapitel haben wir die funktionelle Architektur des *Bewusstseins* beschrieben sowie die Gesetze (soweit wir sie derzeit erklären können), nach denen es funktioniert. Im 4. Kapitel haben wir dasselbe in Bezug auf die *Emotionen* getan, im 5. Kapitel in Bezug das *Gedächtnis* usw. All diese Dinge sind Abstraktionen. Man kann ein »Gedächtnissystem« nicht unmittelbar wahrnehmen. Man kann die anatomischen Gewebe betrachten, *zwischen* denen das System verteilt ist, und man kann eine *individuelle Erinnerung* haben, das Gedächtnis*system* an sich aber ist eine Abstraktion. Solche Dinge – »Gedächtnissysteme«, »Bewusstseinssysteme«, »Emotionssysteme« usw. – untersucht die kognitive Neurowissenschaft. Deshalb sagen wir, dass Metapsychologie (das heißt die Beschreibung der funktionellen Architektur des psychischen Apparats) das ist, womit sich die Kognitionswissenschaften beschäftigen.

In dieser Hinsicht unterscheidet sich die Kognitionswissenschaft nicht von anderen naturwissenschaftlichen Disziplinen. Die Physik zum Beispiel (und was könnte konkreter sein als die Physik?) befasst sich mit Abstraktionen wie »Schwerkraft«, »Elektrizität«, »schwacher Wechselwirkung« und dergleichen. Auch diese Dinge kann man nicht *sehen*, und doch sind sie das, *was* Physiker erforschen. Jede naturwissenschaftliche Disziplin erforscht einen anderen Aspekt der Natur, um ihre Gesetze zu entdecken; und solche Gesetze – die Frucht der Wissenschaft – kommen immer als Abstraktionen daher. Es sind virtuelle Einheiten, die man aus der unendlichen Vielfalt konkreter Dinge und Vorgänge erschlossen hat, in denen sie sich zu erkennen geben.

Die Psyche des Menschen ist ein Aspekt der Natur wie jeder andere und der »psychische Apparat« die ihm zugrunde liegende Abstraktion, die wir aus unseren Beobachtungen erschließen und wissenschaftlich zu handhaben versuchen. Und doch besitzt dieser psychische Apparat eine unverwechselbare Eigenschaft, die ihn von anderen Teilen der Natur unterscheidet: *Er ist genau jenes Segment der Natur, das wir selbst inne haben.* Er ist *wir*. Daraus folgt nicht nur, dass er wichtiger für uns ist als jeder andere Teil der Natur, sondern dass wir ihn darüber hinaus in einer einzigartigen Perspektive beobachten können. Wir wissen, wie es sich *anfühlt*, ein psychischer Apparat zu *sein*. Wir wissen hingegen nicht, wie es sich anfühlt, irgendetwas anderes zu sein.

Aus diesem besonderen Grund können das Gedächtnis und andere mentale »Systeme«, die Neurowissenschaftler erschließen, indem sie neurales Gewebe unter den verschiedenartigsten Bedingungen beobachten, auch im Hinblick auf die Frage untersucht werden, wie es sich anfühlt, solche Systeme zu *sein*. Es gibt also zwei Blickwinkel, unter denen wir die mannigfaltigen Systeme, aus denen sich der psychische Apparat aufbaut, und diesen Apparat an sich betrachten können.

Unsere Wissenschaft könnte davon, wie schon gesagt, profitieren. Und in der Tat sind erste Schritte in dieser Richtung zu verzeichnen. Doch bis in die jüngste Vergangenheit hinein haben wir diesen Vorteil verkannt und so getan, als beträfe jede unserer beiden Perspektiven auf den psychischen Apparat ein anderes »Stück Natur«. Deshalb haben wir den psychischen Apparat in zwei unterschiedliche »Stoffe«

aufgeteilt: der eine (das Gehirn) wird »objektiv« von der Neurowissenschaft erforscht, der andere (das Selbst) von der Psychoanalyse – der Wissenschaft von der Subjektivität (siehe 2. Kapitel).

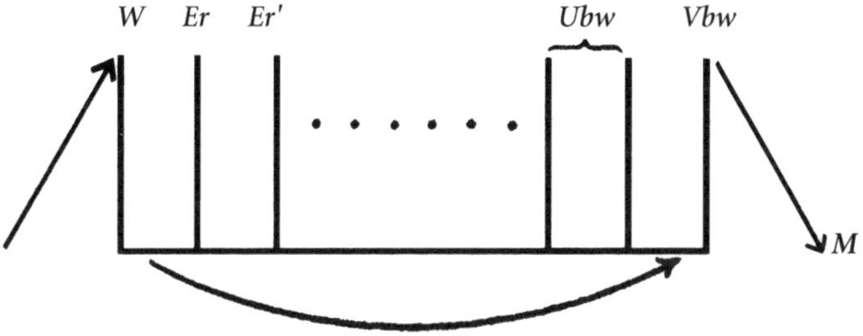

Abbildung 10.1: Funktionelle Darstellung des träumenden psychischen Apparats (Freud, 1900a, S. 546)

Diese irreführende Dichotomie haben wir in unserem Buch aufzuheben versucht. Wenn Kognitionswissenschaftler das Gedächtnis (und andere Systeme des psychischen Apparats) erforschen, untersuchen sie *denselben Gegenstand*, den Freud untersucht, in seinen metapsychologischen Abhandlungen beschrieben und darüber hinaus in Diagrammen dargestellt hat, etwa in dem berühmten Schema aus dem 7. Kapitel seiner *Traumdeutung* (Freud, 1900a, S. 546; siehe Abbildung 10.1). Nun, diese Schemata sind ihrer Idee und Funktion nach mit den informationsverarbeitenden Diagrammen der zeitgenössischen kognitiven Neurowissenschaft identisch, beispielsweise mit Allan Hobsons jüngstem Versuch (Hobson et al., 2000, S. 835), die funktionellen Eigenschaften dessen, was er als »das träumende Gehirn« bezeichnet, in einem Schaubild zu erfassen (Abbildung 10.2).

Problematisch ist all dies deshalb, weil sich die beiden Disziplinen bis in die jüngste Zeit hinein auf derart unterschiedliche Aspekte ihres gemeinsamen Aufgabenbereichs konzentriert haben, dass sie einander nichts zu sagen hatten. Mittlerweile indes zeichnen sich Veränderungen ab. Die Neurowissenschaftler haben begonnen, sich auch für die *inneren* Funktionsweisen des Geistes zu interessieren. Die Früchte dieser Arbeit – ein Wissenskorpus, das die Bezeichnung »Neurowissenschaft des subjektiven Erlebens« wahrlich verdient – haben wir in den Kapiteln dieses Buches vorgestellt.

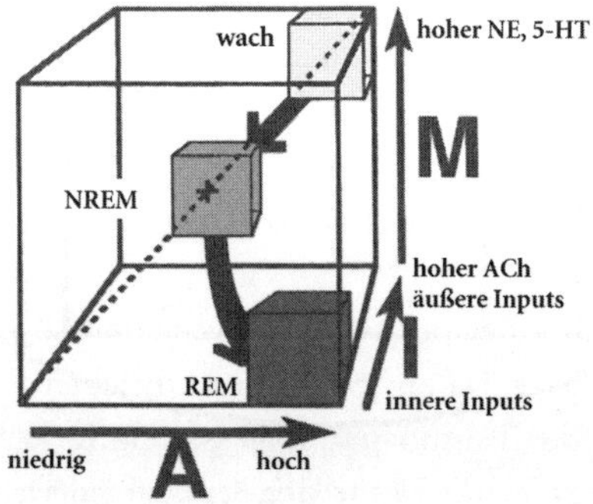

Abbildung 10.2: Funktionelle Darstellung des träumenden Gehirns (Hobson et al., 2000, S. 835)

Wir haben es also nun mit zwei Beschreibungen der Metapsychologie des Bewusstseins (sowie der Emotionen, des Gedächtnisses, der Träume usw.) zu tun – zwei Beschreibungen all der Facetten unserer inneren Welt, die wir in den Kapitelüberschriften dieses Buches einzufangen versucht haben. Mit dieser Situation können wir nicht zufrieden sein: *Wir müssen die beiden Perspektiven miteinander aussöhnen, indem wir sie zusammenführen und kombinieren.*

Die Vorteile der »objektiven« Wissenschaft

Es lässt sich nicht leugnen, dass das psychoanalytische Wissen weit weniger gesichert ist als das neurowissenschaftliche, obwohl Psychoanalyse und Neurowissenschaft (in unterschiedlichen Perspektiven) denselben Gegenstand erforschen. Die meisten gebildeten Menschen erkennen umstandslos an, dass es sich bei den jüngsten Theorien, die von der kognitiven Neurowissenschaft über die Organisation des Gedächtnisses (oder des Bewusstseins, der Emotionen usw.) vertreten werden, um *wissenschaftliche* Theorien handelt – das zuverlässigste Wissen, das wir gegenwärtig über die Gesetze, nach denen der jeweils untersuchte Aspekt des psychischen Apparats funktioniert, besitzen. Das Echo auf psychoanalytische Theorien fällt anders aus, und es liegt auf der Hand, dass diese Diskrepanz nicht auf irgendeine Besonderheit des psychischen Apparats selbst zurückzuführen ist – dieser Apparat ist einfach ein Aspekt der Natur, den beide Disziplinen erforschen. Die Ursache der Diskrepanz liegt anderswo – nämlich in der *Beobachtungsperspektive.* Die Unzuverlässigkeit psychoanalytischer Theorien ist ein Ergebnis der Beobachtungsperspektive, die die Psychoanalyse einnimmt.

Die Beobachtungsperspektive der Psychoanalyse erzeugt flüchtige und schwer fassbare Daten. Subjektives Erleben – das Beobachtungs»material« der Psychoanalyse – ist häufig kaum dingfest zu machen. Dies liegt in der Natur der Sache. Und was nicht dingfest gemacht werden kann, ist auch nicht messbar. Dies liegt gleichfalls in der Natur der Sache. Vor allem aber ist subjektives Erleben *subjektiv.* Das heißt, es ist singulär und individuell und kann als solches nur vom Subjekt selbst beobachtet werden. Aus diesem Grund können zwei Beobachter ein und derselben subjektiven Erfahrung niemals zu einer übereinstimmenden Beobachtung gelangen; sie sind buchstäblich *nicht in der Lage*, dasselbe zu beobachten. Freilich können sie dieselbe *Art* von Gegenstand beobachten und ihre *Schlussfolgerungen* zumindest miteinander vergleichen, um dann vielleicht zu übereinstimmenden *Generalisierungen* zu gelangen. Das so gewonnene Wissen (zumindest über die wirklich interessanten Probleme) wird aber gerade dadurch immer unsicherer. In je höherem Maße Schlussfolgerungen verallgemeinert werden, desto weiter entfernen sie sich von dem realen Untersuchungsgegenstand (dem Rohmaterial der Subjektivität).

Psychoanalytiker trösten sich vielleicht damit, dass die Unzuverlässigkeit ihres Wissens »in der Natur der Sache« liegt, das heißt, durch die Funktionsweisen des psychischen Apparats bedingt ist. Ein echter Trost aber ist dies nicht, denn es gibt eine andere wissenschaftliche Disziplin, die denselben Gegenstand – »den menschlichen Geist« – erforscht und scheinbar zu weit verlässlicheren Schlussfolgerungen gelangt.

Die Psychoanalyse kann die Herausforderung, mit der sie konfrontiert ist, aber auch zu ihrem Vorteil wenden. Da sich die psychoanalytischen Generalisierungen auf denselben Gegenstand beziehen wie die Generalisierungen der kognitiven Neurowissenschaft, kann man sie an diesen überprüfen. Die neurowissenschaftlichen Daten sind zudem »objektiv« – sie betreffen einen physikalischen »Gegenstand« – und können deshalb klar definiert und gemessen und von beliebig vielen unabhängigen Beobachtern nachgeprüft werden.

Die Vorteile der »subjektiven« Wissenschaft

Es wäre ein grober Fehler, den (für viele nahe liegenden) Schluss zu ziehen, dass die Wissenschaft des menschlichen Geistes in Anbetracht dieser Situation auf die Psychoanalyse verzichten könnte. Doch wem soll die Psychoanalyse nützen, wenn sie ein und denselben Gegenstand untersucht wie die kognitive Neurowissenschaft und deren Schlussfolgerungen um so viel zuverlässiger sind?

Nun, die Psychoanalyse gewährt uns Zugang zu den inneren Funktionsweisen des psychischen Apparats, die unter dem »objektiven« Blickwinkel nicht erforscht – ja, buchstäblich nicht *gesehen* – werden können. Gefühle sind unsichtbar, an ihrer *Existenz* aber ist nicht zu zweifeln. Sie sind ein Teil der Natur. Und als solcher beeinflussen sie die *anderen* Teile der Natur, einschließlich jener, die man ohne weiteres ansehen kann.[1] Daher rührt die Kompliziertheit des Leib-Seele-Problems (siehe 2. Kapitel). Wie kann etwas Immaterielles etwas Materielles beeinflussen, wenn es nicht *real* ist? Die Antwort liegt auf der Hand: es ist *natürlich* real! Realität ist nicht gleichbedeutend mit Sichtbarkeit. Gefühle sind real. Sie existieren. Sie haben Konsequenzen. Deshalb handelt die Naturwissenschaft auf eigene Gefahr, wenn sie sie ignoriert.

Eine Wissenschaft, die das Segment der Natur zu verstehen versucht, das der Mensch ist, geriete auf bedenkliche Abwege, wenn sie nicht die Gefühle (und Fantasien und Erinnerungen usw.) mit berücksichtigte, die unser inneres Leben prägen: die Entscheidungen, die wir treffen, die Dinge, die wir tun, die Art, wie wir uns verhalten, kurz, *wer wir sind.* Die innere Welt subjektiver Erfahrung ist, *so wie wir sie erleben,* ebenso real wie Äpfel und Tische.

Auf nichts anderes hebt der Anspruch der Psychoanalyse, wissenschaftlich ernst genommen zu werden, ab. Trotz all ihrer Unzulänglichkeiten versucht sie, sich ernsthaft mit diesem Aspekt der Natur auseinander zu setzen. Für die Wissenschaft bedeutet dies eine Bereicherung, denn es bringt die Anerkennung der Realität zum Ausdruck. Die Kompliziertheiten und Schwierigkeiten der inneren Welt subjektiver Erfahrung sind vom menschlichen Geist und der Art, wie er funktioniert, nicht zu trennen. Aus diesem Grund kann die moderne Neurowissenschaft von der Psychoanalyse ebenso viel lernen wie umgekehrt die Psychoanalyse von der Neurowissenschaft.

Vorurteile gegenüber der Neurowissenschaft

Es wäre nicht fair, beim Leser den Eindruck zu wecken, dass Neurowissenschaftler Vorurteile gegenüber der Psychoanalyse hegen (was tatsächlich immer seltener der Fall ist), die Psychoanalytiker hingegen unbefangen und offen seien und nur nach der Wahrheit suchten. Leider verhält es sich so nicht. Psychoanalytiker sind gegenüber der Neurowissenschaft nicht weniger voreingenommen als Neurowissenschaftler gegenüber der Psychoanalyse.

Diese Haltung ist Ausdruck einer blinden Gefolgschaft, die Freuds Einstellung missversteht! Wie allgemein bekannt, schrieb er vor einhundert Jahren: »Wir wollen ganz beiseite lassen, dass der seelische Apparat, um den es sich hier handelt, uns auch als anatomisches Präparat bekannt ist«. Dieses Vorhaben verknüpfte er mit dem Appell an seine Leser, »auf psychologischem Boden« zu bleiben (Freud, 1900a, S. 541). Aber seither sind hundert Jahre vergangen! Freud hat nicht gesagt, dass der Apparat, den er beschrieb, *kein* anatomisches Präparat sei; er sagte lediglich, dass er diese Tatsache »beiseite lassen« wolle.[2] Er erklärte, dass die Psychoanalyse »vorläufig« unabhängig von der Anatomie forschen müsse und anatomische Lokalisationen »nicht zu den Aufgaben der Psychologie« gehörten (1915e, S. 273). Sie dürfe also »nach ihren eigenen Bedürfnissen vorgehen«. Aber er räumte ein:

»Die Biologie ist wahrlich ein Reich der unbegrenzten Möglichkeiten, wir haben die überraschendsten Aufklärungen von ihr zu erwarten und können nicht erraten, welche Antworten sie auf die von uns an sie gestellten Fragen einige Jahrzehnte später geben würde. Vielleicht gerade solche, durch die unser ganzer künstlicher Bau von Hypothesen umgeblasen wird.« (Freud, 1920g, S. 65)

Dies wurde im Jahre 1920 geschrieben. Seither sind »einige Jahrzehnte« vergangen. Freuds Empfehlung an seine Schüler, die Entwicklungen in der Neurowissenschaft »beiseite« zu lassen, ist heute nicht mehr gültig. Sie diente einer *vorläufigen Strategie*, die der subjektiven Perspektive auf den psychischen Apparat möglichst viel Raum zugestehen sollte. Die Einsichten und Entdeckungen aber, die Freud sich davon versprach und zu denen die Psychoanalyse tatsächlich gelangt ist, können *und müssen* nun mit der Neurobiologie integriert werden.

Freuds Nachfolger scheinen vergessen zu haben, dass die Isolation der Psychoanalyse lediglich eine vorübergehende Strategie sein sollte. Sie machten aus ihr einen Glaubenssatz, und darunter hat ihre Disziplin gelitten. In den vergangenen hundert Jahren hatte die Psychoanalyse Gelegenheit zu prüfen, wie weit sie aus eigener Kraft kommen konnte. Heute ist man – zumindest in der größeren wissenschaftlichen Community – der übereinstimmenden Meinung, dass die klinische Methode der Psychoanalyse ihre Möglichkeiten weitgehend ausgeschöpft habe. Es ist an der Zeit, nach einem Berührungspunkt mit der Biologie zu suchen.

Wohin führt der Weg?

Aus den geschilderten historischen Gründen sind heutige Psychoanalytiker für eine Wiedervereinigung mit der Neurowissenschaft schlecht gerüstet. Ihnen fehlen das Wissen und die Fertigkeiten, denn sie haben mit den entscheidenden naturwissenschaftlichen Entwicklungen nicht Schritt gehalten. Fast könnte es scheinen, als sei es nun zu spät. Wer sein Leben lang als Psychotherapeut gearbeitet hat, erschrickt natürlich ob der plötzlichen Erkenntnis, dass die Neurowissenschaftler viele wichtige Dinge über die Funktionsweisen der menschlichen Psyche wissen, die für alles, was er selbst tut, unmittelbar relevant sein könnten. Niemand möchte noch einmal ganz von vorn anfangen müssen.

Ähnliche Überlegungen aber gelten auch anders herum. Der Druck, die Psychoanalyse in Bausch und Bogen abzuschaffen, ist enorm. Wir (M. S. und O. T.) befanden uns wiederholt – öfter, als wir uns erinnern mögen – in beruflichen Situationen, in denen unser Interesse an der Psychoanalyse es uns schwer machte, uns den Respekt der Kollegen und die Anerkennung unserer Studenten zu bewahren und Herausgeber von Fachzeitschriften zu finden, die unsere Arbeiten publizieren wollten (siehe zum Beispiel Turnbull, 2000). *Wir* sind der Meinung, dass die Psychoanalyse eine Hälfte des Rätsels, mit dem uns die menschliche Psyche konfrontiert, zu lösen vermag, und deshalb sind wir entschlossen, sie uns zunutze zu machen. In einem Klima wechselseitiger Feindseligkeit aber ist dies nicht immer leicht. Und die Feindseligkeit ist wirklich *wechselseitig*. Man macht sich auch bei seinen psychoanalytischen Kollegen nicht unbedingt beliebt, wenn man bereit ist, altehrwürdige Grundannahmen der psychoanalytischen Theorie, die der wissenschaftlichen Überprüfung nicht mehr standhalten, zu revidieren oder durch andere zu ersetzen! Wir befinden uns also in einer schwierigen Lage – wir wollen den Sinn und Nutzen einer marginalisierten Wissenschaft verteidigen und fordern deren Vertreter gleichzeitig auf, sich in die Höhle des Löwen hineinzubegeben.

Es wäre ein Fehler, solche prosaischen Gründe für die fortbestehende Isolation der Psychoanalyse zu ignorieren. Wir müssen solche Faktoren anerkennen und uns direkt mit ihnen auseinander setzen. Der psychoanalytisch vorgebildete Leser dieses Buches hat den ersten Schritt bereits getan. Er hat den anfänglichen Widerstand überwunden, der unsere beiden Disziplinen voneinander trennt, und begonnen, sich mit jener Art von Kenntnissen vertraut zu machen, die für eine interdisziplinäre Kommunikation zwischen beiden Disziplinen unerlässlich sind. Dies ist ein sehr wichtiger Schritt, und mit ihm hat sich der Leser einer »Avantgarde« von gleich Gesinnten angeschlossen. Im folgenden Abschnitt beschreiben wir andere Initiativen, die derzeit unternommen werden, um die alten Schranken niederzureißen und der Wissenschaft des Geistes eine radikal neue Richtung aufzuzeigen.

Die Gründung einer neuen Disziplin

Als uns Anfang der neunziger Jahre des 20. Jahrhunderts die soeben beschriebene Situation bewusst wurde, schlossen wir uns mehreren gleich gesinnten Kollegen an, die unter der Schirmherrschaft des New York Psychoanalytic Institute eine kleine interdisziplinäre Arbeitsgruppe gegründet hatten. Die Initiative dazu war von dem Psychoanalytiker Arnold Pfeffer und dem Neurowissenschaftler James Schwartz ausgegangen. Sie zählen zu den führenden Persönlichkeiten auf ihrem Gebiet und sind außerdem Freunde und Nachbarn. Mit der Gründung der Gruppe verfolgten sie ein ähnliches Ziel wie dieses Buch: die gemeinsame Weiterbildung über Themen, die für beide Disziplinen von Interesse sind.

Die New Yorker Gruppe traf (und trifft) sich zu einmal im Monat zu Konferenzen mit jeweils unterschiedlichen Themen. Auf diesen Konferenzen referiert ein Neurowissenschaftler die relevanten Ergebnisse seiner Disziplin. Danach wird eine psychoanalytische Perspektive vorgestellt. Auf diese Weise können die komplexen psychologischen Aspekte, die sich durch die neurowissenschaftliche Perspektive ergeben, sowie die verbleibenden Probleme herausgearbeitet werden. So entsteht ein Dialog.

Die »Neuroscience Study Group« des New York Psychoanalytic Institute (die mittlerweile den Namen »Arnold Pfeffer Center for Neuro-Psychoanalysis« trägt) hat sich im Laufe der Jahre zu einem Forschungs-, Ausbildungs- und Weiterbildungszentrum entwickelt, an dem mannigfaltige Themen aus psychoanalytischer und neurowissenschaftlicher Sicht bearbeitet werden. Die Gründer dieses Zentrums erkannten bald, dass sie die öffentliche Unterstützung von führenden Vertretern beider Disziplinen finden mussten, um eine reale Chance zu haben, die Kluft zu überwinden. Nur so ließen sich die praktischen Hindernisse abbauen, die es den jüngeren Angehörigen beider Disziplinen so schwer machten, sich offen zu ihrem Interesse an der »anderen Seite« zu bekennen und die Zeit und Energie aufzubringen, die erforderlich sind, um sich angemessen mit ihren Methoden, Erkenntnissen und Theorien vertraut zu machen.

Die Gründungsmitglieder beschlossen folglich, im Namen der Arbeitsgruppe jeweils zwanzig prominenten Vertretern der Psychoanalyse und der Neurowissenschaft die Mitarbeit an einem Wissenschaftlichen Beratungsgremium anzubieten, das gleichzeitig als beratendes Editionsgremium für eine interdisziplinäre Fachzeitschrift, deren Gründung sie planten, tätig sein sollte. Zu unserer freudigen Überraschung sagten 17 der 20 Neurowissenschaftler, die wir einluden, und 19 der 20 Psychoanalytiker zu. So befanden wir uns in der fast schon peinlichen Situation, mehr Berater als nötig zu haben. Wir hatten nur mit einer Handvoll Zusagen gerechnet und vorgehabt, mit diesen wenigen Aktiven weitere Interessenten zu »ködern«![3]

Was hat sich verändert?

Führende Neurowissenschaftler stehen der Psychoanalyse heute weit offener gegenüber, als wir vermutet hatten, und umgekehrt begegnen prominente Psychoanalytiker der Neurowissenschaft mit deutlich weniger Zurückhaltung, als das Verhalten ihrer Zunft in der Vergangenheit erwarten ließ. Es hat sich also eindeutig etwas verändert. Die wichtigsten Faktoren sind unschwer ersichtlich und wirken rückblickend im Grunde vorhersehbar. Erstens ist die Psychoanalyse an ihre Grenzen gelangt. Freuds Methode hat all die Hoffnungen erfüllt, die er in sie setzte, als er nach neuen Perspektiven auf den psychischen Apparat und nach einem theoretischen Rahmen für neue Hypothesen über seine Funktionsweisen suchte. Es hat sich aber auch gezeigt, dass die Psychoanalyse über kein Instrumentarium verfügt, das es ermöglicht, über das Richtig oder Falsch *rivalisierender* Auffassungen zu entscheiden. Das Ergebnis war eine Proliferation von nicht miteinander zu vereinbarenden Theorien über Fragen, auf die es keine Antwort zu geben schien, und hinter jeder dieser Theorien stand eine »Schule«, die mit anderen rivalisierte. Dass das Vertrauen der Öffentlichkeit angesichts dieser Situation verloren ging, kann nicht überraschen. Weitere Faktoren kamen hinzu, und bald konnte es für die Psychoanalyse nur noch darum gehen, sich entweder »anzupassen oder auszusterben«.

Gleichzeitig öffneten sich dank der technischen Fortschritte in den Neurowissenschaften neue Ausblicke. Die bildgebenden Verfahren (sowie die molekulare Neurobiologie) machten es plötzlich leicht, buchstäblich jeden Aspekt des psychischen Lebens experimentell zu untersuchen. Ein weiterer wichtiger Faktor, der für die Psychologie insgesamt eine Rolle spielte, war der Niedergang des Behaviorismus. In seinem Gefolge weitete sich die *kognitions*wissenschaftliche Revolution auf Bereiche aus, die untrennbar mit der Kognition zusammenhängen, nämlich Motivation und Emotion. Auf beiden Seiten entwickelte sich, wenn auch aus sehr unterschiedlichen Gründen, eine neue Offenheit gegenüber Themen, die man zuvor der »anderen Seite« überlassen hatte. Dies ging (ebenfalls aus unterschiedlichen Gründen) mit einer neuen Bescheidenheit und mit Respekt vor deren Errungenschaften einher. Was die Psychoanalyse anlangt, so scheint das sinkende Selbstvertrauen sie bescheiden gemacht zu haben, während das glückliche Geschick der Neurowissenschaft – deren Faszination auf die Öffentlichkeit direkt proportional zum Niedergang der Psychoanalyse stieg – ihren Respekt weckte. Die Neurowissenschaft selbst wiederum fand zu einer neuen Bescheidenheit und einem zuvor ungekannten Respekt vor der Psychoanalyse, weil ihr die Erkenntnis dämmerte, wie schwierig es tatsächlich ist, menschliche Subjektivität zu erforschen. Die gewaltigen methodologischen und konzeptuellen Probleme, mit denen die Psychoanalyse seit ihren Anfängen gerungen hat, erwiesen sich mit einem Mal auch als neurowissenschaftliche Probleme.

Eine Zeitschrift, ein Kongress, eine Gesellschaft, ein Institut

Der Erfolg der interdisziplinären New Yorker Arbeitsgruppe gab weltweit den Anstoß zur Bildung zahlreicher ähnlicher Gruppen in anderen Städten.[4] Somit wurden internationale Kontakte zur Förderung des Austauschs von Ressourcen, Ergebnissen und Erfahrungen immer notwendiger.

Dies führte zunächst zur Gründung der oben erwähnten Zeitschrift. Sie übernahm die Dialogform der Konferenzen im New York Psychoanalytic Institute, indem sie Leitartikel zu Themen veröffentlichte, die für beide Disziplinen von Interesse waren, und diese mit interdisziplinären Kommentaren verband. Es wurde beschlossen, diese Zeitschrift *Neuro-Psychoanalysis* zu nennen – und dieser Name wurde unversehens auch zum Namen der neuen Disziplin.[5]

Die Gründung der Zeitschrift führte zu der Idee, einen internationalen Kongress zu veranstalten. Mittlerweile finden diese Tagungen, die jeweils einem einzelnen interdisziplinären Thema gewidmet sind, alljährlich statt. Der erste Kongress wurde im Juli 2000 von Oliver Sacks am Royal College of Surgeons in London eröffnet. Die dreitägige Veranstaltung mit Hauptvorträgen von Antonio Damasio, Jaak Panksepp und Mark Solms stand unter dem Thema »Emotionen«. Der zweite Kongress zum Thema »Gedächtnis« fand im April 2001 in den wesentlich größeren Räumen der New York Academy of Medicine statt und wurde von Karl Pribram eröffnet. Daniel Schacter, Elizabeth Loftus und Mark Solms hielten die Hauptvorträge. Der dritte Kongress zum Thema »Sexualität und Gender« wurde im September 2002 in Stockholm veranstaltet.[6]

Auf dem Londoner Kongress riefen mehr als 400 Gründungsmitglieder eine internationale Gesellschaft ins Leben, die heute den Namen »International Neuro-Psychoanalysis Society« trägt. Derzeit wird ein zweites neuro-psychoanalytisches Institut eingerichtet, das die finanzielle und administrative Verantwortung für die Forschungs-, Publikations- und Weiterbildungsaufgaben dieser jungen Disziplin übernehmen wird. Angesichts all dessen, was innerhalb sehr kurzer Zeit erreicht wurde, sieht die Zukunft sehr viel versprechend aus.

Die Psychoanalyse hat ihren Platz in der Familie der Wissenschaften wieder eingenommen

Wie tief greifend sich die Situation gewandelt hat, zeigen zwei Artikel von Eric Kandel (1998, 1999).[7] Er verfasste diese bemerkenswerten Beiträge auf Einladung des renommierten *American Journal of Psychiatry* und schrieb unter anderem: »Die Psychoanalyse repräsentiert nach wie vor ein Verständnis der Psyche, das kohärenter und intellektuell ergiebiger ist als alle anderen Ansätze« (Kandel, 1999, S. 505). Auf dieser Grundlage vertrat er die Auffassung, dass es für Neurowissenschaftler keinen besseren Ausgangspunkt gebe als die Psychoanalyse, um die soeben erwähnten Probleme und Schwierigkeiten in Angriff zu nehmen. Kurz, er befürwortete die Vereinigung von Psychoanalyse und Neurowissenschaft und bezeichnete diese Verschmelzung als einen »neuen intellektuellen Rahmen der Psychiatrie« des 21. Jahrhunderts.

Noch ist die Schlacht aber nicht gewonnen. Zahlreiche der alten Widerstände und Vorurteile gegen die Psychoanalyse haben bis heute überdauert. Und um die Wahrheit zu sagen: Sie sind nicht allesamt ungerechtfertigt. Neben seiner Anerkennung und Sympathie für die Psychoanalyse erklärte Kandel auch, dass das einst innovative Instrument ihrer klinischen Methode »vieles von seinem Forschungspotenzial eingebüßt« habe (ebd., S. 506) und durch nicht-klinische Techniken abgesichert werden müsse. Er drängte die Psychoanalytiker zudem, sich weniger auf Einzelfallstudien zu stützen als auf »zuverlässigere« Methoden der Beobachtung und auf »strengere experimentelle Kontrollen«, denn »obwohl das Ziel der Psychoanalyse immer ein wissenschaftliches gewesen« sei, könne man »ihre Methoden kaum als wissenschaftlich bezeichnen« (ebd., S. 506). Insbesondere betonte er die Bedeutung von »Blind«versuchen und lobte die Arbeit zeitgenössischer psychoanalytischer Forscher, die nicht mehr »Beweise vom Hörensagen« zitieren, sondern sich auf Verhaltensbeobachtungen berufen.

Die Ungewissheiten und Zweifel, die der Psychoanalyse zu schaffen machen, sind indes kein Grund, sich zu schämen. Die Psychoanalyse hat im Laufe von einhundert Jahren vieles erreicht, und ein

Jahrhundert ist in der Wissenschaft keine sehr lange Zeit. Daher überrascht es nicht, dass nahezu all ihren Entdeckungen nach wie vor mit einem Fragezeichen versehen sind. Die Verbindung der analytischen metapsychologischen Schlussfolgerungen mit den entsprechenden Schlussfolgerungen der Neurowissenschaft – die naturgemäß auf einer anderen Beobachtungsperspektive beruhen, aber denselben »objektiven« Gegenstand betreffen – bietet der Psychoanalyse unbegrenzte Möglichkeiten, um ihre Ungewissheiten und Zweifel zu überwinden. Sie hat dabei nichts zu verlieren, denn die Verbindung des psychoanalytischen Wissenskorpus mit dem neurowissenschaftlichen Kenntnisstand läuft keineswegs darauf hinaus, die Psychoanalyse durch die Neurowissenschaft zu ersetzen oder sie auf diese zu reduzieren. Wenn man die subjektive Perspektive der Psychoanalyse über Bord wirft, gewinnt niemand etwas; unser Ziel besteht darin, sie zu stärken, indem wir sie mit einer anderen, parallelen Perspektive integrieren. Sodann können beide als wechselseitige Korrektive für perspektivenabhängige Irrtümer dienen.

Was können wir von einem Dialog lernen?

Auch Dialoge wie die oben beschriebenen stoßen an Grenzen. Sie erfüllen einen nützlichen Zweck, indem sie den Teilnehmern Gelegenheit geben, voneinander zu lernen und falsche Vorstellungen zu korrigieren. Aber Dialoge sind nicht Forschung, und Spekulation ist nicht Wissenschaft.

Wir haben es letztlich mit einem methodologischen Problem zu tun. Ein Dialog beginnt und endet mit zwei unterschiedlichen Standpunkten, auch wenn es Berührungspunkte gibt. Beschreibungen abstrakter Entitäten, die auf unterschiedlichen Beobachtungsperspektiven beruhen, bedienen sich zwangsläufig unterschiedlicher Begriffe und Konzepte, die sich nicht ohne weiteres ineinander übersetzen lassen. Die Versuchung, diesem Problem auszuweichen, ist ungeheuer groß. Wenn Analytiker von den »Trieben« oder von »Erregung« oder »Hemmung« sprechen, meinen sie selten das Gleiche wie Neurobiologen, die dieselben Begriffe verwenden. Freuds früher Versuch, den psychischen Apparat abstrakt zu neurologisieren – nämlich in seinem berühmten *Entwurf einer Psychologie* (1950 [1895]) – war von Anfang an zum Scheitern verurteilt, eine »Art von Wahnwitz«, wie Freud (1950a [1887–1902], S. 120) schließlich selbst erkannte.[8] Wissenschaftliche Modelle können nicht in die *Theorie* integriert werden – man muss (mit Hilfe mühsamer wissenschaftliche *Beobachtungen* und *Experimente*) determinieren, wo und ob sie sich *auf ein und denselben Gegenstand* beziehen, und daran anschließend die dualen Referenten in einer neuen, gemeinsamen Sprache kodifizieren.

Was wir brauchen, ist also eine *Methode*, mit deren Hilfe ein und dasselbe Phänomen unter der psychoanalytischen und der neurowissenschaftlichen Perspektive gleichzeitig untersucht werden kann. Wenn diese Voraussetzung gewährleistet ist, können wir sicher sein, dass sich die beiden Beobachtungssets (und die auf ihnen aufbauenden theoretischen Erklärungen) tatsächlich auf dasselbe Realitätssegment beziehen. Einzig und allein diese Methode ermöglicht es, die beiden Theorien in der Realität und nicht nur in der Terminologie miteinander zu verbinden.

Eine empfohlene Methode

Eine solche Methode existiert. Wir haben in diesem Buch sogar schon mit ihren Ergebnissen gearbeitet. So haben wir beispielsweise im 8. Kapitel untersucht, ob die Funktionen des Systems *Ubw* und jene der rechten Hirnhälfte tatsächlich, wie manche Autoren spekulativ behauptet haben, identisch sind. Wir konnten diese Frage klären, indem wir *reale Fälle* untersuchten – nämlich Patienten mit rechtshemisphärischen Hirnverletzungen – und parallel dazu unter psychoanalytischer Perspektive beobachteten, ob die vorhergesagten Folgen eintraten oder nicht. Sie blieben aus. Dies berechtigte uns zu der Schlussfolgerung, dass die beiden Abstraktionen (Funktionen des *Ubw* und Funktionen der rechten Hirnhemisphäre) in Wahrheit nicht identisch sind. So einfach ist das.

Natürlich erkennt der Leser die klinisch-anatomische Methode wieder, die ihm mittlerweile vertraut geworden ist. Patienten mit Hirntumoren, Schlaganfällen usw. sind *Menschen* wie wir selbst – sie haben im Laufe ihres Lebens eine Persönlichkeit entwickelt, blicken auf eine abwechslungsreiche Biografie zurück und besitzen eine reiche innere Welt. Da sich die Psychoanalyse mit ebendiesen Dingen beschäftigt, können diese Menschen ebenso wie jeder andere auch psychoanalytisch untersucht werden. Auf diese Weise gelangen wir zu basalen klinisch-anatomische Korrelationen – wir verbinden psychoanalytische Variablen mit neurologischen und können die beiden Datengruppen sodann auf einer validen empirischen (statt lediglich theoretischen) Grundlage integrieren.

Unser Verfahren besteht schlicht und einfach darin, dass wir diese Patienten (deren psychische und geistige Veränderungen die Neurowissenschaftler der Vergangenheit mit Hilfe von Tests erforscht haben) in psychoanalytische Behandlung nehmen. Dies gibt uns die Möglichkeit, im Rahmen der üblichen psychoanalytischen Arbeit die psychologischen Variablen, die uns interessieren, zu operationalisieren – während wir gleichzeitig alles tun, um den Patienten dabei zu helfen, ihr Schicksal zu bewältigen (detaillierte Beispiele werden in Kaplan-Solms und Solms, 2000, beschrieben). Wir arbeiten also nicht anders als andere Psychotherapeuten. Dieses Verständnis der Gehirn-Psyche-Korrelierung verlangt von niemandem, noch einmal »ganz von vorne anzufangen«, um auf diesem Feld zu forschen.

Multiple Beobachtungen

Auf der Grundlage von psychoanalytischen Untersuchungen dieser Art können wir bestimmen, ob und wie eine bestimmte Funktion des psychischen Apparats durch eine Hirnläsion in Mitleidenschaft gezogen wurde – zum Beispiel die Funktion der durch den »Sekundärprozess« bewirkten Hemmung. Daraufhin können wir die beobachteten Veränderungen zu jenem Teil des Gehirns in Beziehung setzen, der geschädigt wurde. So wird erkennbar, in welcher Weise die betreffende Hirnregion an der Organisation der psychischen Funktion, die uns interessiert, beteiligt ist. Wenn wir zum Beispiel beobachten, dass bei Patienten mit einer Schädigung im ventromesialen Stirnlappen die sekundärprozesshafte Hemmung vollständig zusammenbricht, dürfen wir den Schluss ziehen, dass diese psychoanalytische Funktion mit den neuropsychologischen Funktionen der ventromesialen Frontalregion zusammenfällt.

Diese Methode geht davon aus, dass die Korrelation zwischen der beobachteten Läsion und der beobachteten psychischen Veränderung nicht zufällig ist. Die Annahme wird überprüft, indem man die eigenen Beobachtungen, denen ein individueller Fall zugrunde liegt, mit analogen Beobachtungen an zahlreichen anderen Fällen (je mehr, desto besser!) vergleicht, in denen dieselbe Hirnregion geschädigt ist. In dieser Hinsicht unterscheidet sich die neuro-psychoanalytische Forschung nicht von jedem anderen Zweig der neuropsychologischen Forschung. Die Untersuchung von Patienten*gruppen* ermöglicht es, reliable Muster der Assoziation zwischen Hirnregionen und psychoanalytisch interessanten mentalen Funktionen zu identifizieren. Kaplan-Solms und Solms (2000) haben am Beispiel von drei unterschiedlichen Hirnregionen drei kleine Patientengruppen beschrieben, und ihre Ergebnisse sind offenbar durchaus reliabel.

Es liegt jedoch in der Natur der Sache (der Methode), dass wir nur sehr langsam vorankommen. Deshalb appellieren wir an andere Psychotherapeuten, sich an diesem wichtigen Forschungsprojekt zu beteiligen. Wir betonen noch einmal, dass der Psychotherapeut lediglich seine gewohnte Arbeit tun muss. Diese Methode kann auf Technologien verzichten. Weder ein Labor noch detaillierte Kenntnisse über das Gehirn sind vonnöten. Alles, was man braucht, ist eine unvoreingenommene psychoanalytische Einstellung. In diesem oder jenem Fall mag es für den Psychotherapeuten hilfreich sein, mit einem Neuropsychologen über diagnostische Fragen, die die eher neurologischen Aspekte betreffen, Rücksprache zu nehmen. Im Großen und Ganzen aber ist nicht mehr vonnöten als die gewohnte psychotherapeutische Arbeit.

Andere geeignete Methoden

Fortschritte auf diesem Gebiet können jedoch auch auf andere Weise erzielt werden. Wir verfügen über viele weitere neurowissenschaftliche Methoden, die sich von unserem klinisch-anatomischen Vorgehen erheblich unterscheiden, aber den gleichen Prinzipien gehorchen. So liegt es beispielsweise nahe, die psychischen Auswirkungen von psychopharmakologischen Wirkstoffen (psychiatrischen Medikamenten) zu erforschen, die in die Chemie des Gehirns eingreifen. Auch die Untersuchung von Patienten, die mit solchen Medikamenten behandelt werden, ermöglicht Beobachtungen, auf deren Grundlage neuronale Variablen (in diesem Fall neurochemische) und psychoanalytische Variablen korreliert werden können. Indem man eine Gruppe von Patienten systematisch untersucht, kann man beispielsweise Zusammenhänge zwischen einer Verringerung der inneren Aggression und einer verringerten Serotoninwiederaufnahme empirisch nachweisen (Zueler und Maas, 1994). Die Manipulation von Serotonin gehört zur täglichen Arbeit der Psychiater. Um die Auswirkungen solcher Manipulationen auf Variablen, die für Psychoanalytiker von Belang sind, systematisch zu erforschen, benötigt man nicht mehr als ein geeignetes experimentelles Design.[9]

Natürlich gibt es (insbesondere in Amerika, wo auf diesem Gebiet die größten Fortschritte zu verzeichnen sind) ein lebhaftes Interesse, diesen Problemen mit Hilfe der ausgeklügeltsten Technologien auf den Grund zu gehen. Man möchte die neuesten Techniken einsetzen, Technicolorbilder vom Gehirn sehen und die neurale Organisation bestimmter psychischer Mechanismen (wie der »Verdrängung«) oder ganzer Psychopathologien (zum Beispiel der »Hysterie«) oder gar vollständiger funktioneller Systeme (etwa des »Unbewussten«) klären, indem man versucht, sie durch Positronen-Emissions-Tomografie oder Magnetresonanz-Tomografie zu visualisieren. In Wirklichkeit ist dergleichen unmöglich, und zwar nicht deshalb, weil solche Dinge nicht visualisiert werden können (die neuronalen Korrelate buchstäblich jeder psychischen Entität sind visualisierbar), sondern weil die mentalen Entitäten, die ein solches Interesse wecken, unter den für die bildgebenden Verfahren erforderlichen Laborbedingungen nicht künstlich operationalisiert und manipuliert werden können. In der Vergangenheit wurden alle erdenklichen Labormethoden eingesetzt, um psychoanalytische Konzepte zu untersuchen (eine Forschungsübersicht verfassten Fisher und Greenberg, 1995), aber sie haben die Phänomene, um die es der psychoanalytischen Theorie zu tun ist, niemals angemessen operationalisieren können.

Psychoanalytische Konzepte werden in der *klinischen* Situation operationalisiert. Auch durch den Einsatz kostspieliger Scanner lassen sich die Fehler, die in der Vergangenheit gemacht wurden, nicht vermeiden, denn der finanzielle Aufwand schützt nicht vor den Unzulänglichkeiten des experimentellen Designs. Deshalb ist es nützlich, daran zu erinnern, dass eine Reihe von Ergebnissen, die mit Hilfe bildgebender Verfahren gewonnen wurden, im Mainstream der heutigen Neuropsychologie heftig umstritten ist. Die anatomischen Korrelate einer Vielzahl unterschiedlicher psychischer Funktionen sind geklärt, und trotzdem kommt es zu Meinungsverschiedenheiten (eine kritische Übersicht bietet Bub, 2000).[10]

Gleichwohl könnte sich die Bildgebung als ungemein nützlich erweisen, sobald wir die elementaren Probleme, die von den älteren Techniken aufgedeckt wurden, besser verstehen. Ein empirisch gestütztes Verständnis der Beziehung zwischen den beiden Gebieten bahnt den Weg für die präzisere Untersuchung von weniger allgemeinen, enger definierten Fragen. Wir möchten dies an einem kurzen Beispiel (das an die Thematik des 6. Kapitels anknüpft) illustrieren.

Die Neuropsychologie der Träume: Vom Allgemeinen zum Spezifischen

Mit Hilfe der klinisch-anatomischen Methode haben wir entdeckt (Solms, 1997a), dass die weiße Substanz des ventromesialen Quadranten der Stirnlappen eine für die Traumerzeugung erforderliche Hirnregion darstellt (Abbildung 3.4). Schädigungen dieser Region haben zur Folge, dass der Patient nicht mehr träumt. In der Perspektive der klinischen Beobachtung stellten wir fest, dass diese nicht-träumenden Patienten sich auch aspontan, antriebslos und apathisch verhielten. Die psychoanalytische Untersuchung ergab einen gravierenden Verlust an so genannter Libido (Appetenz). Nachdem wir diese Beziehung im Groben abgesichert hatten, konnten wir den nächsten Schritt in Angriff nehmen und fragen, wie sich das »Libido«konzept *vorläufig* auf die Gehirnanatomie und -chemie kartieren ließe. Heute sind wir in der Lage, präzisere Fragen zu stellen – wir fragen nicht mehr, welcher »Quadrant« des Gehirns das libidinöse Interesse unterstützt, sondern durch welche spezifische Faserbahn es läuft. Zu diesem Zweck untersuchen wir normale Probanden mit der Magnetresonanz-Tomografie und spezifischen pharmakologischen Sonden. Die vorläufigen Ergebnisse lassen vermuten, dass insbesondere das mesokortikal-mesolimbische Dopaminsystem, das den ventro-tegmentalen Bereich mit dem Nucleus accumbens verbindet, die entscheidende Komponente der Läsionslokalisation im ventromesialen Quadranten darstellt. Diese Schlussfolgerung wiederum kann mit zahlreichen anderen hochtechnologischen Verfahren überprüft werden. Auf diese Weise isolieren wir die neuralen Korrelate einer wichtigen Komponente des »Libido«konzepts.

Die basale klinisch-anatomische Methode schließt den Einsatz komplizierterer technologischer Methoden also nicht aus. Für jede Methode gibt es eine spezifische Verwendung. Derzeit haben wir gerade erst begonnen, das Wissen über die Beziehung zwischen den beiden unterschiedlichen Modellen des menschlichen Geistes auf eine breitere Grundlage zu stellen. Diese wissenschaftliche Forschung kann weitgehend in die gewöhnliche klinische Arbeit integriert werden – genau so hat sich die Neuropsychologie vor etwa einem Jahrhundert entwickelt. Mit bestimmten Fragen werden sich Spezialisten eingehender auseinander setzen, doch wir sollten nicht zu rennen versuchen, bevor wir nicht das Gehen erlernt haben.

Psychoanalytische Theorien auf dem »Teststand«

Noch ein letzter Punkt: Das Bedürfnis, psychoanalytische Theorien mit neurowissenschaftlichen Methoden zu überprüfen ist verständlich.

Es wäre jedoch übereilt, in der Neurowissenschaft nach Antworten auf Fragen wie: »Gibt es so etwas wie Verdrängung wirklich?«, oder: »Sind Träume tatsächlich durch Wünsche motiviert?« zu suchen. Vielleicht sind solche »Tests« in der Zukunft möglich, und eine der zahlreichen Hoffnungen, die wir mit der Neuro-Psychoanalyse verbinden, ist die, dass sie es uns erlauben *wird*, solche metapsychologischen Fragen zu stellen und zu beantworten – Fragen, die durch die psychoanalytische Methode allein nicht zu beantworten sind.

Doch bevor wir solche Fragen auch nur stellen können, ist ein Zwischenschritt erforderlich – denn viele für relativ uninteressant und vielleicht gar für reaktionär halten mögen. Zunächst müssen wir die neurologischen *Korrelate* der metapsychologischen Konzepte, aus denen psychoanalytische Theorien bestehen, nachweisen, bevor wir uns daranmachen können, die Theorien selbst zu *testen*. Wir müssen untersuchen, wo die Theoriekomponenten in den Geweben und Prozessen des Gehirns »liegen«, bevor wir sie gründlich untersuchen und kontrollierte Experimente mit ihnen durchführen können, die für die systematische Überprüfung von Hypothesen unerlässlich sind. Wenn wir zum Beispiel die Wunscherfüllungstheorie der Träume überprüfen wollen, müssen wir zuerst die neuronalen Korrelate der verschiedenen Komponenten dieser Theorie finden. Eine annähernd vollständige Liste müsste die Libido, den Zensor, die Regression, die Realitätsprüfung, die Wahrnehmungssysteme usw. umfassen. Sobald wir eine allgemeine Vorstellung davon gewonnen haben, wie diese Konzepte mit der Anatomie und Chemie des Gehirns korrelieren, können wir den zweiten Schritt tun und fragen, ob sie sich in der physischen Realität so zueinander verhalten, wie die psychoanalytische Theorie es vorhersagt. Wenn wir auf die erste, korrelative Phase verzichten, laufen wir Gefahr, Äpfel zu testen, indem wir Birnen messen.

Abschließende Bemerkungen

Damit endet unsere Einführung in die Neurowissenschaft des subjektiven Erlebens. Wir befinden uns am Beginn eines aufregenden, neuen

Zeitalters der Wissenschaft vom menschlichen Geist. Alle Möglichkeiten stehen uns offen. Wir werden schon bald – endlich – in der Lage sein, unsere »innere Welt« in messbaren, physikalischen Einheiten zu untersuchen.

Den Psychoanalytikern ist es trotz hundertjährigen vereinten Bemühens nicht gelungen, die wissenschaftliche Community davon zu überzeugen, dass sie den Gesetzen, denen dieser wunderbarste und geheimnisvollste Teil der Natur – unser Selbst – gehorcht, wirklich auf die Spur gekommen ist. In den zentralen Kapiteln dieses Buches (Kapitel 3–9) haben wir gezeigt, dass mittlerweile ein beträchtliches neurobiologisches Wissenskorpus zur Verfügung steht, das für viele Themen, denen seit jeher das psychoanalytische Interesse galt, relevant ist. Somit ist die Psychoanalyse an einem Scheideweg angelangt. Natürlich können die Psychoanalytiker es vorziehen, sich weitere hundert Jahre lang von der Neurowissenschaft fern zu halten, doch wir haben kaum Zweifel daran, dass dies für die Psychoanalyse ebenso wie für die Neurowissenschaft von Nachteil wäre. Es gibt nur *einen* psychischen Apparat. Langfristig wird sich eine umfassende Neurowissenschaft der subjektiven Erfahrung entwickeln – mit der Psychoanalyse oder ohne sie. Wenn sich die Psychoanalytiker jetzt zur Kooperation entschließen, wird dies den Prozess zweifellos beschleunigen und unschätzbar bereichern. Trotzdem ist die Neurowissenschaft in der Lage, auch im finstersten Wald allein ihren Weg zu finden und sich zu orientieren.

Die Psychoanalyse wird am besten fahren, wenn sie sich den neurowissenschaftlichen Themen zuwendet, deren direkte Relevanz für ihre eigenen Belange sie mittlerweile erkannt haben sollte. Dies ist keine einfache Aufgabe. Den meisten Psychoanalytikern sind die komplexen Fragestellungen der Neurowissenschaft nicht vertraut, und häufig sind sie (wie man leider zugeben muss) auch kaum gerüstet, um systematische wissenschaftliche Untersuchungen zu planen und durchzuführen. Es gibt aber Psychoanalytiker, die darauf brennen, sich der Herausforderung zu stellen. Für sie ist dieses Buch als Unterstützung gedacht. Wenn sich eine nennenswerte Anzahl von Psychoanalytikern entscheidet, den Weg der Kooperation einzuschlagen, werden sie für die erforderlichen Anstrengungen reich entschädigt werden, indem sie eine radikal neue Psychoanalyse hervorbringen. Diese Psychoanalyse wird ihre Vorrangstellung als Wissenschaft der menschlichen *Subjektivität* behalten – als jene Disziplin, die den »Stoff« der individuellen Erfahrung erforscht, das *Leben* eines Lebens. Ihre Thesen aber werden auf deutlich soliderer Grundlage stehen. Wir werden besser verstehen, wie sich psychische Störungen entwickeln. Wir werden in der Lage sein, jene Patienten mit unseren Therapien anzusprechen, die am meisten von ihnen profitieren können, und sie den jeweiligen Erfordernissen optimal anzupassen. Und wir werden unsere klinische Arbeit in Richtungen erweitern, von denen wir bislang nicht zu träumen wagten, um dann schließlich von gesichertem Terrain aus erklären zu können: So funktioniert der menschliche Geist *wirklich.*

Anmerkungen

1. Kapitel

1 Sacks erläutert seine Kritik: »Es ist das Ziel der Neuropsychologie wie auch der klassischen Neurologie, vollkommen objektiv zu sein, und eben darauf basieren auch ihre großen Erfolge und Fortschritte. Aber ein lebendes Wesen und insbesondere ein Mensch ist vor allem [...] ein Subjekt, nicht ein Objekt. Ebendieses Subjekt, das lebendige ›Ich‹, ist es, das ausgeschlossen wird.« (Sacks [1984] 1991, S. 217)

2 Anderson et al. (1999) stellten fest, dass sich die »sozialen Emotionen« bei Kindern, deren Gehirn in diesem Teil der Stirnlappen verletzt wurde, nicht entwickeln, und Raine et al. (2000) berichten, dass das Volumen der Stirnlappen bei psychopathischen Persönlichkeiten reduziert sei.

3 Manche Teile dieser Strukturen sind im strengen Sinn weder Nuklei noch Kortex, sondern Nuklei mit einer geschichteten Struktur (solche Übergangsstrukturen werden als »kortikoid« bezeichnet).

4 Ein Teil der Information über bestimmte innere Organe wird (häufig in degradierter Form) über das somato-sensorische System vermittelt – daher Magenschmerzen usw. –, der größte Teil dieser Informationen aber fließt über ein anderes System, das wir an späterer Stelle in diesem Kapitel beschreiben werden.

5 Mit dem Begriff »Trieb« verbinden sich zahlreiche unterschiedliche Bedeutungen. Freud definierte ihn »als psychische[n] Repräsentant[en] der aus dem Körperinnern stammenden, in die Seele gelangenden Reize, als ein Maß der Arbeitsanforderung, die dem Seelischen infolge seines Zusammenhanges mit dem Körperlichen auferlegt ist« (Freud, 1915c, S. 214). Im Sinne dieser Definition wird der Begriff hier von uns verwendet.

6 Diese Unterscheidung ähnelt Freuds Unterscheidung zwischen mentaler »Qualität« und mentaler »Quantität«.

2. Kapitel

1 Unserer Ansicht nach ist die Bezeichnung Kognitionswissenschaft unglücklich gewählt, weil sie nicht-kognitive geistige Funktionen wie Gefühle und Motivation unberücksichtigt lässt. Gleichwohl benutzen wir den Begriff

in diesem Buch, weil er allgemein gebräuchlich ist. Für eine ausführliche Diskussion siehe Turnbull (2001).

2 Der deutsche Untertitel lautet: *Die naturwissenschaftliche Erforschung des Bewusstseins.*

3 Ein »Gedankenexperiment« ist ein imaginäres Experiment; es wird nicht real durchgeführt. Searle (1995a, 1995b) hat eine sehr gut lesbare Darstellung des grundsätzlichen Problems, das wir in diesem Abschnitt behandeln, verfasst.

4 Freud hat diese Art der Modellkonstruktion als »Metapsychologie« bezeichnet. Gemeint ist damit unser Versuch, hinter [meta] das Bewusste [Psyche] zu blicken. Der Metapsychologie stellte Freud die Metaphysik gegenüber, einen Zweig der Philosophie, der mit ähnlichen Problemen befasst ist, sie aber durch reine Vernunft und nicht durch wissenschaftliche Beobachtungen und Experimente zu lösen versucht.

5 Diese Überzeugungen haben in alltäglichen Redewendungen überdauert, denken wir nur an: »Ich habe so ein merkwürdiges Gefühl im Bauch« oder: »Ich glaube es aus ganzer Seele«, »Sie hat mir das Herz gebrochen« usw.

6 Broca erklärte in Wirklichkeit, dass die Region, die später nach ihm benannt wurde, in Leborgnes Fall von der Läsion am schwersten betroffen gewesen sei. Er vermutete dort den Herd eines Degenerationsprozesses. Personen, die mit »Tan-Tan« nach seinem Unfall noch jahrelang Kontakt hatten, berichteten, dass seine ersten Probleme die Sprachstörungen gewesen seien. Daraus zog Broca den Schluss, dass der am stärksten geschädigte Teil der insgesamt weit größeren Läsion für »Tan-Tans« Sprachunfähigkeit verantwortlich war. Rückblickend wissen wir, dass Brocas Einschätzung grundsätzlich zutraf. Seine ursprüngliche, gefeierte Lokalisation aber scheint vor allem das Ergebnis (glücklichen) Ratens gewesen sein.

7 Ernest Jones ([1956] 1984, S. 257) zufolge wurde das Buch 1891 in einer Auflage von 850 Exemplaren gedruckt. Nach neun Jahren waren lediglich 257 Exemplare verkauft, der Rest wurde eingestampft.

8 Wunderbare Beispiele für den Turing-Test »in Aktion« werden in Science-Fiction-Filmen wie *Blade Runner* vorgeführt.

9 Heutzutage benutzen viele Psychotherapeuten den Begriff »Gegenübertragung«, um diese (Empathie-)Funktion zu kennzeichnen. Empathie (oder Gegenübertragung) ist eines der wichtigsten Instrumente, um »andere Psychen« kennen zu lernen.

10 Solms (1997b) hat diesen Punkt eingehend erläutert. Der Doppelaspekt-Monismus ist möglicherweise die einzige vernünftige philosophische Position, wenn man akzeptiert, dass der menschliche Geist nicht nur aus Bewusstsein besteht.

11 Die ethische Frage, ob diese Experimente an Tieren hätten vorgenommen werden sollen oder nicht, steht auf einem anderen Blatt und wird im 4. Kapitel noch einmal kurz aufgegriffen.

3. Kapitel

1 Aus praktischen Gründen arbeiten wir in diesem Buch mit »saloppen« Formulierungen wie: »jener Teil des Kortex, der das visuelle Bewusstsein erzeugt«. Mit solchen Formulierungen wollen wir sagen, dass die Aktivierung der fraglichen Gehirnregion neuronale Aktivität auslöst, die das physiologische Korrelat der jeweils beschriebenen Bewusstseinsform darstellt (siehe 2. Kapitel).

2 Im 2. Kapitel haben wir beiläufig erwähnt, dass solche Mechanismen möglicherweise auch eine Rolle dafür spielen, dass die verschiedenen Modalitäten »gebunden« werden können, um komplexere (multimodale) Erfahrungen hervorzurufen. Aber diese Lösung des Bindungsproblems ließ das Homunkulusproblem weiterhin offen.

3 Wir sagen »vielleicht«, weil nicht klar ist, ob abstraktes Denken in einem konkreten audio-verbalen Medium stattfindet (vgl. »inneres Sprechen«). Erläutert wird diese Frage von Baars und McGovern (1999).

4 Eine Anspielung auf den englischen Originaltitel von Damasios Buch *The Feeling of What Happens.* [A. d. Ü.]

5 Es scheint sogar möglich, dass sich Antworten auf das philosophische Problem, wie man ein nützliches und erfülltes Leben führen kann, eines Tages auf objektive, biologische Fakten stützen können.

6 Das Freud'sche Vorbewusste kann bewusst werden, das heißt, es ist »bewusstseinsfähig«. (In Abbildung 3.3 steht »W-Bw.« für »Wahrnehmung-Bewusstsein«, »Vdgt« für »Verdrängt«.)

7 Ein Pseudonym.

4. Kapitel

1 Dass Schmerz und Unlust nicht synonym sind, wird vielleicht am ehesten deutlich, wenn man bedenkt, dass manche Menschen (sexuelle Masochisten) Schmerz als lustvoll erleben. Bestätigt wird diese Unterscheidung auch durch die Tatsache, dass Schmerz und Unlust pharmakologisch jeweils gezielt behandelt werden können. Interaktionen zwischen den somatosensorischen und den emotionalen Aspekten des Schmerzes liegen der täglichen mühevollen Arbeit in den meisten Schmerzkliniken zugrunde.

2 Auf einer Landkarte Großbritanniens entspricht das Verhältnis der Strecken London–Cambridge–Edinburgh exakt dem realen Verhältnis – das heißt, die Karte gibt die topografische Beziehung zwischen diesen räumlichen Elementen maßstabgetreu wieder. Diesem Prinzip folgen aber nicht alle

Karten. Die Karte des Londoner U-Bahn-Systems beispielsweise (die vielleicht berühmteste nicht-topografische Karte der Welt) liefert keine räumlich exakten topografischen Informationen. Das Verhältnis der Strecken Paddington–Baker Street–King's Cross auf der Karte entspricht nicht dem realen Streckenverhältnis – auch wenn bestimmte räumliche Eigenschaften, beispielsweise die Reihenfolge der Stationen einer Bahnlinie, erhalten bleiben. Obwohl die metrischen Eigenschaften der Karte (des einfacheren Gebrauchs wegen) verzerrt wurden, würde niemand behaupten, dass die Karte der Londoner U-Bahn keine »Karte« sei. Sie enthält relevante Informationen über wichtige Objekte und organisiert diese Information so, dass der Betrachter sie sinnvoll verwenden kann.

3 Das bedeutet nicht, dass diese angeborenen emotionalen Verhaltenstendenzen nicht modifizierbar seien (siehe unten).

4 Freuds Annahme phylogenetischer Erinnerungen (der Vererbung erworbener Eigenschaften) wurde oft verächtlich belächelt. Offenbar nahm er (zu Unrecht) an, dass nicht der Überlebenswert bestimmter Reaktionsweisen auf diese urzeitlichen Vorgänge, sondern die Häufigkeit des Vorkommens dazu führte, dass sie erhalten blieben. Die metaphorische Sprache, die Freud (1912–13) benutzte, um diesen Aspekt des psychischen Lebens zu beschreiben, weckte auch den (falschen) Eindruck, dass episodische Erinnerungen an die Vorgänge selbst unmittelbar »weitergegeben« würden. Der Einfluss solcher urzeitlichen Ereignisse auf unsere prozeduralen oder instinkthaften Gedächtnissysteme ist zweifellos real, die indirekte Form ihrer Transmission und des Einflusses, den sie ausüben, lässt jedoch ein »Erinnern« im wörtlichen Sinn nicht zu (siehe 5. Kapitel).

5 Panksepps (1998) meisterhafte Darstellung dieses Forschungsgebiets ist als Einstiegslektüre vielleicht am besten geeignet. Joseph LeDoux' sehr gut lesbares, 1996 erschienenes Buch *Das Netz der Gefühle* ist möglicherweise besser zugänglich, konzentriert sich aber vorrangig auf eine bestimmte Emotion, nämlich die Angst.

6 Die durch all unsere körperlichen Bedürfnisse aktivierte mentale Funktion, für die Freud den sexuellen Begriff »Libido« verwendete, wird von den modernen Neurobiologen als »Appetenz« bezeichnet.

7 Einige der Gefahren der Freizeitdrogen beruhen auf der Tatsache, dass die Präokkupiertheit mit der Droge (ebenso wie die Selbststimulation bei Tieren) alles andere verdrängt und alle übrigen (biologisch nützlichen) Verhaltensweisen ausschaltet. So wie die Labortiere extreme Mühen auf sich nehmen, um das Lustsystem zu aktivieren, tun auch Süchtige alles, um sich den nächsten »Schuss« zu sichern – deshalb schrecken sie auch vor Raub und Prostitution nicht zurück. Weitere Gefahren drohen, weil sich das SUCH- und das LUST-System an diese Drogen gewöhnen können, sodass immer höhere

Mengen erforderlich werden, um dieselbe Wirkung zu erzielen. Die Drogen, die wir genannt haben, schädigen das Gehirn und andere Körpergewebe auch auf andere, direktere Weise (zum Beispiel können Vergiftungserscheinungen auftreten).

8 Die »negative Verstärkung« ist nicht mit Bestrafung – unerwünschtes Verhalten zieht böse Folgen nach sich – zu verwechseln. Viele Eltern wissen, dass Strafen nicht geeignet sind, das Lernen zu fördern.

9 Einen umfassenden und multidisziplinären Bericht über die für dieses Thema relevanten Untersuchungen hat Schore (1994) insbesondere mit Blick auf den psychoanalytischen Leser verfasst.

5. Kapitel

1 Gut lesbare Darstellungen enthalten unter anderem folgende Bücher: Larry Squires Werk *Memory and Brain* (1987) betont den neurowissenschaftlichen Aspekt, ist aber nicht auf dem neusten Stand. Daniel Schacters Buch *Searching for Memory* (1996, deutsch 1999) konzentriert sich vorwiegend auf Fragen der Kognition, und Alan Baddeleys *Human Memory: Theory and Practice* (1997) bietet eine umfassende, aber sehr theoretische Übersicht über die kognitionswissenschaftliche Literatur.

2 Kästen und Pfeile, wie sie in unseren Abbildungen zu sehen sind, spiegeln natürlich nicht die Realität einer mentalen Funktion wider. Wir benutzen solche Diagramme vor allem aus didaktischen Gründen, um unser metapsychologisches Bild vom »psychischen Apparat« (siehe 2. Kapitel) zu vereinfachen. In der Realität arbeiten die Teilfunktionen unseres Geistes kooperativ zusammen, und dabei erfüllt jede einzelne von ihnen weit kompliziertere Aufgaben, als solche Diagramme zeigen können.

3 Breuer und Freud stellten bereits im Jahr 1895 fest, dass Bewusstsein und Erinnern einander in dieser Hinsicht ausschließen.

4 »Cells that fire together, wire together.« [A. d. Ü.]

5 In Wirklichkeit sagte Freud: »Vielleicht sollten wir uns zu behaupten begnügen, dass das Vergangene im Seelenleben erhalten bleiben kann, nicht notwendigerweise zerstört werden muss. Es ist immerhin möglich, dass auch im Psychischen manches Alte – in der Norm oder ausnahmsweise – so weit verwischt oder aufgezehrt wird, dass es durch keinen Vorgang mehr wiederhergestellt und wiederbelebt werden kann, oder dass die Erhaltung allgemein an gewisse günstige Bedingungen geknüpft ist. Es ist möglich, aber wir wissen nichts darüber. Wir dürfen nur daran festhalten, dass die Erhaltung des Vergangenen im Seelenleben eher Regel als befremdliche Ausnahme ist.« (Freud, 130a, S. 429f.)

6 Der Begriff »modale« Spezifität bezeichnet die Information, die auf eine bestimmte Wahrnehmungsmodalität begrenzt ist (zum Beispiel auf das

Sehen oder Hören). »Materielle« Spezifität bezieht sich auf Information, die auf eine bestimmte abstrakte Kategorie begrenzt ist (zum Beispiel verbal versus räumlich).

7 Es ist wichtig festzuhalten, dass diese Regionen nicht die gesamte Erinnerungsspur eines individuellen Gesichts oder Namens, um ein Beispiel zu nennen, enthalten. Vielmehr finden sich in den beschriebenen Regionen kritische Knotenpunkte solcher Schaltkreise, sodass die psychische Funktion massiv degeneriert, wenn diese Regionen geschädigt werden.

8 PET (Positronen-Emissions-Tomografie) und fMRI (Magnetresonanz-Tomografie) sind Techniken, die die relative Aktivierung unterschiedlicher Bereiche des Gehirns abbilden, indem sie den Grad der Stoffwechselaktivität (der die Feuerungsrate der Zellen anzeigt) in verschiedenen Regionen des Hirngewebes erfassen. Wenn man diese Techniken einsetzt, während der Proband an einer bestimmten Aufgabe arbeitet, und die Resultate mit den Bildern vergleicht, die bei einer andersartigen Aufgabe entstehen, wird deutlich, welche Bereiche des Gehirns bei der Lösung der jeweiligen Aufgabe aktiv sind.

9 Die Aktivierung erfolgt durch die im 3. Kapitel beschriebenen tiefen Hirnstammstrukturen. Bewusste Gedanken sind ebenfalls »Wahrnehmungsvorgänge«, die reaktiviert werden können.

10 Ogden (1996) hat die Welt, in der HM lebt, eindrücklich beschrieben. Oliver Sacks' hervorragend lesbarer Fallbericht *Der verlorene Seemann* (in Sacks, 1985) betrifft einen anderen Patienten mit einer solchen Amnesie. Allerdings bestehen zwischen Sacks' Patienten und HM auch mehrere wichtige Unterschiede – was vor allem darauf zurückzuführen ist, dass die Amnesie jeweils unterschiedliche Ursachen hatte (und andere Hirnbereiche betroffen waren).

11 Unsere ersten Kindheitserinnerungen werden häufig retrospektiv mit Hilfe von Fotos und auf der Grundlage der Berichte unserer Eltern über die fraglichen Ereignisse gebildet. Der Rekonstruktionscharakter dieser Erinnerungen verrät sich häufig dadurch, dass wir uns selbst in den »erinnerten« Episoden tatsächlich sehen (aus der Perspektive einer dritten Person).

6. Kapitel

1 Viele andere Ärzte und Wissenschaftler teilten diese Ansicht; Beispiele finden sich bei Gottesman (1999, S. 470, S. 500).

2 Die Erektion des Penis während des REM-Schlafs dient als zuverlässige Grundlage für eine der meistverwendeten Methoden zur Untersuchung der männlichen Impotenz. Wenn man die Schwellung des Penis während des Schlafs misst und der Patient in den REM-Phasen Erektionen hat, ist seine Impotenz mit hoher Wahrscheinlichkeit psychischen Ursprungs.

3 Später entdeckte man, dass sich in unserem mentalen Zustand auch im Wachleben in einem 90-Minuten-Zyklus interessante Veränderungen vollziehen, die durchaus mit dem REM/NREM-Zyklus des Schlafs zusammenhängen könnten. Die Auswirkungen dieser regelmäßigen Veränderungen indes sind im Schlaf weit dramatischer, und zwar unter anderem deshalb, weil unsere Sinnesorgane im Wachzustand gewaltige Mengen an Information aus der äußeren Realität aufnehmen. Während des Schlafs (in dem andere Inputs fehlen) scheinen diese intrinsisch oszillierenden Mechanismen zu dominieren.

4 Heute können wir noch weiter gehen und die klinisch-anatomische Korrelation überprüfen, indem wir durch Positronen-Emissions-Tomografie und Magnetresonanz-Tomografie sicherstellen, dass die Ausübung der fraglichen Funktion mit einer erhöhten Stoffwechselaktivität in derselben Region einhergeht.

5 Eine ähnliche These vertrat vor wenigen Jahren Tore Nielsen (2000): Obwohl diese Träume im NREM-Schlaf, so wie er nach den seit mehr als dreißig Jahren gültigen physiologischen Standardkriterien (Rechtschaffen und Kales, 1968) definiert ist, auftreten, würden sie wahrscheinlich durch Intrusionen der REM-Physiologie in den NREM-Zustand erzeugt. NREM-Träume sind daher Nielsen zufolge in Wirklichkeit »verkleidete« REM-Träume. Hobson griff Nielsens Rettungsanker für seine Theorie derart enthusiastisch auf, dass er allen Ernstes behauptete: »Der gesamte Schlaf ist mehr oder weniger REM-Schlaf!« (In: Hobson, Pace-Schott und Stickgold, 2000)

6 Der Beitrag dieser Reste des Wachseins zum Träumen könnte einer der Quellen jenes Phänomens sein, das Freud (1900a) als die »Tagesreste« in Träumen bezeichnete.

7 Diese auffällige Gleichzeitigkeit von erhöhter Hirnaktivität und andauerndem Schlaf veranlasste die ersten Forscher, die sich damit beschäftigten, den heute als REM-Schlaf bezeichneten Zustand als »paradoxen Schlaf« zu bezeichnen.

8 Andere Forscher haben ähnliche Untersuchungen durchgeführt und gelangten zu Ergebnissen, die mit Brauns Beobachtungen vereinbar sind. Auf Grund technischer Unzulänglichkeiten gibt es bisher keine PET-Untersuchungen in der Einschlafphase oder am späten Morgen, in der das Träumen vom REM-Zustand dissoziiert ist. Diese Unzulänglichkeiten aber werden schon bald überwunden sein, wenn es gelingt, den Traumschlaf mit Hilfe der Magnetresonanz-Tomografie zu untersuchen.

9 Die Methode wurde 1935 von Egas Moniz und Pedro Almeida Lima entwickelt, setzte sich aber erst Ende der vierziger Jahre durch. Der Begriff »Lobotomie« wurde später durch »Leukotomie« ersetzt, als das chirurgische

Ziel vom ganzen Lappen auf einen Teil der darunter liegenden weißen Substanz eingegrenzt wurde.

10 Von Psychiatern wird dieses System gewöhnlich nicht als SUCH-System beschrieben – diesen Begriff verwenden nur jene Forscher, die sich mit der Neurobiologie der Emotionen beschäftigen. Die Fachliteratur beider Disziplinen aber kennt diese Gruppe von Leitungsbahnen unter der Bezeichnung »mesokortikal-mesolimbisches aufsteigendes Dopamin-System«. Psychiater bezeichnen diese Gruppe von Leitungsbahnen häufig auch als D2- (oder 2. Dopamin-)System. Die verschiedenen Disziplinen haben ihre je eigene Terminologie entwickelt, um dieselben neuro-anatomischen und neuro-chemischen Systeme zu beschreiben.

11 Diese Schlussfolgerung ist umstritten und wird von Hobson und seiner Schule vehement angefochten. Eine zusammenfassende Darstellung sämtlicher Argumente für und wider diese Sichtweise haben Pace-Schott et al. (2003) verfasst.

12 In diesem Zusammenhang ist Freuds (1924b [1923], 1940a [1938]) Annahme interessant, dass psychotische Zustände auf eine Überwältigung des Ichs durch die libidinösen (Appetenz-)Triebe (durch das System also, das unser Interesse an Objekten in der Welt motiviert) zurückzuführen seien. Freuds Sichtweise ist demnach mit der Tatsache vereinbar, dass bestimmte Aspekte der Psychose (ebenso wie des Träumens) offenbar aus einer Überaktivierung des SUCH-Systems resultieren. Eine umfassende Diskussion dieser interessanten Möglichkeit würde den Rahmen dieses Buches sprengen.

13 Kosslyn (1994) bezeichnet es als »Rückwärtsprojektion«. Siehe auch Zeki (1993).

7. Kapitel

1 LeVay (1993) hat einen Großteil des Materials, das wir auf den folgenden Seiten dieses Kapitels erläutern, in verständlicher Form dargestellt.

2 Dieses Experiment wurde erstmals 1991 beschrieben (zu Details siehe LeVay [1993] 1994, S. 38).

3 Die Intelligenz hängt vom Muster der Verbindungen zwischen den Zellen ab, nicht von ihrer Anzahl (Ausnahmen bilden bestimmte extreme Krankheitsbilder, die mit einer massiven Lernbehinderung einhergehen).

4 LeVay ([1993] 1994, S. 176f.) betont: (1) Es ist schwierig, das Vorkommen von Homosexualität in verschiedenen Altersgruppen zuverlässig zu bestimmen; (2) andere Faktoren könnten ebenfalls Einfluss ausgeübt haben (zum Beispiel die Tatsache, dass die Väter während des Krieges zumeist nicht in der Familie lebten). (Siehe auch Bailey, Willerman und Parks, 1991.)

8. Kapitel

1 So wurde etwa ein System, das für gelernte Bewegungen von ausschlaggebender Bedeutung ist, in der linken inferioren Parietalregion identifiziert.

2 Der Abschnitt bei Springer und Deutsch (1998), auf den wir uns oben bezogen, trägt die aussagekräftige Überschrift: »Hypothesen und Spekulation: Jenseits der Daten«!

3 In Experimenten mit posthypnotischer Suggestion werden die Probanden gebeten, im Trance-Zustand eine bestimmte Aufgabe durchzuführen. Wenn man sie aus der Trance weckt, führen sie das entsprechende Verhalten aus und konfabulieren irgendeinen vernünftig klingenden (aber unzutreffenden) Grund, um es zu erklären.

4 Für detaillierte Darstellungen der modernen neuropsychologischen Konzepte siehe zum Beispiel Bradshaw und Mattingley (1995), Feinberg und Farah (1997), Heilman und Valenstein (1985), Kolb und Wishaw (1990), Lurija (1973), McCarthy und Warrington (1990) und Walsh (1985).

5 Die Systeme des Kurzzeitgedächtnisses sind modalitätsspezifisch organisiert (siehe 5. Kapitel).

6 Freud erkannte später selbst, dass der Vorgang in Wirklichkeit komplizierter ist (Freud, 1923b, 1940a [1938]). Einige der Schwierigkeiten der Verdrängung haben wir bereits im 5. Kapitel erläutert. Siehe auch das 9. Kapitel, in dem wir die »Redekur« eingehend untersuchen.

7 Wir beobachteten eine analoge Situation im Zusammenhang mit dem visuellen Puffer des Kurzzeitgedächtnisses in Träumen (siehe 6. Kapitel).

8 Man beachte, dass das Kernbewusstsein in solchen Fällen intakt bleibt (vgl. 3. Kapitel).

9 Das Gleiche gilt für das Über-Ich (siehe Kaplan-Solms und Solms, 2000).

10 Moss und Turnbull (1996) beschrieben einen zehnjährigen Jungen mit einem klassischen rechtshemisphärischen Syndrom, der zwischen Verleugnung (Anosognosie) und Hass auf seine linke Hand (Misoplegie) schwankte. Wenn er die Hand hasste, sagte er, dass der Chirurg ihm den Arm abnehmen und durch den linken Arm seiner Mutter ersetzen solle.

9. Kapitel

1 Das bedeutet natürlich nicht, dass keiner der »Inhalte« der basisemotionalen Steuerungssysteme vorverdrahtet sei. Es bedeutet auch nicht, dass es nur geringfügige Überschneidungen zwischen unseren individualisierten Klassifizierungen der Welt gäbe. Die Grundstruktur der Klassifizierung wird durch unsere gemeinsamen, biologisch vorgegebenen Bewertungssysteme bestimmt, und ein Großteil dessen, was wir erleben (insbesondere in

einem bestimmten Augenblick der Geschichte und in einer bestimmten Kultur), ist nicht individuell spezifisch.

2 Die zweite wichtige Variante des expliziten Gedächtnisses, die wir ebenfalls im 5. Kapitel beschrieben haben, ist das »semantische Gedächtnis« – das Gedächtnis für Fakten im Gegensatz zu Vorgängen.

3 Siehe Schore (1994), der die zahlreichen relevanten Aspekte dieses komplexen Entwicklungsprozesses umfassend dargestellt hat.

4 Man beachte, dass andere Formen der Ich-Schwäche – etwa solche, die man nicht der »Verdrängung«, sondern der »Verleugnung« zuschreiben kann (und die nicht zu neurotischen, sondern zu psychotischen Erkrankungen führen) – Freud zufolge mit der »Redekur« nicht erfolgreich behandelt werden können. Die Redekur ist dazu bestimmt, Verdrängung aufzuheben (siehe Freud, 1924b [1923], 1940a [1983]).

5 Der Hinweis, dass dieses Ziel ein Ideal bleiben wird, erübrigt sich von selbst. Es ist kaum möglich – oder wünschenswert –, jeden Aspekt der funktionellen Aktivität des Gehirns der selektiven Kontrolle der Präfrontallappen unterzuordnen. Ein Großteil dessen, was in uns vorgeht, wird uns immer verborgen bleiben. Deshalb erinnern wir den Leser noch einmal daran, dass der Funktionsbereich des Ichs nicht identisch ist mit dem Funktionsbereich des Bewusstseins. Das Bewusstsein ist eine ungemein begrenzte Entität (siehe 3. Kapitel). Das Unbewusste und der Primärprozess dienen einem Zweck. Der mit dem Denken verbundene Aufschub ist nicht immer wünschenswert und kann sogar eindeutig gefährlich sein (siehe 4. Kapitel).

10. Kapitel

1 Suizid und Mord illustrieren, dass Gefühle Folgen haben.

2 Freuds Einstellung zu dieser Frage wurde detailliert untersucht von Solms und Saling (1986, 1990) sowie von Kaplan-Solms und Solms (2000) und Solms (2000b).

3 Dem Beratungsgremium gehören derzeit folgende Mitglieder an. Neurowissenschaft: Eduardo Boncinelli, Joan Borod, Allen Braun, Jason Brown, Antonio Damasio, John DeLuca, Wolf-Dieter Heiss, Nicholas Humphrey, Eric Kandel, Marcel Kinsbourne, Joseph LeDoux, Benjamin Libet, Detlef Linke, Rudolfo Llinas, John C. Marshall, Jaak Panksepp, Michael Posner, Karl Pribram, V. S. Ramachandran, Oliver Sacks, Todd C. Sacktor, Michael Saling, Daniel Schacter, James Schwartz, Carlo Semenza, Tim Shallice, Wolf Singer, Max Velmans. Psychoanalyse: Jacob Arlow, Charles Brenner, Luis Chiozza, Peter Fonagy, Manuel Furer, Rober Galatzer-Levy, André Green, Ilse Grubrich-Simitis, Ernest Kafka, Otto Kernberg, Marianne Leuzinger-Bohleber, Fred Levin, David Milrod, Arnold Modell, David Olds, Barry Opatow, Mortimer Ostow, Morton Reiser, Allan Schore, Theodore Shapiro, Howard

Shevrin, Albert Solnit, Riccardo Steiner, Arthur Valenstein, Daniel Widlöcher, Clifford Yorke.

4 Als dieses Buch geschrieben wurde, bestanden solche Gruppen in Ann Arbor, Bologna, Boston, Buenos Aires, Chicago, Köln, Frankfurt am Main, Gent, Jerusalem, London, New Haven, New York, São Paulo, Südbrasilien, Stockholm, Toronto, Wien und Washington, D.C.

5 *Neuro-Psychoanalysis* wird derzeit von Edward Nersessian und Mark Solms herausgegeben. Sie erscheint seit 2003 bei Karnac, einem Imprint-Verlag von Other Press. Weitere Details können auf der Webseite der Zeitschrift unter www.neuro-psa.com eingesehen werden.

6 Der Leser, der an weiteren Informationen zu den Kongressen und zur International Neuro-Psychoanalysis Society interessiert ist, wende sich bitte an paula.barkay@annafreud.org.

7 Kandel gehört zu den berühmtesten Neurowissenschaftlern der Welt und hat – zusammen mit James Schwartz, von dem weiter oben die Rede war – eines der angesehensten Lehrbücher verfasst (Kandel, Schwartz und Jessell, 2000). Außerdem wurde ihm im Jahre 2000 der Nobelpreis für Medizin und Physiologie verliehen. Im 4. Kapitel dieses Buches kommt seine Arbeit ausführlicher zur Sprache.

8 Über seine Methodologie im »Entwurf« von 1895 sagte Freud, dass sie auf »Fantasieren, Übersetzen und Erraten« beruhte (1950a [1887–1902], S. 107) – und genau dies ist das Problem.

9 Martin Ostow hat mit Hilfe dieser Methode jahrzehntelang neuro-psychoanalytische Pionierarbeit geleistet.

10 Das vielleicht bekannteste Beispiel betrifft den Hippokampus. Aus Tausenden von Untersuchungen, bei denen die verschiedenartigsten Techniken benutzt wurden, wissen wir seit Jahrzehnten, dass der Hippokampus für die Bildung von Erinnerungen eine absolut zentrale Rolle spielt (siehe 5. Kapitel). Diese Erkenntnis ist über alle Zweifel erhaben. Dennoch ließen Untersuchungen mit bildgebenden Verfahren jahrelang vermuten, dass der Hippokampus bei Gedächtnisaufgaben nicht aktiver ist als unter Bedingungen, die keine Anforderungen an das Gedächtnis stellen. Wenn wir uns allein auf diese Ergebnisse verlassen hätten, wäre eine junge, gerade erst entstandene Disziplin (wie die Neuro-Psychoanalyse) am Ende gewesen. Einzig das solide, bewährte Wissen der konventionellen Neuropsychologie (klinisch-anatomische Korrelation) ermöglichte es den Gedächtnisforschern, diesen bizarren Fund zu tolerieren, bis die abweichenden Ergebnisse einige Jahre später erklärt werden konnten. Heute hält man es für wahrscheinlich, dass der Hippokampus praktisch ständig aktiv ist, gleichgültig, ob man sich bewusst einer Gedächtnisaufgabe widmet oder nicht, und nun stimmen die Ergebnisse der bildgebenden Verfahren wieder mit denen der übrigen Gedächtnisforschung überein.

Bibliografie

Adolphs, R., D. Tranel und A. R. Damasio (1994). Impaired recognition of emotion in facial expressions following bilateral damage to the human amygdala. *Nature* 269: 669–672.

Anderson, M. C. und C. Green (2001). Suppressing unwanted memories by executive control. *Nature* 410: 366–369.

Anderson, S. W., A. Bechara, H. Damasio, D. Tranel und A. R. Damasio (1999). Impairment of social and moral behaviour related to early damage in human prefrontal cortex. *Nature Neuroscience* 2: 1032–1037.

Aserinsky, E. und N. Kleitman (1953). Regularly occurring periods of eye motility and concomitant phenomena during sleep. *Science* 118: 273–274.

Baars, B. J. und K. A. McGovern (1999). Consciousness cannot be limited to sensory qualities: Some empirical counterexamples. *Neuro-Psychoanalysis* 2: 11–13.

Baddeley, A. (1997). *Human Memory: Theory and Practice.* London (Psychology Press).

Bailey, J. M., L. Willerman und C. Parks (1991). A test of the maternal stress theory of human male homosexuality. *Archives of Sexual Behaviour* 20: 277–293.

Bakker, A., A. J. Van Balkom und R. Van Dyck (2001). Comparing psychotherapy and pharmacotherapy. *American Journal of Psychiatry* 158: 1164–1166.

Bargh, J. A. und T. L. Chartrand (1999). The unbearable automaticity of being. *American Psychologist* 54: 462–479.

Baxter jun., L. R., J. M. Schwartz, K. S. Bergman, M. P. Szuba, B. H. Guze, J. C. Mazziotta, A. Alazraki, C. E. Selin, H. K. Ferng, P. Munford et al. (1992). Caudate glucose metabolic rate changes with both drug and behavior therapy for obsessive-compulsive disorder. *Archives of General Psychiatry* 49: 681–689.

Bechara, A., A. R. Damasio, H. Damasio und S. W. Anderson (1994). Insensitivity to future consequences following damage to human prefrontal cortex. *Cognition* 50: 7–15.

Bechara, A., H. Damasio und A. R. Damasio (2000). Emotion, decision making and the orbitofrontal cortex. *Cerebral Cortex* 10: 295–307.

Bradshaw, J. L. und J. B. Mattingley (1995). *Clinical Neuropsychology: Behavioural and Brain Science.* San Diego, CA (Academic Press).

Braun, A. (1999). The new neuropsychology of sleep. *Neuro-Psychoanalysis* 1: 196–201.

Braun, A., T. Balkin, N. Wesenten, R. Carson et al. (1997). Regional cerebral blood flow throughout the sleep-wake cycle. *Brain* 120: 1173–1197.

Braun, A., T. Balkin, N. Wesenten, F. Gwadry et al. (1998). Dissociated pattern of activity in visual cortices and their projections during human rapid eye movement sleep. *Science* 279: 91–95.

Brody, A. L., S. Saxena, J. M. Schwartz, P. W. Stoessel, K. Maidment, M. E. Phelps und L. R. Baxter jun. (1998). FDG-PET predictors of response to behavioral therapy and pharmacotherapy in obsessive compulsive disorder. *Psychiatry Research* 84 (November, No. 1): 1–6.

Bub, D. N. (2000). Methodological issues confronting PET and fMRI studies of cognitive function. *Cognitive Neuropsychology* 17: 467–484.

Carey, D. P. (1996). »Monkey see, monkey do« cells. *Current Biology* 6: 1087–1088.

Chalmers, D. (1995). *The Conscious Mind: In Search of a Fundamental Theory.* New York (Oxford University Press).

Claparède, E. (1911). Reconnaissance et moitié. *Archives de Psychologie* 11: 79–90.

Crick, F. (1994). *The Astonishing Hypothesis: The Scientific Search for the Soul.* New York (Simon & Schuster). (1994). *Was die Seele wirklich ist. Die naturwissenschaftliche Erforschung des Bewusstseins.* Übers. von H. P. Gavagai. München (Artemis & Winkler).

Crick, F. und K. Koch (2000). The unconscious homunculus. *Neuro-Psychoanalysis* 2: 3–11.

Crick, F. und G. Mitchison (1983). The function of dream sleep. *Nature* 304: 111–114.

Damasio, A. R. (1994). *Descartes' Error.* New York (Grosset/Putnam). (1997). *Descartes' Irrtum. Fühlen, Denken und das menschliche Gehirn.* Übers. von H. Kober. München (dtv).

Damasio, A. R. (1996). The somatic marker hypothesis and the possible functions of the prefrontal cortex. *Philosopical Transactions of the Royal Society of London (Biology)* 351: 1413–1420.

Damasio, A. R. (1999a). Commentary on Panksepp. *Neuro-Psychoanalysis* 1: 38–39.

Damasio, A. R. (1999b). *The Feeling of What Happens.* London (Heinemann). (2000). *Ich fühle, also bin ich. Die Entschlüsselung des Bewusstseins.* Übers. von H. Kober. München (List).

Damasio, H., T. Grabowski, R. Frank, A. Galaburda und A. R. Damasio (1994). The return of Phineas Gage: The skull of a famous patient yields clues about the brain. *Science* 264: 1102–1105.

Dement, W. und N. Kleitman (1957). Cyclic variations in EEG during sleep and their relation to eye movements, body motility and dreaming. *Electroencephalography and Clinical Neurophysiology* 9: 673–690.

DeRenzi, E. (1982). *Disorders of Space Exploration and Cognition.* Norwich (John Wiley).

Dörner, G. et al. (1980). Prenatal stress as a possible aetiogenic factor of homosexuality in human males. *Endokrinologie* 75: 365–386.

Edelman, G. (1989). *The Remembered Present.* New York (Basic Books).

Engel, A., A. Kreiter, P. M. Koenig und W. Singer (1991). Interhemispheric synchronization of oscillatory neuronal responses in cat visual cortex. *Science* 252: 1177–1179.

Feinberg, T. E. und M. J. Farah (1997). *Behavioral Neurology and Neuropsychology.* New York (McGraw-Hill).

Ferng, H. K., P. Munford et al. (1992). Caudate glucose metabolic rate changes with both drug and behavior therapy for obsessive-compulsive disorder. *Archives of General Psychiatry* 49: 681–689.

Fisher, S. und R. P. Greenberg (1995). *Freud Scientifically Reappraised: Testing the Theories and Therapy.* New York (Wiley-Interscience).

Foulkes, D. (1992). Dream reports from different stages of sleep. *Journal of Abnormal and Social Psychology* 65: 14–25.

Freud, S. (1886c). Über den Ursprung des N[ervus] acusticus. *Monatsschrift für Ohrenheilkunde*, N. F., 20(8): 245–251; (9): 277–282.

Freud, S. (1891b). *Zur Auffassung der Aphasien. Eine kritische Studie.* Fischer Taschenbuch Nr. 10459 (hrsg. von P. Vogel). Frankfurt am Main: Fischer Taschenbuch Verlag 1992. Teilabdruck in: S. A., Bd. 3, 165–173.

Freud, S. (1895d [1893–95]) (zusammen mit Josef Breuer). *Studien über Hysterie.* G. W., Bd. 1, 75–312 [ohne Breuers Beiträge].

Freud, S. (1900a). *Die Traumdeutung.* G. W., Bd. 2/3.

Freud, S. (1911b). *Formulierungen über die zwei Prinzipien des psychischen Geschehens.* G. W., Bd. 8, 230–238.

Freud, S. (1912–13a). *Totem und Tabu.* G. W., Bd. 9.

Freud, S. (1913m [1911]). *On Psycho-Analysis.* G. W., Nachtr., 723–729.

Freud, S. (1915c). *Triebe und Triebschicksale.* G. W., Bd. 10, 210–232.

Freud, S. (1915e). *Das Unbewusste.* G. W., Bd. 10, 264–303.

Freud, S. (1916–17g [1915]). *Trauer und Melancholie.* G. W., Bd. 10, 428–446.

Freud, S. (1920g). *Jenseits des Lustprinzips.* G. W., Bd. 13, 1–69.

Freud, S. (1923b). *Das Ich und das Es.* G. W., Bd. 13, 237–289.

Freud, S. (1924b [1923]). *Neurose und Psychose.* G. W., Bd. 13, 387–391.
Freud, S. (1930a [1929]). *Das Unbehagen in der Kultur.* G. W., Bd. 14, 419–506.
Freud, S. (1933a [1932]). *Neue Folge der Vorlesungen zur Einführung in die Psychoanalyse.* G. W., Bd. 15.
Freud, S. (1940a [1938]). *Abriss der Psychoanalyse.* G. W., Bd. 17, 63–138.
Freud, S. (1950a [1887–1902]). *Aus den Anfängen der Psychoanalyse, Briefe an Wilhelm Fließ, Abhandlungen und Notizen aus den Jahren 1887–1902,* hrsg. von M. Bonaparte, A. Freud und E. Kris. Frankfurt am Main: Fischer 1975.
Freud, S. (1950c [1895]). *Entwurf einer Psychologie.* G. W., Nachtr., 387–477.
Fridja, N. H., A. S. R. Manstead und S. Bem (2000). *Emotions and Beliefs. How Feelings Influence Thoughts.* Cambridge (Cambridge University Press).
Galin, D. (1974). Implications for psychiatry of left and right cerebral specialisation: A neurophysiological context for unconscious processes. *Archives of General Psychiatry* 31: 572–583.
Gallese, V., L. Fadiga, L. Fogassi und G. Rizzolatti (1996). Action recognition in the premotor cortex. *Brain* 119: 593–609.
Gallwey, W. T. (1986). *The Inner Game of Golf.* London (Pan).
Gottesman, C. (1999). Neurophysiological support of consciousness during waking and sleep. *Progress in Neurobiology* 59: 469–508.
Gray, C., P. Koenig, A. Engel und W. Singer (1989). Oscillatory responses in cat visual cortex exhibit inter-columnar synchronization which reflects global stimulus properties. *Nature* 338: 334–337.
Gray, C. und W. Singer (1989). Stimulus-specific neuronal oscillations in orientation columns of cat cortex. *Proceedings of the National Academy of Science USA* 86: 1698–1702.
Hamer, D. H., S. Hu und V. L. Magnuson (1993). A linkage between DNA markers on the X-chromosome and male sexual orientation. *Science* 261: 321–337.
Harlow, J. (1868). Recovery from passage of an iron bar through the head. *Massachusetts Medical Society Publications* 2: 327–347.
Hartmann, E., D. Russ, M. Oldfield, R. Falke und B. Skoff (1980). Dream content: Effects of L-DOPA. *Sleep Research* 9: 153.
Hebb, D. O. (1949). *Organization and Behaviour.* New York (Wiley).
Heilman, K. und T. van den Abell (1980). Right hemisphere dominance for attention: the mechanisms underlying hemispheric asymmetries of attention (neglect). *Neurology* 30: 327–330.
Heilman, K. und E. Valenstein (1985). *Clinical Neuropsychology.* Oxford (Oxford University Press).

Hobson, J. A. (1988). *The Dreaming Brain.* New York (Basic Books).

Hobson, J. A. (1999). The new neuropsychology of sleep: Implications for psychoanalysis. *Neuro-Psychoanalysis* 1: 157–183.

Hobson, J. A. und R. McCarley (1977). The brain as a dream state generator: An activation-synthesis hypothesis of the dream process. *American Journal of Psychiatry* 134: 1335–1348.

Hobson, J. A., R. McCarley und P. Wyzinski (1975). Sleep cycle oscillation: Reciprocal discharge by two brainstem neuronal groups. *Science* 189: 55–58.

Hobson, J. A., E. F. Pace-Schott und R. Stickgold (2000). Dreaming and the brain: Towards a cognitive neuroscience of conscious states. *Behavioral and Brain Sciences* 23: 793–842.

Jones, B. (1979). Elimination of paradoxical sleep by lesions of the pontine gigantocellular tegmental field in the cat. *Neuroscience Letters* 13: 285–293.

Jones, E. (1953). *Sigmund Freud: Life and Work.* Bd. 1. London (Hogarth Press). (1962). *Das Leben und Werk von Sigmund Freud.* Übers. von G. Meili-Dworetzki unter Mitarbeit von K. Jones. Bd. 1. Bern/Stuttgart (Huber).

Jouvet, M. (1967). Neurophysiology of the states of sleep. *Physiological Review* 47: 117–177.

Kandel, E. R. (1998). A new intellectual framework for psychiatry. *American Journal of Psychiatry* 155: 457–469.

Kandel, E. R. (1999). Biology and the future of psychoanalysis: A new intellectual framework for psychiatry revisited. *American Journal of Psychiatry* 156: 505–524.

Kandel, E. R., J. H. Schwartz und T. M. Jessell (2000). *Principles of Neural Science.* Norwalk, CT (Appleton & Lange). (1996). *Neurowissenschaften. Eine Einführung.* Heidelberg/Berlin/Oxford (Spektrum Akademischer Verlag).

Kaplan-Solms, K. und M. Solms (2000). *Clinical Studies in Neuro-Psychoanalysis.* London (Karnac Books). (2003). *Neuro-Psychoanalyse.* Übers. von R. Kranz. Stuttgart (Klett-Cotta).

Kolb, B. und I. P. Wishaw (1990). *Fundamentals of Human Neuropsychology.* Washington, D. C. (W. H. Freeman).

Kondo, T., J. Antrobus und G. Fein (1989). Later REM activation and sleep mentation. *Sleep Research* 18: 147.

Kosslyn, S. (1994). *Image and Brain.* Cambridge, MA (MIT Press).

LeDoux, J. (1996). *The Emotional Brain.* London (Weidenfeld & Nicolson). (1998). *Das Netz der Gefühle. Wie Emotionen entstehen.* Übers. von F. Griese. München (Hanser).

LeVay, S. (1991). A difference in hypothalamic structure between heterosexual and homosexual men. *Science* 253: 1034–1037.

LeVay, S. (1993). *The Sexual Brain.* Cambridge, MA (MIT Press). (1994). *Keimzellen der Lust. Die Natur der menschlichen Sexualität.* Übers. von O. Witte. Heidelberg/Berlin/Oxford (Spektrum Akademischer Verlag).

Lickey, M. E. und B. Gordon (1997). *Medicine and Mental Illness: The Use of Drugs in Psychiatry.* Washington, D. C. (W. H. Freeman).

Lurija, A. R. (1970). *Die höheren kortikalen Funktionen des Menschen.* Berlin (DDR).

Lurija, A. R. (1992). *Das Gehirn in Aktion. Einführung in die Neuropsychologie.* Übers. von A. Métraux und P. Schwab. Reinbek bei Hamburg (Rowohlt Taschenbuch Verlag).

Lurija, A. R. und F. Yudovich (1971). *Speech and the Development of Mental Processes in the Child.* Harmondsworth (Penguin).

MacLean, P. (1949). Psychosomatic disease and the visceral brain: Recent developments bearing on the Papez theory of emotion. *Psychosomatic Medicine* 11: 338–353.

Martin, A. (1999). Automatic activation of the medial temporal lobe during encoding: Lateralized influences of meaning and novelty. *Hippokampus* 9: 62–70.

McCarthy, R. A. und E. K. Warrington (1990). *Cognitive Neuropsychology: A Clinical Introduction.* New York (Academic Press).

Mesulam, M.-M. (1981). A cortical network for directed attention and neglect. *Annals of Neurology* 10: 309–325.

Mesulam, M.-M. (1998). From sensation to cognition. *Brain* 121: 1013–1052.

Moss, A. D. und O. H. Turnbull (1996). Hatred of the hemiparetic limbs (misoplegia) in a 10-year-old child. *Journal of Neurology, Neurosurgery and Psychiatry* 61: 210–211.

Newman, J. und B. J. Baars (1993). A neural attentional model for access to consciousness: A global workspace perspective. *Concepts in Neuroscience* 4(2): 255–290.

Nielsen, T. A. (2000). A review of mentation in REM and NREM sleep: »Covert« REM sleep as a possible reconciliation of two opposing methods. *Behavioral and Brain Sciences* 23: 851–866.

Ogden, J. A. (1996). *Fractured Minds: A Case-Study Approach to Clinical Neuropsychology.* New York (Oxford University Press).

Olds, J. und P. Milner (1954). Positive reinforcement produced by electrical stimulation of septal area and other regions of rat brain. *Journal of Comparative and Physiological Psychology* 47: 419–427.

Ostow, M. (1962). *Drugs in Psychoanalysis and Psychotherapy.* New York (Basic Books).

Pace-Schott, E., M. Solms, M. Blagrove und S. Harnad (Hrsg.) (2003).

Sleep and Dreaming: Scientific Advances and Reconsiderations. New York (Cambridge University Press).

Panksepp, J. (1985). Mood changes. In: P. Vinken, G. Bruyn und H. Klawans (Hrsg.). *Handbook of Clinical Neurology* 45. Amsterdam (Elsevier), 271–285.

Panksepp, J. (1998). *Affective Neuroscience: The Foundations of Human and Animal Emotions.* New York (Oxford University Press).

Raine, A., T. Lencz, S. Bihle, L. LaCasse und P. Colletti (2000). Reduced prefrontal grey matter volume and reduced autonomic activity in anti-social personality disorder. *Archives of General Psychiatry* 57: 119–127.

Ramachandran, V. S. (1994). Phantom limbs, neglect syndromes, repressed memories and Freudian Psychology. *International Review of Neurobiology* 37: 291–333.

Ramachandran, V. S. und S. Blakslee (1998). *Phantoms in the Brain: Human Nature and the Architecture of the Mind.* London (Fourth Estate). (2001). *Die blinde Frau, die sehen kann. Rätselhafte Phänomene unseres Bewusstseins.* Übers. von H. Kober. Reinbek bei Hamburg (Rowohlt).

Rechtschaffen, A. und A. Kales (2002). *Ein Manual der standardisierten Terminologie, Techniken und Auswertung der Schlafstadien beim Menschen.* Übers. von T. Schichtl. Landsberg/Lech (ecomed).

Rizzolatti, G. und M. A. Arbib (1998). Language within our grasp. *Trends in Neuroscience* 21: 188–194.

Rizzolatti, G., L. Fadiga, L. Fogassi und V. Gallese (1999). Resonance behaviors and mirror neurons. *Archives of Italian Biology* 137: 85–100.

Robertson, I. H. und J. Marshall (1993). *Unilateral Neglect: Clinical and Experimental Studies.* Mahwah, NJ (Lawrence Erlbaum Associates).

Rogers, L. (1999). *Sexing the Brain.* New York (Columbia University Press).

Sacks, O. (1984). *A Leg to Stand On.* London (Duckworth). (1989). *Der Tag, an dem mein Bein fortging.* Reinbek bei Hamburg (Rowohlt).

Sacks, O. (1985). *The Man Who Mistook His Wife for a Hat.* London (Picador). (1990). *Der Mann, der seine Frau mit einem Hut verwechselte.* Übers. von D. van Gunsteren. Reinbek bei Hamburg (Rowohlt Taschenbuch Verlag).

Schacter, D. (1996). *Searching for Memory.* New York (Basic Books). (2001). *Wir sind Erinnerung. Gedächtnis und Persönlichkeit.* Übers. von H. Kober. Reinbek bei Hamburg (Rowohlt).

Schindler, R. (1953). Das Traumleben der Leukotomierten. *Wiener Zeitschrift für die Nervenheilkunde* 6: 330.

Schore, A. (1994). *Affect Regulation and the Origin of the Self.* Mahwah, NJ (Lawrence Erlbaum Associates).

Schwartz, J. M., P. W. Stoessel, L. R. Baxter jun., K. M. Martin und M. E. Phelps (1996). Systematic changes in cerebral glucose metabolic rate after successful behavior modification treatment of obsessive-compulsive disorder. *Archives of General Psychiatry* 53: 109–113.

Scoville, W. B. und B. Milner (1957). Loss of recent memory after bilateral hippocampal lesions. *Journal of Neurology, Neurosurgery and Psychiatry* 20: 11–21.

Searle, J. (1995a). The mystery of consciousness. *New York Review of Books* 42(17): 60–66.

Searle, J. (1995b). The mystery of consciousness. *New York Review of Books* 42(18): 54–61.

Snyder, S. H. (1999). *Drugs and the Brain.* New York (Scientific American Library). (1994). *Chemie der Psyche. Drogenwirkungen im Gehirn.* Übers. von I. Horn. Heidelberg/Berlin/Oxford (Spektrum Akademischer Verlag).

Solms, M. (1995). New findings on the neurological organisation of dreaming: Implications for psychoanalysis. *Psychoanalytic Quarterly* 64: 43–67.

Solms, M. (1997a). *The Neuropsychology of Dreams.* Mahwah, NJ (Lawrence Erlbaum Associates).

Solms, M. (1997b). What is consciousness? *Journal of the American Psychoanalytical Association* 45: 681–778.

Solms, M. (2000a). Dreaming and REM sleep are controlled by different brain mechanisms. *Behavioral and Brain Sciences* 23: 843–850.

Solms, M. (2000b). Freud, Luria and the clinical method. *Psychoanalysis and History* 2: 76–109.

Solms, M. (2000c). A psychoanalytic perspective on confabulation. *Neuro-Psychoanalysis* 2: 133–138.

Solms, M. und M. Saling (1986). On psychoanalysis and neuroscience: Freud's attitude to the localisationist tradition. *International Journal of Psycho-Analysis* 67: 397.

Solms, M. und M. Saling (1990). *A Moment of Transition: Two Neuroscientific Articles by Sigmund Freud.* London (Karnac Books and The Institute of Psycho-Analysis).

Springer, S. P. und G. Deutsch (1998). *Left Brain, Right Brain: Perspectives from Cognitive Neuroscience.* New York (W. H. Freeman). (1993). *Linkes/Rechtes Gehirn.* Heidelberg/Berlin/Oxford (Spektrum Akademischer Verlag).

Squire, L. R. (1987). *Memory and Brain.* New York (Oxford University Press).

Stein, B. und M. A. Meredith (1993). *The Merging of the Senses.* Cambridge, MA (MIT Press).

Strawson, G. (1996). *Mental Reality.* Cambridge, MA (MIT Press).

Turnbull, O. H. (1996). Neuropsychological rehabilitation: Modern approaches and their debt to Aleksandr Luria. In: S. Della Sala, C. Marchetti und

O. H. Turnbull (Hrsg.). *An Interdisciplinary Approach to the Rehabilitation of the Neurological Patient: A Cognitive Perspective.* Pavia (PI-ME Press), 33–46.

Turnbull, O. H. (1997). Neglect: Mirror, mirror, on the wall – is the left side there at all? *Current Biology* 7: 709–711.

Turnbull, O. H. (2000). Personal memories of experimental psychology and psychoanalysis. *Neuro-Psychoanalysis* 2: 258–259.

Turnbull, O. H. (2001). Cognitive neuropsychology comes of age. *Cortex* 37: 445–450.

Turnbull, O. H. und V. Owen (im Druck). Affect in denial of deficit (anosognosia): A neurological patient overcome with one class of emotion. *Neuro-Psychoanalysis.*

Walsh, K. W. (1985). *Neuropsychology: A Clinical Approach.* Edinburgh (Churchill-Livingstone).

Weiskrantz, L. (1986). *Blindsight.* Oxford (Oxford University Press).

Yu, C. K. (2000). Clearing the ground: Misunderstanding of Freudian dream theory. *Neuro-Psychoanalysis* 2: 212–213.

Yu, C. K. (2002). Neuroanatomical correlates of dreaming: The supramarginal gyrus controversy (dream-work). *Neuro-Psychoanalysis*, 3.

Zeki, S. (1993). *A Vision of the Brain.* Oxford (Blackwell).

Zueler, M. und J. Maas (1994). An integrated conception of the psychology and biology of superego development. *Journal of the American Academy of Psychoanalysis* 22: 195–209.

Register

F

G

N

O

P

T

W